西安交通大学 本科“十二五”规划教材

医用高等数学

主编 高安喜 刘康民
编者 李 萍 王稳利 齐雪林

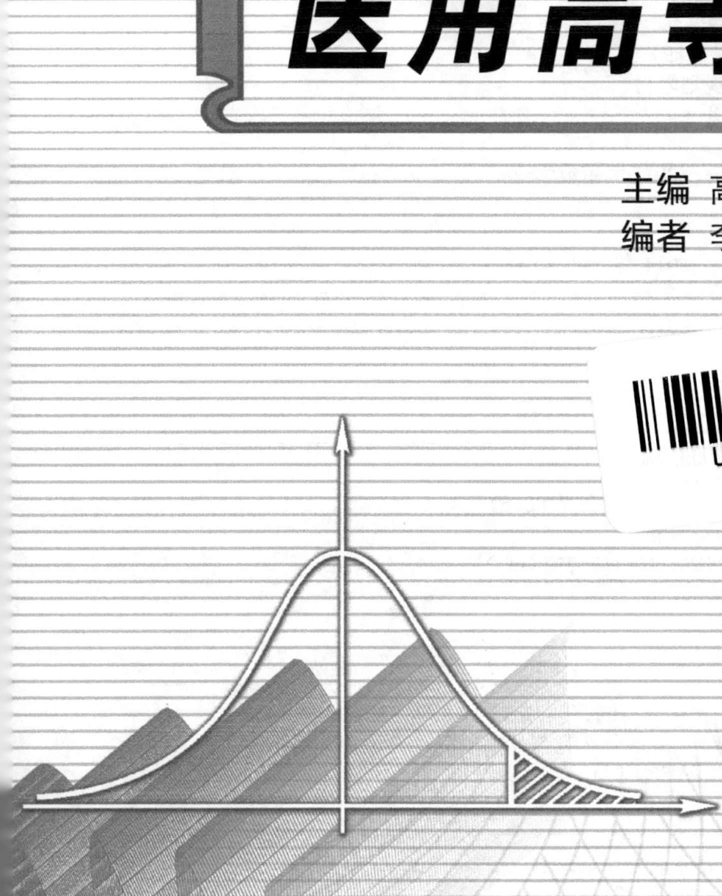

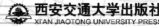

西安交通大学出版社
XI'AN JIAOTONG UNIVERSITY PRESS

内容简介

本书按照2005年3月国家教指委制订的关于《医科类本科数学基础课程教学基本要求》编写，内容由高等学校医科类专业本科生所要求的数学基础课程微积分、概率论和线性代数的一些基本内容组成。主要特色是体现了数学在医学中的应用，书中一些概念的引入结合了医学中的实例，例题也尽可能地运用与医学相关的问题，习题也注意选用医学中的应用题目。

本书适合医学院校各专业本科生使用，也适合其他大专院校相关专业使用。

图书在版编目(CIP)数据

医用高等数学/高安喜，刘康民主编. —西安：西安交通大学出版社，2014.8(2022.7重印)
西安交通大学本科“十二五”规划教材
ISBN 978-7-5605-6652-8

Ⅰ.①医… Ⅱ.①高… ②刘… Ⅲ.①医用数学-高等学校-教材 Ⅳ.①R311

中国版本图书馆CIP数据核字(2014)第191655号

书　　名 医用高等数学
主　　编 高安喜　刘康民
责任编辑 刘雅洁　叶　涛

出版发行 西安交通大学出版社
(西安市兴庆南路1号　邮政编码710048)
网　　址 http://www.xjtupress.com
电　　话 (029)82668357　82667874(市场营销中心)
(029)82668315(总编办)
传　　真 (029)82668280
印　　刷 西安日报社印务中心

开　　本 727mm×960mm　1/16　**印张** 17.75　**字数** 322千字
版次印次 2014年8月第1版　2022年7月第6次印刷
书　　号 ISBN 978-7-5605-6652-8
定　　价 32.00元

如发现印装质量问题，请与本社市场营销中心联系。
订购热线：(029)82665248　(029)82667874
投稿热线：(029)82664954
读者信箱：jdlgy@yahoo.cn

前　言

数学是研究客观世界数量关系和空间形式的科学。它不仅是一种工具，而且也是一种思维模式；不仅是一种知识，而且也是一种素养；不仅是科学的重要部分，而且也是文化的重要部分。数学教育在高素质科技人才包括高素质医科人才的培养中具有重要作用。

高等学校医科类专业本科生的数学基础课程由微积分、概率论和线性代数的一些基本内容组成。学生应了解数学在医学中的应用，注意掌握微积分、概率论和线性代数的基本概念、基本理论和基本方法，具备相应的计算技能，为学习后续课程乃至今后的科学研究打下必要的数学基础。同时还应注意学习数学的抽象思维、逻辑思维方式，训练综合运用所学知识分析、解决实际问题的能力。

本书是按照 2005 年 3 月国家教指委制订的关于《医科类本科数学基础课程教学基本要求》编写的。主要特色是尽可能体现数学在医学中的应用：书中的一些概念的引入结合了医学中的实例，例题的挑选也尽可能地用与医学相关的问题，习题中也选了医学中的应用题目。本教材的内容如果全部讲授，大约需要 96 课时，其中微积分部分约需 56 课时，线性代数和概率论约需 40 课时。如果讲授 64 课时，可以考虑将微积分中在中学学过的部分精讲，从而在微积分部分压缩 16 课时左右，再对线性代数、概率论的部分内容进行适当的精简。

参加本书编写的有：高安喜、刘康民、李萍、齐雪林、王稳利，由高安喜、刘康民主编。教材的讲义已在西安交通大学医学院各专业试用过三届，任课教师提出的许多宝贵意见对本教材的修改完善起了重要作用，在此对各位任课老师表示衷心的感谢。同时，感谢西安交通大学出版社的编辑们，他们为本教材的出版和质量的提高费心费力。

本教材得到西安交通大学教务处和数学与统计学院的资助，在此，我们对有关方面一并表示感谢。

本教材虽几经试用、反复修改，但由于编者水平所限，加之时间仓促，不妥之处在所难免，恳请专家、同行及广大读者不吝指正，我们将虚心听取大家的意见，在后续版本中修改完善，使得本教材在今后的教学实践中日臻完善！

编　者

2014 年 4 月于古城西安

目　录

第1章

函数、极限与连续

函数是微积分研究的对象，它是刻画运动变化过程中变量之间相互联系、相互依赖的关系；极限是微积分的重要工具和研究方法，它是刻画在变化过程中一个变量随另一个变量变化趋势的；函数的连续性是借助于极限概念揭示变量在变化过程中的一种基本性态，连续函数是微积分研究的主要对象，因此，函数、极限与函数的连续性是本章的主要内容。

1.1 函数

1.1.1 函数的概念

自然科学中，在观察和研究某一变化过程中，会遇到两种不同的量，一种是在变化过程中保持不变的量，称为常量；另一种是在变化过程中可取各种不同的数值，这种量称为变量。常量与变量是相对而言的，同一量在不同场合下，可能是常量，也可能是变量，如在一天或在一年中观察某小孩的身高；从小范围和大范围而言，重力加速度可是常量也可以是变量，然而，一旦环境确定了，同一量不能既为常量又为变量，二者必居其一。正方形的边长 x 与面积 S 之间的关系为：$S=x^2$，显然当 x 确定了，S 也就确定了。这就是说，同一过程中变量之间往往存在着某种内在的联系，它们在遵循某一规律时相互联系、相互约束着，函数就是表达变量之间的依赖关系。

定义 1.1 设 D 为非空数集，x 和 y 为两个变量，如果对每一个 $x\in D$，按照一定的对应法则 f，总有唯一的数 y 与之对应，就称 y 为 x 的函数，记为 $y=f(x)$。数集 D 称为该函数的定义域，x 叫做自变量，y 叫做因变量。当 x 取数值 $x_0\in D$ 时，依法则 f 的对应值称为函数 $y=f(x)$ 在 $x=x_0$ 时的函数值。所有函数值组成的集合 $W=\{y\,|\,y=f(x),x\in D\}$ 称为函数 $y=f(x)$ 的值域。

函数定义中有两个基本要素：定义域和对应法则。定义域是自变量的变化范围，对应法则 f 是因变量 y 与自变量 x 之间函数关系的具体表现，它刻画运动变化过程中变量之间相互联系相互依赖的关系。函数的表示法常用的有三种：解析法、图像法和列表法。

例 1.1　用于描述肿瘤生长规律的贡柏茨函数，因变量 W 与自变量时间 t 之间的变化关系为

$$W(t) = a\mathrm{e}^{-b\mathrm{e}^{-kt}}$$

其中，a,b,k 为正的常数。

例 1.2　药物在体内血液中的浓度称为血药浓度，血药浓度是随时间变化的函数，如口服药物后，体内血药浓度 C 与自变量时间 t 之间的变化关系是

$$C(t)=A(\mathrm{e}^{-k_e t}-\mathrm{e}^{-k_a t})$$

这里 $A,k_e,k_a(k_e>0,k_a>0)$ 为参数。

例 1.3　设 $x\in\mathbf{R}$，$[x]$表示不超过 x 的最大整数，则称 $y=[x]$，$x\in(-\infty,+\infty)$为**取整函数**。其定义域为 $D=(-\infty, +\infty)$，值域为 $R_f=\mathbf{Z}$。$[\frac{5}{7}]=0$，$[\sqrt{2}]=1$，$[\pi]=3$，$[-1]=-1$，$[-3.5]=-4$。

它的图像如图 1.1 所示。

例 1.4　符号函数(见图 1.2)。

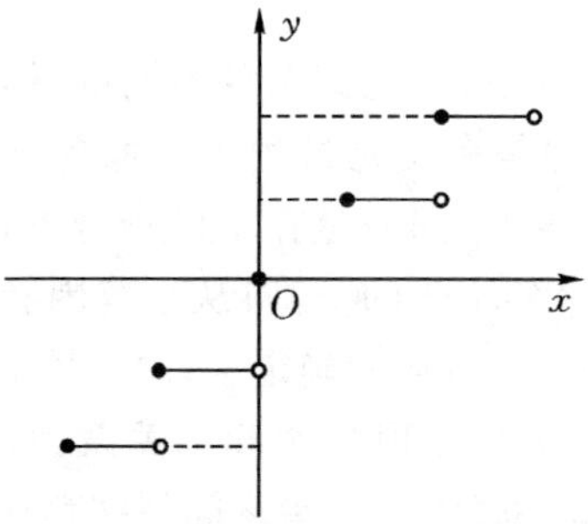

图 1.1

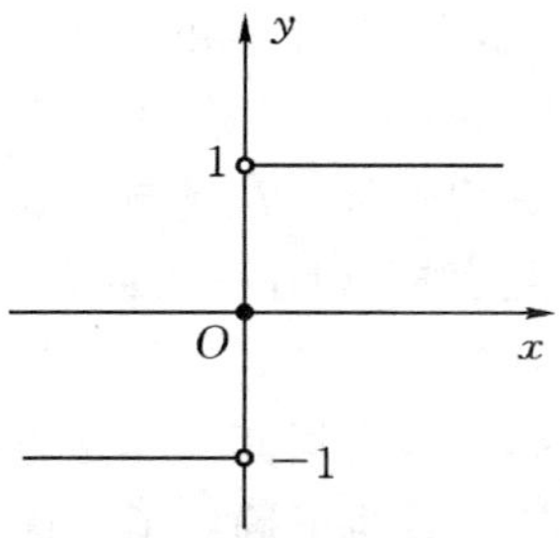

图 1.2

$$y=\operatorname{sgn}x=\begin{cases}1, & x>0\\ 0, & x=0\\ -1, & x<0\end{cases}$$

其定义域为 $D=(-\infty, +\infty)$，值域为 $R_f=\{-1, 0, 1\}$。

邻域是常用到的概念，设 $x_0\in\mathbf{R}$，$\delta>0$，数集

$$\{x \mid |x-x_0|<\delta\}$$

称为点 x_0 的 δ 邻域，记作 $U(x_0,\delta)$，即

$$U(x_0,\delta)=\{x \mid |x-x_0|<\delta\}=(x_0-\delta,x_0+\delta)$$

在数轴上，$U(x_0,\delta)$表示到点 x_0 的距离小于 δ 的点的集合，如图 1.3 所示。

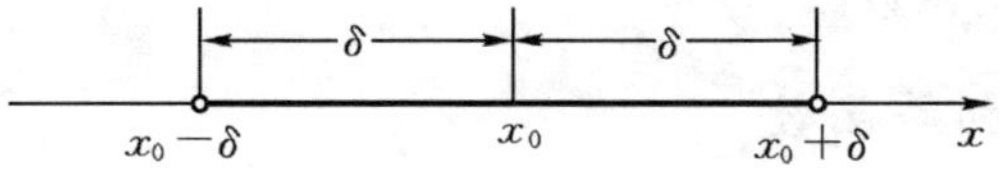

图 1.3

用 $N(x_0,\delta)$表示点 x_0 的 δ 空心邻域，即

$$N(x_0,\delta)=\{x\mid 0<|x-x_0|<\delta\}$$

1.1.2　函数的几种特性

1. 函数的有界性

设 $y=f(x)$在 D 上有定义，若对于任意的 $x\in D$，存在 $M>0$，使得$|f(x)|\leqslant M$，就称 $f(x)$在 D 上有界，否则称为无界。

2. 函数的单调性

设函数 $f(x)$在 D 上有定义，若对于任意的 $x_1,x_2\in D$，当 $x_1<x_2$ 时总有 $f(x_1)\leqslant f(x_2)$，则称 $f(x)$在 D 上单调递增，特别当严格不等式 $f(x_1)<f(x_2)$成立时，称 $f(x)$在 D 上严格单调递增；若有 $f(x_1)\geqslant f(x_2)$，则称 $f(x)$在 D 上单调递减，特别当严格不等式 $f(x_1)>f(x_2)$成立时，称 $f(x)$在 D 上严格单调递减。例如，符号函数和取整函数均为单增函数，但不严格单调。再如，$y=\dfrac{1}{x}$在$(0,+\infty)$上是严格单减函数。

3. 函数的奇偶性

设函数 $f(x)$的定义域 D 为对称于原点的数集，即若 $x\in D$，有 $-x\in D$，若对于任意的 $x\in D$，有 $f(-x)=f(x)$恒成立，就称 $f(x)$为偶函数；若对于任意的 $x\in D$，有 $f(-x)=-f(x)$恒成立，就称 $f(x)$为奇函数。

例 1.5　$y=x^2$，$y=\cos x$，$y=|x|$，三个函数是偶函数；$y=x^3$，$y=\sin x$，$y=\ln(x+\sqrt{1+x^2})$，三个函数是奇函数；$y=x^2+x^3$，$y=\cos x+\sin x$，这两个函数是非奇非偶函数。

偶函数的图形是关于 y 轴对称的，奇函数的图形是关于原点对称的。

4. 周期性

设函数 $f(x)$的定义域为 D，如果存在一个正数 l，使得对任意的 $x\in D$，有 $x\pm l\in D$，且 $f(x+l)=f(x)$恒成立，就称 $f(x)$为周期函数，l 称为 $f(x)$的周期。

例 1.6　$y=\sin x, y=\cos x, y=\tan x$ 分别是周期为 $2\pi, 2\pi, \pi$ 的周期函数，$y=x-[x]$ 是周期为 1 的函数。

1.1.3　基本初等函数

基本初等函数通常是指下面五类函数：

幂函数 $y=x^{\alpha}$（α 是常数，取值不同函数的定义域不同）；

指数函数 $y=a^{x}(a>0, a\neq 1)$；

对数函数 $y=\log_{a}x\ (a>0, a\neq 1)$；

三角函数 $y=\sin x, y=\cos x, y=\tan x, y=\cot x$ 等；

反三角函数 $y=\arcsin x, y=\arccos x, y=\arctan x$ 等。

1.1.4　复合函数

设函数 $y=f(u)$，定义域为 D_1，$u=\varphi(x)$，定义域为 D_2，值域为 W_2，且 $W_2\subseteq D_1$，这样对任意的 $x\in D_2$，由 $u=\varphi(x)$ 可算出函数值 $u\in W_2\subseteq D_1$，所以 $u\in D_1$，由 $y=f(u)$ 又可算出其函数值 y，因此对任意的 $x\in D_2$ 有确定的值 y 与之对应，从而得一个以 x 为自变量，y 为因变量的函数，则称 $y=f(\varphi(x))$ 由这两个函数经过中间变量 u 而构成 x 的复合函数。例如 $y=\sin^2 x$ 就是 $y=u^2$ 和 $u=\sin x$ 复合而成，函数 $y=\arcsin[\ln(x-1)]$ 可分解为函数 $y=\arcsin u$，$u=\ln v$（$v\in[\mathrm{e}^{-1}, \mathrm{e}]$），$v=x-1$（$x\in[\mathrm{e}^{-1}+1, \mathrm{e}+1]$）。

1.1.5　初等函数

定义 1.2　由常数和基本初等函数经过有限次的四则运算和复合运算而构成并可以用一个式子表示的函数称为初等函数。

例如：多项式函数 $p(x)=a_0x^n+a_1x^{n-1}+\cdots+a_n$，$y=\sin^2 x$，$y=\tan(\ln x)^2$ 都是初等函数。

1.1.6　分段函数

在定义域内不同的区间上，由不同解析式所表示的函数称为分段函数。分段函数通常不是初等函数，不过，在不同段内的表达式，通常由初等函数表示。如符号函数和取整函数。

1.2　函数的极限

极限即是刻画在自变量的某个变化过程中，对应函数值的变化趋势的一个重要概念，也是研究微积分的重要工具和思想方法。

1.2.1　自变量 x 趋于无穷大时函数的极限

首先考虑当自变量 x 的绝对值 $|x|$ 无限增大时函数的极限。

定义 1.3　设函数 $f(x)$ 在 $(-\infty,a)\cup(b,+\infty)$ 内有定义 $(b>a)$，如果当 x 绝对值无限增大(记为 $x\to\infty$)时，所对应的函数值 $f(x)$ 无限趋近于某一个确定的常数 A，则称 A 为函数 $f(x)$ 当 $x\to\infty$ 时的极限，记为

$$\lim_{x\to\infty}f(x)=A \text{ 或 } f(x)\to A(\text{当 } x\to\infty)$$

从几何意义上看，$\lim\limits_{x\to\infty}f(x)=A$ 表示：随着 $|x|$ 的增大，曲线 $y=f(x)$ 上的点与水平直线 $y=A$ 上对应点的距离 $|f(x)-A|$ 趋于零。并称直线 $y=A$ 为曲线 $y=f(x)$ 的**水平渐近线**，如图 1.4 所示。

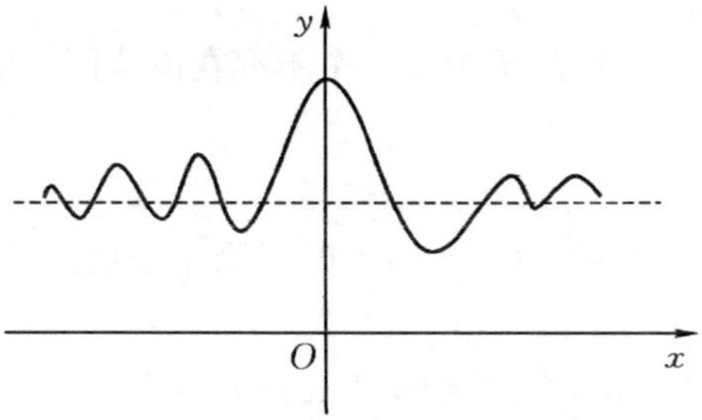

图 1.4

如果 $x>0$ 且无限增大(记为 $x\to+\infty$)，所对应的函数 $f(x)$ 值无限趋近于某一个确定的常数 B，则称 B 为函数 $f(x)$ 当 $x\to+\infty$ 时的极限，记为

$$\lim_{x\to+\infty}f(x)=B \text{ 或 } f(x)\to B(\text{当 } x\to+\infty)$$

类似可以定义 $\lim\limits_{x\to-\infty}f(x)=B$ 或 $f(x)\to B$(当 $x\to-\infty$)。

1.2.2　自变量 x 趋于有限值 x_0 时函数的极限

定义 1.4　设函数 $y=f(x)$ 在点 x_0 的某个空心邻域有定义，若当自变量 $x(x\neq x_0)$ 趋于 x_0 时，函数 $f(x)$ 无限趋近于某一个确定的常数 A，则称 A 为函数 $f(x)$ 当 $x\to x_0$ 的极限，记为

$$\lim_{x\to x_0}f(x)=A \quad \text{或} \quad f(x)\to A(\text{当 } x\to x_0)$$

从几何意义上看，$\lim\limits_{x\to x_0}f(x)=A$ 表示 $x(x\neq x_0)$ 无限趋于 x_0 时，曲线 $y=f(x)$

上的点与 $y=A$ 上对应点的距离 $|f(x)-A|$ 趋于零，如图 1.5 所示。

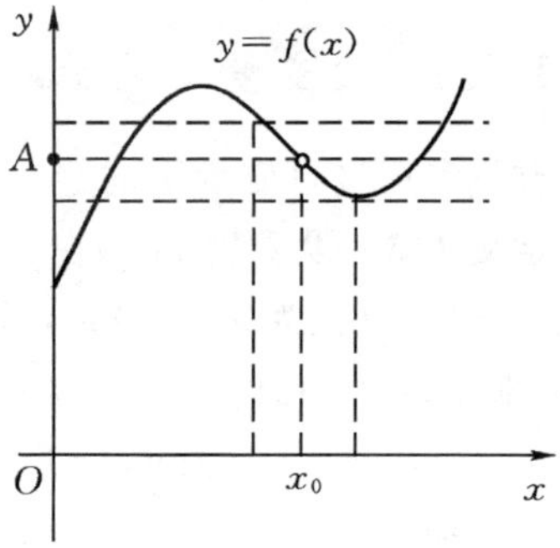

图 1.5

如果当自变量 x 仅从 x_0 点的左侧趋于 x_0，记 $x\to x_0^-$，这时的极限称为函数 $y=f(x)$ 在点 x_0 的**左极限**，记 $\lim\limits_{x\to x_0^-}f(x)=A$；类似可以定义**右极限**，记为 $\lim\limits_{x\to x_0^+}f(x)=A$。可以证明：

当 $x\to x_0$ 时，**函数极限存在的充分必要条件是函数的左右极限同时存在且相等。**即

$$\lim_{x\to x_0^-}f(x)=\lim_{x\to x_0^+}f(x)=A$$

也就是说，如果函数的左右极限至少有一个不存在或这两个极限都存在但不相等，这时函数极限就不存在。

例 1.7　设函数 $f(x)=\begin{cases}2x, & x<0\\ 0, & x=0\\ x-1, & x>0\end{cases}$，讨论 $f(x)$ 当 $x\to 0$ 时的极限。

解　因为 $\lim\limits_{x\to 0^-}f(x)=\lim\limits_{x\to 0^-}(2x)=0$，$\lim\limits_{x\to 0^+}f(x)=\lim\limits_{x\to 0^+}(x-1)=-1$

即 $\lim\limits_{x\to 0^-}f(x)\neq\lim\limits_{x\to 0^+}f(x)$，所以函数 $f(x)$ 在点 0 处的极限不存在。

例 1.8　设 $f(x)=\dfrac{x^2-1}{2x^2-x-1}$，讨论 $f(x)$ 当 $x\to 1$ 时的极限。

解　虽然在 $x=1$ 时，函数 $f(x)$ 无定义，但当 $x\to 1$，可以约去趋于零的因子 $x-1$，于是

$$\lim_{x\to 1}\frac{x^2-1}{2x^2-x-1}=\lim_{x\to 1}\frac{x+1}{2x+1}=\frac{2}{3}$$

例 1.9　设 $f(x)=\begin{cases}1, & x\geqslant 0\\ 2x+1, & x<0\end{cases}$，讨论 $f(x)$ 当 $x\to 0$ 时的极限。

解　因为 $\lim\limits_{x\to 0^+}f(x)=\lim\limits_{x\to 0^+}1=1$，$\lim\limits_{x\to 0^-}f(x)=\lim\limits_{x\to 0^-}(2x+1)=1$

即 $\lim\limits_{x\to 0^+}f(x)=\lim\limits_{x\to 0^-}f(x)=1$，所以 $\lim\limits_{x\to 0}f(x)=1$。

1.3　极限的运算法则

1.3.1　极限的四则运算法则

定理 1.1　设函数 $f(x)$ 和 $g(x)$ 在自变量 x 的同一变化过程中极限分别为 A 和 B，即 $\lim f(x)=A$，$\lim g(x)=B$，则

(1) $\lim(f(x)\pm g(x))=\lim f(x)\pm\lim g(x)=A\pm B$；

(2) $\lim(f(x)g(x))=\lim f(x)\lim g(x)=AB$；

(3) $\lim(kf(x))=k\lim f(x)=kA$；

(4) $\lim\dfrac{f(x)}{g(x)}=\dfrac{\lim f(x)}{\lim g(x)}=\dfrac{A}{B}$，其中 $B\neq 0$。

例 1.10　求下列极限

(1) $\lim\limits_{x\to 2}(x^3-2x+5)$；

(2) $\lim\limits_{x\to 0}\dfrac{x^3+7x-9}{x^5-x+3}$；

(3) $\lim\limits_{x\to 1}\dfrac{x^2+x-2}{2x^2+x-3}$；

(4) $\lim\limits_{x\to\infty}\dfrac{x^2+1}{2x^3-x+1}$；

(5) $\lim\limits_{x\to 5}\dfrac{\sqrt{x-1}-2}{x-5}$；

(6) $\lim\limits_{x\to+\infty}x(\sqrt{x^2+1}-x)$。

解　(1) $\lim\limits_{x\to 2}(x^3-2x+5)=\lim\limits_{x\to 2}(x)^3-2\lim\limits_{x\to 2}x+5=8-2\times 2+5=9$

(2) $\lim\limits_{x\to 0}\dfrac{x^3+7x-9}{x^5-x+3}=\dfrac{0^3+7\times 0-9}{0^5-0+3}=-3$

(3) 当 $x\to 1$ 时，分子、分母均趋于 0，因为 $x\neq 1$，约去公因子 $(x-1)$，所以

$$\lim_{x\to 1}\frac{x^2+x-2}{2x^2+x-3}=\lim_{x\to 1}\frac{x+2}{2x+3}=\frac{3}{5}$$

(4) $\lim\limits_{x\to\infty}\dfrac{x^2+1}{2x^3-x+1}=\lim\limits_{x\to\infty}\dfrac{\dfrac{1}{x}+\dfrac{1}{x^3}}{2-\dfrac{1}{x^2}+\dfrac{1}{x^3}}=0$

一般地，设 $a_0\neq 0$，$b_0\neq 0$，m，n 为自然数，则

$$\lim_{x\to\infty}\frac{a_0x^n+a_1x^{n-1}+\cdots+a_n}{b_0x^m+b_1x^{m-1}+\cdots+b_m}=\begin{cases}\dfrac{a_0}{b_0}, & \text{当 } n=m \text{ 时}\\ 0, & \text{当 } n<m \text{ 时}\\ \infty, & \text{当 } n>m \text{ 时}\end{cases}$$

(5) $\lim\limits_{x\to5}\dfrac{\sqrt{x-1}-2}{x-5}=\lim\limits_{x\to5}\dfrac{(\sqrt{x-1}-2)(\sqrt{x-1}+2)}{(x-5)(\sqrt{x-1}+2)}$

$$=\lim_{x\to5}\frac{(x-5)}{(x-5)(\sqrt{x-1}+2)}=\lim_{x\to5}\frac{1}{\sqrt{x-1}+2}=\frac{1}{4}$$

(6) $\lim\limits_{x\to+\infty}x(\sqrt{x^2+1}-x)=\lim\limits_{x\to+\infty}\dfrac{x}{\sqrt{x^2+1}+x}=\lim\limits_{x\to+\infty}\dfrac{1}{\sqrt{1+\dfrac{1}{x^2}}+1}=\dfrac{1}{2}$

例 1.11　求 $\lim\limits_{x\to-1}(\dfrac{1}{x+1}-\dfrac{3}{x^3+1})$。

解　当 $x\to-1$，$\dfrac{1}{x+1}$，$\dfrac{3}{x^3+1}$没有极限，故不能用运算法则，但当 $x\neq-1$ 时，

$$\frac{1}{x+1}-\frac{3}{x^3+1}=\frac{(x+1)(x-2)}{(x+1)(x^2-x+1)}=\frac{x-2}{x^2-x+1}$$

所以，

$$\lim_{x\to-1}\left(\frac{1}{x+1}-\frac{3}{x^3+1}\right)=\lim_{x\to-1}\frac{x-2}{x^2-x+1}=\frac{-1-2}{(-1)^2-(-1)+1}=-1$$

例 1.12　确定常数 a，使 $\lim\limits_{x\to\infty}(\sqrt[3]{1-x^3}-ax)=0$。

解　因为 $\lim\limits_{x\to\infty}(\sqrt[3]{1-x^3}-ax)=0$，所以 $\lim\limits_{x\to\infty}\dfrac{\sqrt[3]{1-x^3}-ax}{x}=0$

即 $a=\lim\limits_{x\to\infty}\dfrac{\sqrt[3]{1-x^3}}{x}=-1$。

1.3.2　两个重要极限

在计算极限中，常常利用下面两个重要极限：

(1) $\lim\limits_{x\to0}\dfrac{\sin x}{x}=1$；

(2) $\lim\limits_{x\to0}(1+x)^{\frac{1}{x}}=\mathrm{e}$。

例 1.13　求下列极限

(1) $\lim\limits_{x\to0}\dfrac{\tan x}{x}$；　　　(2) $\lim\limits_{x\to0}\dfrac{1-\cos x}{x^2}$；

(3) $\lim\limits_{x\to\infty} x\cdot\sin\dfrac{1}{x}$；　(4) $\lim\limits_{x\to 0}\dfrac{\arcsin x}{x}$。

解　(1) $\lim\limits_{x\to 0}\dfrac{\tan x}{x}=\lim\limits_{x\to 0}\left(\dfrac{\sin x}{x}\dfrac{1}{\cos x}\right)=\lim\limits_{x\to 0}\dfrac{\sin x}{x}\cdot\lim\limits_{x\to 0}\dfrac{1}{\cos x}=1$

(2) $\lim\limits_{x\to 0}\dfrac{1-\cos x}{x^2}=\lim\limits_{x\to 0}\dfrac{2\sin^2\dfrac{x}{2}}{x^2}=\dfrac{1}{2}\lim\limits_{x\to 0}\left(\dfrac{\sin\dfrac{x}{2}}{\dfrac{x}{2}}\right)^2=\dfrac{1}{2}$

(3) $\lim\limits_{x\to\infty} x\cdot\sin\dfrac{1}{x}=\lim\limits_{x\to\infty}\dfrac{\sin\dfrac{1}{x}}{\dfrac{1}{x}}=1$

(4) 令 $t=\arcsin x$，则 $x=\sin t$，则 $\lim\limits_{x\to 0}\dfrac{\arcsin x}{x}=\lim\limits_{t\to 0}\dfrac{t}{\sin t}=1$

例 1.14　求下列极限

(1) $\lim\limits_{x\to\infty}(1-2x)^{\frac{1}{x}}$；　　(2) $\lim\limits_{x\to\infty}\left(\dfrac{x+1}{x-1}\right)^x$。

解　(1) $\lim\limits_{x\to\infty}(1-2x)^{\frac{1}{x}}=\left(\lim\limits_{x\to 0}(1+(-2x))^{\left(-\frac{1}{2x}\right)}\right)^{(-2)}$

$$=\frac{1}{\left(\lim\limits_{x\to 0}(1+(-2x))^{\left(-\frac{1}{2x}\right)}\right)^2}=\frac{1}{e^2}$$

(2) $\lim\limits_{x\to\infty}\left(\dfrac{x+1}{x-1}\right)^x=\lim\limits_{x\to\infty}\left(1+\dfrac{2}{x-1}\right)^{\left(\frac{x-1}{2}\times 2+1\right)}$

$$=\left(\lim_{x\to\infty}\left(1+\frac{2}{x-1}\right)^{\left(\frac{x-1}{2}\right)}\right)^2\cdot\lim_{x\to\infty}\left(1+\frac{2}{x-1}\right)=e^2$$

1.4　无穷小量与无穷大量

无穷小量与无穷大量是极限理论中的两个重要概念。

1.4.1　无穷小量

定义 1.5　当 $x\to x_0$（$x\to\infty$）时，以 0 为极限的函数 $f(x)$ 称为当 $x\to x_0$（$x\to\infty$）时的无穷小量，简称无穷小。

例如，x^2，$\sin x$，$\tan x$ 都是当 $x\to 0$ 时的无穷小；$\dfrac{1}{x}$，$\dfrac{\sin x}{x}$ 都是当 $x\to\infty$ 时的无穷小；$\dfrac{\cos n}{n}$ 是当 $n\to\infty$ 时的无穷小。

注意：无穷小是一个以 0 为极限的变量，绝不能把它与绝对值很小的常数混为一谈。除 0 外，其他任何常数，无论其绝对值如何小，都不是无穷小。

一个函数是否为无穷小，与自变量的变化过程有关。例如：$\frac{1}{x}$是当 $x\to\infty$时的无穷小，但不能笼统说$\frac{1}{x}$是无穷小。因为当 $x\to x_0\neq 0$ 时，$\frac{1}{x}\to\frac{1}{x_0}$；而当 $x\to 0$ 时$\frac{1}{x}\to\infty$，它们都不是无穷小。

无穷小量之所以重要，是因为它与极限有密切的关系。设$\lim\limits_{x\to x_0}f(x)=a$，则$\lim\limits_{x\to x_0}(f(x)-a)=0$。令 $a(x)=f(x)-a$，则 $a(x)$是当 $x\to x_0$ 时的无穷小，并且 $f(x)=a+a(x)$。由于上述推理反过来也正确，从而得到如下定理。

定理 1.2 $\lim\limits_{x\to x_0}f(x)=a$ 的充要条件是 $f(x)=a+a(x)$，其中 $a(x)$是 $x\to x_0$ 时的一个无穷小量。

根据无穷小量的定义与极限的运算法则，对于自变量相同变化趋势下的无穷小量有如下运算性质：

(1)有限个无穷小量的代数和是无穷小量；

(2)有限个无穷小量的乘积是无穷小量；

(3)设 $\alpha(x)$是当 $x\to x_0$ 时的无穷小量，$f(x)$在 x_0 处是局部有界函数，则 $\alpha(x)f(x)$是当 $x\to x_0$ 时的无穷小。

例 1.15 求$\lim\limits_{x\to\infty}\frac{\sin x}{x}$。

解 当 $x\to\infty$时，分子及分母的极限都不存在，故关于商的极限的运算法则不能应用。

因为$\frac{\sin x}{x}=\frac{1}{x}\cdot\sin x$，是 $x\to\infty$时的无穷小与有界函数的乘积，所以 $\lim\limits_{x\to\infty}\frac{\sin x}{x}=0$。

注意：这两个性质都不能推广到无穷多个无穷小量。

两个无穷小量的商(比)是否也是无穷小量呢？由于两个无穷小量商的极限属于$\frac{0}{0}$不定型，因此，不能作出肯定的回答。例如 $x,x^2,\sin x,x\sin\frac{1}{x}$都是当 $x\to 0$ 时的无穷小，但当 $x\to 0$ 时它们商的极限会出现多种情况：$\frac{x^2}{x}\to 0,\frac{\sin x}{x}\to 1,\frac{x}{x^2}\to\infty$，$\frac{x\sin\frac{1}{x}}{x}$的极限不存在。下面引入了无穷小量阶的概念。

定义 1.6 设 $\alpha(x)$与 $\beta(x)$是自变量 x 在同一变化过程中的两个无穷小量，且

$\beta(x)\neq 0$,如果

(1) $\lim\dfrac{\alpha(x)}{\beta(x)}=0$,则称 $\alpha(x)$是比 $\beta(x)$高阶的无穷小，记作 $\alpha(x)=o(\beta(x))$；

(2) $\lim\dfrac{\alpha(x)}{\beta(x)}=c\neq 0$,则称 $\alpha(x)$与 $\beta(x)$是同阶的无穷小；

(3) $\lim\dfrac{\alpha(x)}{\beta(x)}=1$,则称 $\alpha(x)$与 $\beta(x)$是等价的无穷小，记作 $\alpha(x)\sim\beta(x)$。

定理 1.3(无穷小等价代换原理)　设 $\alpha(x),\tilde{\alpha}(x),\beta(x),\tilde{\beta}(x)$都是 x 在同一变化过程中的无穷小,若 $\alpha(x)\sim\tilde{\alpha}(x)$, $\beta(x)\sim\tilde{\beta}(x)$,并且 $\lim\dfrac{\tilde{\alpha}(x)}{\tilde{\beta}(x)}$存在,则$\lim\dfrac{\alpha(x)}{\beta(x)}$也存在,并且

$$\lim\frac{\alpha(x)}{\beta(x)}=\lim\frac{\tilde{\alpha}(x)}{\tilde{\beta}(x)}$$

例 1.16　当 $x\to 0$ 时,比较下列无穷小的阶

(1) $\alpha(x)=x^3+x^2$, $\beta(x)=x^2$　　(2) $\alpha(x)=\sin x$, $\beta(x)=x$

(3) $\alpha(x)=\tan x$, $\beta(x)=x$　　(4) $\alpha(x)=1-\cos x$, $\beta(x)=\dfrac{1}{2}x^2$

解　(1)由于$\lim\limits_{x\to 0}\dfrac{\alpha(x)}{\beta(x)}=\lim\limits_{x\to 0}\dfrac{x^3+x^2}{x^2}=\lim\limits_{x\to 0}(x+1)=1$

所以当 $x\to 0$ 时,x^3+x^2 与 x^2 是等价的无穷小,即 $x^3+x^2\sim x^2$。

类似的方法可以证明当 $x\to 0$ 时 $\sin x\sim x,\tan x\sim x,e^x-1\sim x,\ln(1+x)\sim x$,$1-\cos x\sim\dfrac{1}{2}x^2$ 等。

例 1.17　求极限$\lim\limits_{x\to 0}\dfrac{1-\cos x}{(e^x-1)\ln(1+x)}$。

解　当 $x\to 0$ 时,$1-\cos x\sim\dfrac{1}{2}x^2$,$e^x-1\sim x,\ln(1+x)\sim x$

$$\lim_{x\to 0}\frac{1-\cos x}{(e^x-1)\ln(1+x)}=\lim_{x\to 0}\frac{\frac{1}{2}x^2}{x\cdot x}=\frac{1}{2}$$

1.4.2　无穷大量

无穷大量与无穷小量的变化状态正好相反,它是绝对值无限增大的变量。

定义 1.7　当 $x\to x_0(x\to\infty)$时,若函数 $f(x)$的绝对值无限增大,则称 $f(x)$为当 $x\to x_0(x\to\infty)$时的无穷大量，简称无穷大,记作$\lim\limits_{x\to x_0}f(x)=\infty$($\lim\limits_{x\to\infty}f(x)=\infty$)。

如果$\lim\limits_{x\to x_0}f(x)=\infty$，则称直线 $x=x_0$ 是函数 $y=f(x)$ 的图形的**垂直渐近线。**例如，直线 $x=1$ 是函数 $y=\dfrac{1}{x-1}$的图形的垂直渐近线。

定理 1.4　若 $f(x)$是 $x\to x_0$ 时的无穷小量，且 $f(x)\neq 0$，则$\dfrac{1}{f(x)}$是 $x\to x_0$ 时的无穷大量；若 $f(x)$是 $x\to x_0$ 时的无穷大量，则$\dfrac{1}{f(x)}$为 $x\to x_0$ 时的无穷小量。

1.5　函数的连续性

1.5.1　函数的连续性

客观事物的运动变化，如在正常情况下，气温的变化，植物的生长等，这种现象在函数关系上反映的特征是当自变量变化很小时，对应函数值的变化也很小，为了描述变量在变化过程中的状态，数学上就引入了函数连续的概念。

设函数 $y=f(x)$在点 x_0 的某一邻域内有定义，给 x_0 点以 Δx 的增量，相应函数值的改变量 $f(x_0+\Delta x)-f(x_0)$称为增量，记为 Δy，即

$$\Delta y=f(x_0+\Delta x)-f(x_0)$$

定义 1.8　设函数 $y=f(x)$在点 x_0 的某一邻域内有定义，如果当自变量的增量 Δx 趋向于零时，对应函数的增量 Δy 也趋向于零，即$\lim\limits_{\Delta x\to 0}\Delta y=0$ 或$\lim\limits_{\Delta x\to 0}(f(x_0+\Delta x)-f(x_0))=0$，则称函数 $f(x)$在点 x_0 处连续，称 x_0 为 $f(x)$的连续点。若函数 $f(x)$在点 x_0 处不连续，称 x_0 为 $f(x)$的间断点。

若设 $x=x_0+\Delta x$，则 $\Delta y=f(x)-f(x_0)$，当 $\Delta x\to 0$ 就是 $x\to x_0$，$\Delta y\to 0$ 就是 $f(x)\to f(x_0)$，这样函数 $f(x)$在点 x_0 连续可等价为如下定义。

定义 1.9　设函数 $y=f(x)$在点 x_0 的某一邻域内有定义，若$\lim\limits_{x\to x_0}f(x)=f(x_0)$，则称函数 $f(x)$在点 x_0 处连续。

如果 $y=f(x)$满足条件$\lim\limits_{x\to x_0^-}f(x)=f(x_0)$（$\lim\limits_{x\to x_0^+}f(x)=f(x_0)$），称函数 $f(x)$在点 x_0 处左（右）连续。

显然 $f(x)$在 x_0 连续的充分必要条件是 $f(x)$在点 x_0 处既左连续又右连续。

若函数 $y=f(x)$在开区间(a,b)内的每个点都连续，则称 $f(x)$在开区间(a,b)内连续；若函数 $y=f(x)$在开区间(a,b)内连续，在 a 点右连续，在 b 点左连续，则称 $f(x)$在闭区间$[a,b]$上连续。直观地，连续函数的图形是一条连续不间断的

曲线。

1.5.2　函数的间断点

由函数连续的定义可知，函数 $f(x)$ 在点 x_0 处连续必须同时具备下列三个条件：

(1) 函数 $y=f(x)$ 在点 x_0 有定义；

(2) $\lim\limits_{x\to x_0}f(x)$ 存在；

(3) $\lim\limits_{x\to x_0}f(x)=f(x_0)$。

也就是说，如果其中一个条件不满足，x_0 就是 $f(x)$ 的间断点。

函数的间断点分为两类，左、右极限都存在的间断点，称为第一类间断点；其他间断点都称为第二类间断点。在第一类间断点中，若左、右极限相等，称为可去间断点；若左、右极限不相等，称为跳跃间断点。

例 1.18　函数 $f(x)=\dfrac{\sin x}{x}$ 在 $x=0$ 无定义，所以 $x=0$ 是间断点。又因为

$$\lim_{x\to 0}\frac{\sin x}{x}=1$$

所以 $x=0$ 是第一类的可去间断点。

例 1.19　函数 $f(x)=\begin{cases}x^2, & x\leqslant 1\\ x+1, & x>1\end{cases}$，在 $x=1$ 处，因为

$$\lim_{x\to 1^-}f(x)=\lim_{x\to 1^-}x^2=1,\ \lim_{x\to 1^+}f(x)=\lim_{x\to 1^+}(x+1)=2$$

所以，$x=1$ 是第一类的跳跃间断点。

例 1.20　函数 $y=\sin\dfrac{1}{x}$ 在 $x=0$ 无定义，所以 $x=0$ 是间断点。又因为 $\lim\limits_{x\to 0}\sin\dfrac{1}{x}$ 不存在，则 $x=0$ 是第二类间断点。

例 1.21　设函数 $f(x)=\begin{cases}\dfrac{\cos x}{x+2}, & x\geqslant 0\\ \dfrac{\sqrt{a}-\sqrt{a-x}}{x}, & x<0\end{cases}$ $(a>0)$，求 a，使得函数 $f(x)$ 在 $x=0$ 处连续。

解　$f(0)=\dfrac{1}{2}$，$\lim\limits_{x\to 0^+}f(x)=\lim\limits_{x\to 0^+}\dfrac{\cos x}{x+2}=\dfrac{1}{2}$

$$\lim_{x\to 0^-}f(x)=\lim_{x\to 0^-}\frac{\sqrt{a}-\sqrt{a-x}}{x}=\lim_{x\to 0^-}\frac{x}{x(\sqrt{a}+\sqrt{a-x})}=\frac{1}{2\sqrt{a}}$$

要使 $f(x)$ 在 $x=0$ 处连续，需满足 $\lim\limits_{x\to0^+}f(x)=\lim\limits_{x\to0^-}f(x)=f(0)$，即 $\frac{1}{2\sqrt{a}}=\frac{1}{2}$，$a=1$，所以当 $a=1$ 时，$f(x)$ 在 $x=0$ 连续。

1.5.3 初等函数的连续性

初等函数是由基本初等函数经过有限次的四则运算和复合运算构成的，由此为了讨论初等函数的连续性，有必要研究基本初等函数的连续性与连续函数四则运算和复合运算的性质。

利用极限四则运算和复合运算的性质，可以证明连续函数具有下列性质。

定理 1.5 若函数 $f(x)$，$g(x)$ 在点 x_0 处连续，则 $f(x)\pm g(x)$，$f(x)g(x)$，$\frac{f(x)}{g(x)}$（当 $g(x_0)\neq0$）均在点 x_0 连续。

定理 1.6 若函数 $u=\varphi(x)$ 在点 x_0 连续，且 $u_0=\varphi(x_0)$，函数 $y=f(u)$ 在 u_0 点连续，则复合函数 $y=f(\varphi(x))$ 在点 x_0 连续。

利用连续函数的定义可以证明，**基本初等函数在其定义域内是连续的**。再由连续函数性质可知，一切初等函数在其定义区间内均为连续的。

讨论分段函数的连续性时，分段点处要用左、右连续来讨论。

例 1.22 设 $f(x)=\begin{cases}e^{\frac{1}{x-1}}, & x>0\\ \ln(1+x), & -1<x\leqslant0\end{cases}$，讨论 $f(x)$ 的连续性。

解 根据初等函数连续性知，函数 $f(x)$ 在其定义域区间 $(-1,+\infty)$ 内除 $x=0$ 与 $x=1$ 外处处连续。由于函数 $f(x)$ 在 $x=1$ 处无定义，所以 $x=1$ 是间断点，又因为

$$\lim_{x\to0^+}f(x)=\lim_{x\to0^+}e^{\frac{1}{x-1}}=e^{-1},\quad \lim_{x\to0^-}f(x)=\lim_{x\to0^-}\ln(x+1)=0$$

所以 $x=0$ 是第一类的跳跃间断点，则 $f(x)$ 在 $(-1,0)\cup(0,1)\cup(1,+\infty)$ 上是连续的。

例 1.23 设 $f(x)=\begin{cases}x^2+a, & x\geqslant1\\ \cos\pi x, & x<1\end{cases}$ 处处连续，求 a。

解 由于 $f(1)=1+a$，$\lim\limits_{x\to1^+}f(x)=1+a$，$\lim\limits_{x\to1^-}f(x)=\cos\pi=-1$

要使 $f(x)$ 在 $x=1$ 处连续，需满足 $\lim\limits_{x\to1^+}f(x)=\lim\limits_{x\to1^-}f(x)=f(1)$

即 $1+a=-1$，所以，当 $a=-2$ 函数 $f(x)$ 在 $(-\infty,+\infty)$ 上连续。

1.5.4 闭区间上连续函数的性质

首先，观察一个几何现象。函数 $y=f(x)$ 的图形是平面上的一条连续曲线（见

图 1.6)。该曲线至少有一个最高点和一个最低点，从几何直观上，函数一定取到最大值和最小值。受几何直观的启示，得到如下定理。

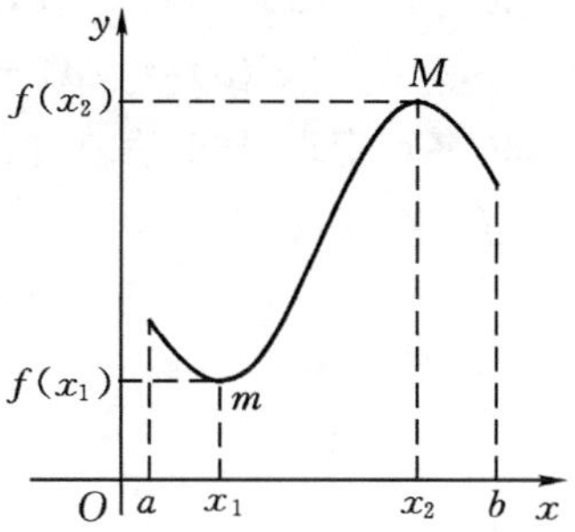

图 1.6

定理 1.7(最大最小值定理)　设 $f(x)$在$[a,b]$上连续，则存在 $x_1, x_2 \in [a, b]$使 $f(x_1)=m$，$f(x_2)=M$为最小值和最大值。

定理 1.8(介值定理)　设 $f(x)$在$[a,b]$上连续，$f(a)\neq f(b)$，μ 为介于 $f(a)$与 $f(b)$之间的任意数，则至少存在一点 $\xi\in(a,b)$，使 $f(\xi)=\mu$。

这个定理的几何意义为，连续曲线 $y=f(x)$与水平直线 $y=\mu$ 至少交于一点(见图 1.7)。

定理 1.9(零点定理)　设 $f(x)$在$[a,b]$上连续，$f(a)f(b)<0$，则至少存在一点 $\xi\in(a,b)$，使得 $f(\xi)=0$。

定理 1.9 的几何意义为(见图 1.8)，连续曲线 $y=f(x)$从 x 轴的一侧延伸到另一侧，则曲线与 x 轴至少有一个交点。也就是说，方程 $f(x)=0$ 在(a,b)内至少有一实根。

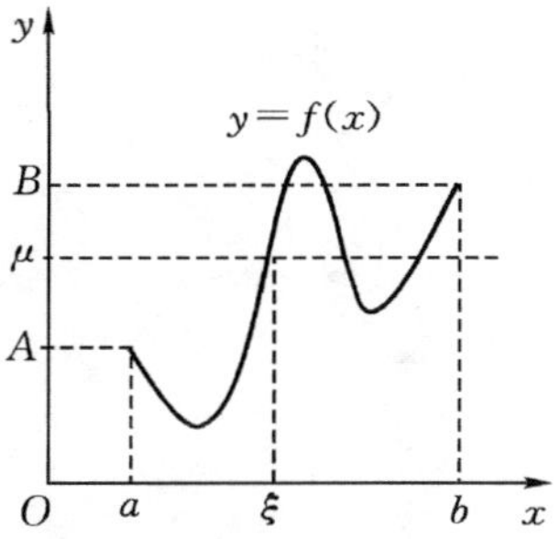

图 1.7

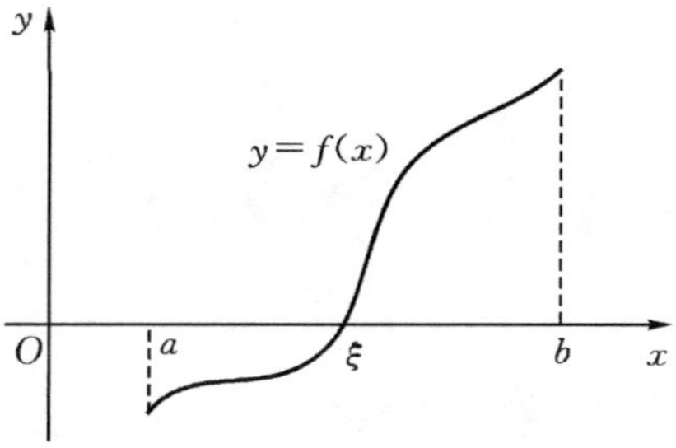

图 1.8

例 1.24　证明方程 $x=\sin x+2$ 至少有一个小于 3 的正根。

证　设 $f(x)=x-\sin x-2$，$f(x)$在$[0,3]$上连续

$$f(0)=-2<0,\ f(3)=1-\sin 3>0$$

存在 $\xi\in(0,3)$，使 $f(\xi)=0$ 即 $\xi=\sin\xi+2$。

这个等式说明方程 $x=\sin x+2$ 至少有一个小于 3 的正根。

例 1.25　设 $f(x)$，$g(x)$在$[a,b]$上连续，$f(a)<g(a)$，$f(b)>g(b)$，证明存在 $\xi\in(a,b)$使 $f(\xi)=g(\xi)$。

证 设 $F(x)=f(x)-g(x)$，$x\in[a,b]$，$F(x)$连续，

$$F(a)=f(a)-g(a)<0,\quad F(b)=f(b)-g(b)>0$$

由零点定理可知，存在 $\xi\in(a,b)$ 使 $F(\xi)=0$，

即 $f(\xi)=g(\xi)$。

习　题　1

1. 下列各题中，函数 $f(x)$ 与 $g(x)$ 是否相同？为什么？

(1) $f(x)=\ln x^2, g(x)=2\ln x$；

(2) $f(x)=\sqrt{1-\cos^2 x}, g(x)=\sin x$；

(3) $f(x)=\ln(x+\sqrt{x^2-1}), g(x)=-\ln(x-\sqrt{x^2-1})$。

2. 分解下列函数的复合过程，并求定义域：

(1) $y=(\sin\sqrt{1-2x})^3$；　(2) $y=\arcsin\frac{x-2}{3}$；

(3) $y=e^{\tan\frac{1}{x}}$；　(4) $y=\ln\sqrt{\frac{1-x}{1+x}}$。

3. 设函数 $f(x)$ 的定义域为[0,1]，求 $f(x^2)$，$f(\sin x)$，$f(x+3)$ 的定义域。

4. 求下列极限：

(1) $\lim\limits_{x\to 1}\frac{x^2-1}{x^2-3x+2}$；　(2) $\lim\limits_{x\to 0}\frac{\sqrt{1+x^2}-1}{x}$；

(3) $\lim\limits_{x\to\infty}\frac{x^2+2x-1}{3x^2-1}$；　(4) $\lim\limits_{x\to 1}\left(\frac{1}{1-x}-\frac{3}{1-x^3}\right)$；

(5) $\lim\limits_{\Delta x\to 0}\frac{(x+\Delta x)^3-x^3}{\Delta x}$；　(6) $\lim\limits_{x\to 4}\frac{\sqrt{1+2x}-3}{\sqrt{x}-2}$。

5. 求下列极限：

(1) $\lim\limits_{x\to 0}\frac{\sin 5x}{x}$；　(2) $\lim\limits_{x\to 0}\frac{\sin 3x}{\sin 4x}$；

(3) $\lim\limits_{x\to 0}\frac{\tan x-\sin x}{x^3}$；　(4) $\lim\limits_{x\to \pi}\frac{\sin x}{x-\pi}$；

(5) $\lim\limits_{x\to 0}x\cot\frac{x}{2}$；　(6) $\lim\limits_{x\to 0}\frac{\arcsin 3x}{x}$；

(7) $\lim\limits_{x\to 0}\frac{x}{\tan 2x}$；　(8) $\lim\limits_{n\to\infty}2^n\sin\frac{x}{2^n}\ (x\neq 0)$。

6. 求下列极限：

(1) $\lim\limits_{x\to\infty}\left(1+\frac{3}{x}\right)^{2x}$；　(2) $\lim\limits_{x\to\infty}\left(1-\frac{3}{x}\right)^{5x}$；

(3) $\lim\limits_{x\to 0}(1-5x)^{\frac{1}{x}}$；　(4) $\lim\limits_{x\to\infty}\left(\frac{2x+2}{2x-1}\right)^{x+1}$；

(5) $\lim\limits_{x\to\infty}\left(1-\frac{1}{x}\right)^{kx}$（$k$ 为正整数）。

7. 下列函数在指出的点处间断，说明这些间断点属于哪一类型，如果是可去间断点，则补充或改变函数的定义使它连续：

(1) $y=\frac{x}{\tan x}$，$x=0$，$x=\frac{\pi}{2}$，$x=\pi$；

(2) $y=\cos^2\frac{1}{x}$，$x=0$；

(3) $y=\begin{cases}x-1, & x\leqslant 1\\ 3-x, & x>1\end{cases}$。

8. 设 $f(x)=\begin{cases}2x, & x<0\\ 0, & x=0\\ x-1, & x>0\end{cases}$，求 $\lim\limits_{x\to 0}f(x)$。

9. 求下列极限：

(1) $\lim\limits_{x\to\infty}e^{\frac{1}{x}}$；　　(2) $\lim\limits_{x\to 0}\ln\frac{\sin x}{x}$；

(3) $\lim\limits_{x\to 0}(1+3\tan^2 x)^{\cot^2 x}$；　　(4) $\lim\limits_{x\to 0}(\cos x)^{\frac{4}{x^2}}$。

10. 设函数

$$f(x)=\begin{cases}e^{2x}, & x<0\\ a+x, & x\geqslant 0\end{cases}$$

应当如何选择数 a，使得 $f(x)$ 成为在 $(-\infty, +\infty)$ 内的连续函数。

11. 求 $f(x)=\frac{(1+x)\sin x}{|x|(x^2-1)}$ 的间断点，并判别其类型。

12. 许多药物进入人体后，其药量 q 随时间 t 按指数规律减少：$q(t)=q_0e^{-kt}$，其中 k 为随具体药物而定的常数（$k>0$），t 为服药后经过的时间，q_0 为服药的剂量。当病人服某种药物，若每次服药的剂量均为 q_0，两次服药之间的间隔时间为 T，则刚服下第 $(n+1)$ 次药后体内留存的药物总量为

$$Q_n=q_0+q_0e^{-kT}+q_0e^{-2kT}+\cdots+q_0e^{-nkT}$$

(1) 假设病人无次数限制地按上述方式服该种药物，那么最终人体内所含的药量可达到多少？

(2) 假设该种药物进入人体内 6 小时后，药量减为原来的一半，求常数 k 的值。又若病人每隔 12 小时服一次药，每次服用 2 mg，那么 (1) 中求得的药量为多少？

13. 证明方程 $x=a\sin x+b$，其中 $a>0$，$b>0$，至少有一个不超过 $a+b$ 的正根。

第 2 章

导数及其应用

微分学是微积分的重要组成部分，导数与微分是微分学中两个最基本的概念，导数的实质是函数的变化率；微分则表示了当自变量有微小变化时，函数变化的近似值。本章主要内容为：导数与微分的概念及计算，并讨论其应用。

2.1 导数的概念

2.1.1 导数的定义

1. 变速直线运动的瞬时速度

已知一物体作变速直线运动，位移 s 随时间 t 的变化规律为 $s=s(t)(a\leqslant t\leqslant b)$，求该物体在运动过程中某一时刻 t_0 的瞬时速度。

设该物体在某一时刻 t_0 的位移为 $s(t_0)$，当给时间 t_0 改变量 Δt，相应的位移的改变量为 $\Delta s=s(t_0+\Delta t)-s(t_0)$，则 Δt 这段时间内物体的平均速度为

$$\bar{v}=\frac{\Delta s}{\Delta t}=\frac{s(t_0+\Delta t)-s(t_0)}{\Delta t}$$

如果 Δt 很小，$\bar{v}$ 可以作为该物体在 t_0 时刻速度的近似值。Δt 越小，近似程度越好，当 $\Delta t\to 0$ 时，如果 $\bar{v}$ 的极限存在，记为 $v(t_0)$，即

$$v(t_0)=\lim_{\Delta t\to 0}\frac{\Delta s}{\Delta t}=\lim_{\Delta t\to 0}\frac{s(t_0+\Delta t)-s(t_0)}{\Delta t}$$

$v(t_0)$ 称为物体在 t_0 时刻的瞬时速度。

2. 生物种群的增长率

生物在繁殖过程中，随着时间的变化，生物种群个体的数量在变化，怎样确定该种群在某一时刻 t_0 的增长率？

设 $N=N(t)$ 表示某生物种群在 t 时刻个体的数目，则该种群在某一时刻 t_0 的数量为 $N(t_0)$，当给时间 t_0 改变量 Δt，相应的种群数目的改变量为 $\Delta N=N(t_0+\Delta t)-N(t_0)$，则 Δt 这段时间内生物种群的繁殖的平均速度为

$$\bar{v}=\frac{\Delta N}{\Delta t}=\frac{N(t_0+\Delta t)-N(t_0)}{\Delta t}$$

如果 Δt 很小，$\bar{v}$ 可以作为该种群在某一时刻 t_0 的增长率的近似值。Δt 越小，近似程度越好，当 $\Delta t\to 0$ 时，如果 $\bar{v}$ 的极限存在，记为 $v(t_0)$，即

$$v(t_0)=\lim_{\Delta t\to 0}\frac{\Delta N}{\Delta t}=\lim_{\Delta t\to 0}\frac{N(t_0+\Delta t)-N(t_0)}{\Delta t}$$

$v(t_0)$称为生物种群在时刻 t_0 的增长率(繁殖速度)。增长率 $v(t_0)$反映了该种群在 t_0 时刻繁殖的快慢程度。

以上两例是分别从物理和医学上讨论的变化率问题，虽然实际意义不同，但解决问题的思想方法和步骤却完全一致，数学结构相同，即函数的增量与自变量增量之比的极限，它刻画了函数在一点的变化率。不仅如此，在几何、物理、医学及其他领域，还有许多问题，都可以用同样的方法和步骤来解决。我们撇开问题的具体背景和实际意义，抓住它们在思想方法和数学结构上的共性，便可抽象出导数的定义。

定义 2.1　设函数 $y=f(x)$在 x_0 的某邻域内有定义，当自变量在 x_0 处有改变量 Δx，函数对应有改变量 $\Delta y=f(x_0+\Delta x)-f(x_0)$，若极限

$$\lim_{\Delta x\to 0}\frac{\Delta y}{\Delta x}=\frac{f(x_0+\Delta x)-f(x_0)}{\Delta x}$$

存在，称函数 $y=f(x)$在 x_0 处可导，并称该极限值为函数 $y=f(x)$在 x_0 处的导数，记作

$$f'(x_0)\ 或\ \left.\frac{\mathrm{d}f(x)}{\mathrm{d}x}\right|_{x=x_0}$$

若此极限不存在，称函数 $y=f(x)$在 x_0 处不可导。如果不可导的原因是由于 $\Delta x\to 0$，$\frac{\Delta y}{\Delta x}\to\infty$，此时也称函数 $y=f(x)$在 x_0 处的导数是无穷大。

根据导数的定义可知，物体在时刻 t_0 的瞬时速度 $v(t_0)=s'(t_0)$；种群在时刻 t_0 的增长率 $v(t_0)=N'(t_0)$。也就是说瞬时速度和种群的增长率都归结为求函数在一点处的导数。

下面给出函数 $y=f(x)$在 x_0 处单侧导数的定义。

若极限

$$\lim_{\Delta x\to 0^+}\frac{\Delta y}{\Delta x}=\frac{f(x_0+\Delta x)-f(x_0)}{\Delta x}$$

存在，称函数 $y=f(x)$在 x_0 **处右可导**，并称该极限值为函数 $y=f(x)$在 x_0 处的右导数，记为 $f'_+(x_0)$，即

$$f'_{+}(x_0)=\lim_{\Delta x\to 0^+}\frac{\Delta y}{\Delta x}=\frac{f(x_0+\Delta x)-f(x_0)}{\Delta x}$$

类似地可定义 $y=f(x)$ 在 x_0 处左可导与左导数，即

$$f'_{-}(x_0)=\lim_{\Delta x\to 0^-}\frac{\Delta y}{\Delta x}=\frac{f(x_0+\Delta x)-f(x_0)}{\Delta x}$$

利用极限与左右极限的关系可得：**函数 $y=f(x)$ 在 x_0 处可导的充分必要条件是 $y=f(x)$ 在 x_0 处的左右导数存在且相等，即 $f'_{+}(x_0)=f'_{-}(x_0)$。**

若函数 $f(x)$ 在开区间 (a,b) 内每个点都可导，则称函数 $f(x)$ 在开区间 (a,b) 内可导。此时，对于区间 (a,b) 内每个点 x 均有相应的导数值 $f'(x)$，因而 $f'(x)$ 是定义在区间 (a,b) 的一个函数，称它为 $f(x)$ 在开区间 (a,b) 的导函数，简称导数，记作 $\frac{dy}{dx}$ 或 $\frac{df(x)}{dx}$。显然 $f(x)$ 在 x_0 处导数就是导函数 $f'(x)$ 在 x_0 处的函数值。

若函数 $f(x)$ 在开区间 (a,b) 内可导，且 $f'_{+}(a)$ 与 $f'_{-}(b)$ 都存在，则称函数 $f(x)$ 在闭区间 $[a,b]$ 上可导。

例 2.1　利用导数的定义，证明下列导数公式

(1) $(c)'=0$ (c 为常数)　　(2) $(x^{\alpha})'=\alpha x^{\alpha-1}$

(3) $(e^x)'=e^x$　　(4) $(a^x)'=a^x\ln a$

(5) $(\sin x)'=\cos x$　　(6) $(\cos x)'=-\sin x$

(7) $(\ln x)'=\frac{1}{x}$　　(8) $(\log_a x)'=\frac{1}{x\ln a}(a>0,a\neq 1)$

证　根据导数定义，求导的步骤为：

求增量 $\Delta y=f(x+\Delta x)-f(x)$；

算比值 $\frac{\Delta y}{\Delta x}=\frac{f(x+\Delta x)-f(x)}{\Delta x}$；

求极限 $\lim\limits_{\Delta x\to 0}\frac{\Delta y}{\Delta x}$。

由于证明的方法完全类似，下面仅证明(3)、(5)、(7)。

$$(3)\ (e^x)'=\lim_{\Delta x\to 0}\frac{e^{x+\Delta x}-e^x}{\Delta x}=\lim_{\Delta x\to 0}\frac{e^x(e^{\Delta x}-1)}{\Delta x}=e^x$$

$$(5)\ (\sin x)'=\lim_{\Delta x\to 0}\frac{\sin(x+\Delta x)-\sin x}{\Delta x}=\lim_{\Delta x\to 0}\frac{2\cos\left(x+\frac{\Delta x}{2}\right)\sin\frac{\Delta x}{2}}{\Delta x}$$

$$=\lim_{\Delta x\to 0}\cos\left(x+\frac{\Delta x}{2}\right)\frac{\sin\frac{\Delta x}{2}}{\frac{\Delta x}{2}}$$

$$=\cos x$$

$$(7)(\ln x)'=\lim_{\Delta x\to 0}\frac{\ln(x+\Delta x)-\ln x}{\Delta x}=\lim_{\Delta x\to 0}\frac{\ln\frac{x+\Delta x}{x}}{\Delta x}=\lim_{\Delta x\to 0}\frac{\ln\left(1+\frac{\Delta x}{x}\right)}{x\cdot\frac{\Delta x}{x}}=\frac{1}{x}$$

例 2.2　讨论函数 $f(x)=|x|$ 在 $x=0$ 处的可导性。

解　由于 $\dfrac{f(0+\Delta x)-f(0)}{\Delta x}=\dfrac{|\Delta x|}{\Delta x}$

所以

$$f'_+(0)=\lim_{\Delta x\to 0^+}\frac{f(0+\Delta x)-f(0)}{\Delta x}=\lim_{\Delta x\to 0^+}\frac{|\Delta x|}{\Delta x}=\lim_{\Delta x\to 0^+}\frac{\Delta x}{\Delta x}=1$$

$$f'_-(0)=\lim_{\Delta x\to 0^-}\frac{f(0+\Delta x)-f(0)}{\Delta x}=\lim_{\Delta x\to 0^-}\frac{|\Delta x|}{\Delta x}=\lim_{\Delta x\to 0^-}\frac{-\Delta x}{\Delta x}$$

$$=-1$$

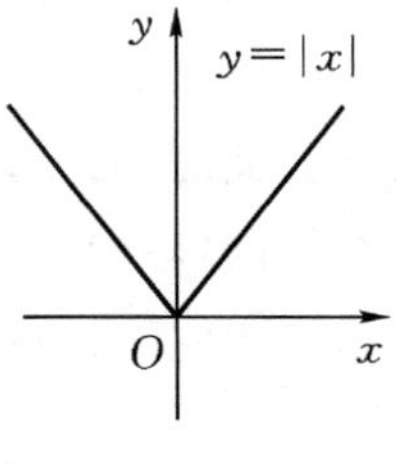

图 2.1

从而 $f'_+(0)\neq f'_-(0)$，故 $f(x)=|x|$ 在 $x=0$ 处不可导。

2.1.2　导数的几何意义

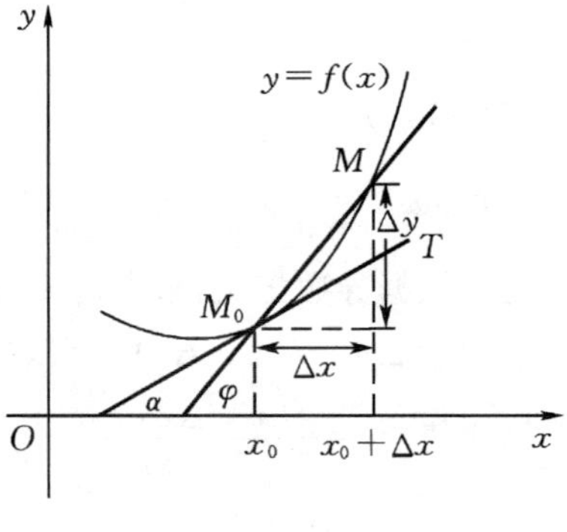

图 2.2

设 M_0 是曲线 $y=f(x)$ 上一定点 (x_0,y_0)，M 是曲线上的动点 $(x_0+\Delta x,y_0+\Delta y)$，如图 2.2 所示，直线 M_0M 是曲线 $y=f(x)$ 的割线，它的倾斜角为 φ，斜率为

$$\tan\varphi=\frac{\Delta y}{\Delta x}=\frac{f(x_0+\Delta x)-f(x_0)}{\Delta x}$$

当 M 沿曲线趋向于 M_0（即 $\Delta x\to 0$）时，割线 M_0M 的极限位置 M_0T 称为曲线 $y=f(x)$ 在点 $M_0(x_0,y_0)$ 的切线。于是割线斜率的极限就是切线的斜率，即点 M_0 处切线的斜率为

$$k=\lim_{\Delta x\to 0}\frac{\Delta y}{\Delta x}=\lim_{\Delta x\to 0}\frac{f(x_0+\Delta x)-f(x_0)}{\Delta x}$$

曲线 $y=f(x)$ 在点 (x_0,y_0) 处的切线方程为

$$y-y_0=f'(x_0)(x-x_0)$$

如果 $f'(x_0)\neq 0$，曲线 $y=f(x)$ 在点 (x_0,y_0) 处法线方程为

$$y-y_0=-\frac{1}{f'(x_0)}(x-x_0)$$

例 2.3　求曲线 $y=\sqrt{x}$ 在点(1,1)处的切线方程和法线方程。

解　由导数公式可知

$$y'=(\sqrt{x})'=\frac{1}{2}x^{\frac{1}{2}-1}=\frac{1}{2\sqrt{x}}$$

从而

$$y'(1)=\frac{1}{2}$$

曲线 $y=\sqrt{x}$ 在点(1,1)处切线方程为

$$y-1=\frac{1}{2}(x-1)$$

法线方程为

$$y-1=-2(x-1)$$

2.1.3　可导与连续的关系

从例 2.2 可以看出在 x_0 处连续的函数在 x_0 处未必可导。反过来，如果函数 $f(x)$ 在 x_0 处可导，那么函数 $f(x)$ 在 x_0 处是否一定连续呢？

定理 2.1　设函数 $y=f(x)$ 在 x_0 处可导，则函数 $y=f(x)$ 在 x_0 处一定连续。

证　根据导数定义

$$\lim_{\Delta x\to 0}\frac{\Delta y}{\Delta x}=f'(x_0)$$

从而

$$\lim_{\Delta x\to 0}\Delta y=\lim_{\Delta x\to 0}\frac{\Delta y}{\Delta x}\cdot\Delta x=\lim_{\Delta x\to 0}\frac{\Delta y}{\Delta x}\cdot\lim_{\Delta x\to 0}\Delta x=f'(x_0)\cdot 0=0$$

则函数 $y=f(x)$ 在 x_0 处一定连续。

由此可见，连续是可导的必要条件，但不是充分条件，即可导必定连续，连续不一定可导。

2.1.4　导数的应用

由导数定义知道，导数反映了函数相对于自变量的变化快慢程度，即函数在一点的导数就表示它在该点的变化率。因此，凡是研究变化率的问题，都需要利用导数去解。变化率在不同问题的具体涵义不尽相同。例如血药浓度对时间的导数是药物吸收的速度，肿瘤大小对时间的导数是肿瘤生长的速度等。

在许多宏观经济问题的研究中，考察的对象一般是随时间的推移而不断变化的，如国民收入、人口、对外贸易额、投资总额等。我们希望求这些量在单位时间的变化率，比如，人口增长率，国民收入增长率，投资增长率等。

设某经济变量 y 是时间 t 的函数：$y=f(t)$，单位时间内 $f(t)$ 的增长百分比

$$\frac{f(t+\Delta t)-f(t)}{\Delta t}\cdot\frac{1}{f(t)}$$

称为 $f(t)$ 从 t 到 $t+\Delta t$ 的平均增长率。

若 $f(t)$ 可微，则有

$$\lim_{\Delta t\to 0}\frac{1}{f(t)}\cdot\frac{f(t+\Delta t)-f(t)}{\Delta t}=\frac{1}{f(t)}\lim^{\Delta t\to 0}\frac{f(f+\Delta t)-f(t)}{\Delta t}=\frac{f'(t)}{f(t)}$$

称 $\frac{f'(t)}{f(t)}$ 为 $f(t)$ 在时刻 t 的瞬时增长率，简称增长率，记为 r_f。

例 2.4　设国民收入 Y 的增长率为 r_Y，人口 H 的增长率是 r_H，则人均国民收入 $\frac{Y}{H}$ 的增长率是 r_Y-r_H。

证
$$Y_{\frac{Y}{H}}=\frac{1}{\frac{Y}{H}}\cdot\left(\frac{Y}{H}\right)'=\frac{H}{Y}\,\frac{Y'H-YH'}{H^2}$$
$$=\frac{Y'}{Y}-\frac{H'}{H}=r_Y-r_H$$

例 2.5　如图 2.3 表示人体血管中药物浓度 $c=f(t)$（单位：mg/mL）随时间 t（单位：min）变化的图象。根据图像，估计 $t=0.2$，0.4，0.6，0.8 时，血管中药物浓度的瞬时变化率（精确到 0.1）。

解　血管中某一时刻药物浓度的瞬时变化率，就是药物浓度 $f(t)$ 在此时刻的

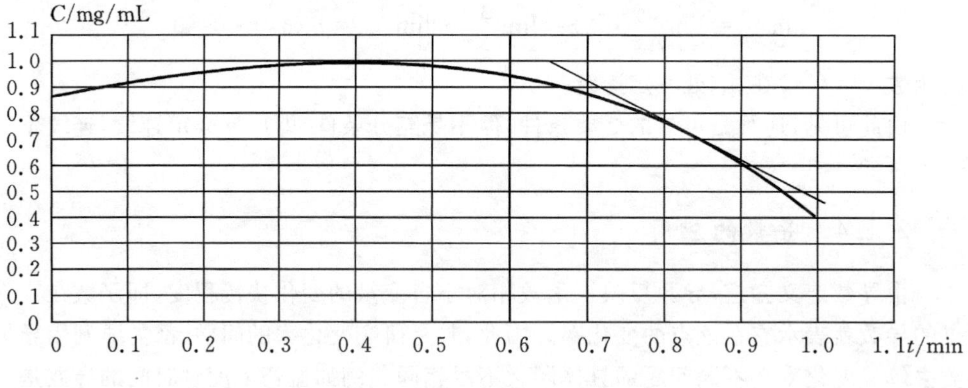

图 2.3

导数，从图像上看，它表示曲线 $f(t)$ 在此点处切线的斜率。

如图 2.3 所示，画出曲线上某点处的切线，利用网格估计这条切线的斜率，可以得到此时刻药物浓度瞬时变化率的近似值。

作 $t=0.8$ 处的切线，并在切线上取两点，如(0.7,0.91)，(1.0,0.48)，

则它的斜率为 $k=\dfrac{0.48-0.91}{1.0-0.7}\approx-1.4$，所以 $f'(0.8)\approx-1.4$

类似得 $f'(0.2)\approx0.4$，$f'(0.4)\approx0$，$f'(0.6)\approx-0.7$。

2.2　求导法则

虽然根据导数的定义可以求一些函数的导数，但是，当函数比较复杂时，用定义直接计算就比较困难，本节介绍基本求导法则，从而使导数的计算简单化。

2.2.1　函数和、差、积、商的求导法则

定理 2.2　若函数 $u(x)$ 和 $v(x)$ 在点 x 都可导，则它们的和、差、积、商(分母为零的点除外)在 x 点也可导，且

(1) $(u(x)\pm v(x))'=u'(x)\pm v'(x)$

(2) $(u(x)v(x))'=u'(x)v(x)+u(x)v'(x)$

(3) $\left(\dfrac{u(x)}{v(x)}\right)'=\dfrac{u'(x)v(x)-u(x)v'(x)}{v^2(x)}\quad(v(x)\neq0)$

证　仅对(2)给予证明。令 $y=u(x)v(x)$，则

$$\begin{aligned}\Delta y&=u(x+\Delta x)v(x+\Delta x)-u(x)v(x)\\&=u(x+\Delta x)v(x+\Delta x)-u(x)v(x+\Delta x)+u(x)v(x+\Delta x)-u(x)v(x)\\&=v(x+\Delta x)\Delta u+u(x)\Delta v\end{aligned}$$

根据导数的定义

$$\begin{aligned}(u(x)v(x))'&=\lim_{\Delta x\to0}\frac{\Delta y}{\Delta x}\\&=\lim_{\Delta x\to0}v(x+\Delta x)\frac{\Delta u}{\Delta x}+\lim_{\Delta x\to0}u(x)\frac{\Delta v}{\Delta x}\\&=u'(x)v(x)+u(x)v'(x)\end{aligned}$$

定理 2.2(1)与 2.2(2)可推广到有限个可导函数的情形。

例 2.6　设 $f(x)=x+2\sqrt{x}-\dfrac{2}{\sqrt{x}}$，求 $f'(x)$。

解　$f'(x)=\left(x+2\sqrt{x}-\dfrac{2}{\sqrt{x}}\right)'=(x)'+(2x^{\frac{1}{2}})'-(2x^{-\frac{1}{2}})'$

$$=1+\frac{2}{2}\cdot\frac{1}{\sqrt{x}}-2\left(-\frac{1}{2}\right)\cdot\frac{1}{\sqrt{x^3}}$$

$$=1+\frac{1}{\sqrt{x}}+\frac{1}{\sqrt{x^3}}$$

例 2.7　设 $f(x)=xe^x\ln x-\sin 5+3$，求 $f'(x)$。

解　$f'(x)=(x)'e^x\ln x+x(e^x)'\ln x+xe^x(\ln x)'-(\sin 5)'+3'$

$$=e^x\ln x+xe^x\ln x+xe^x\cdot\frac{1}{x}-0+0$$

$$=e^x(1+\ln x+x\ln x)$$

例 2.8　求 $\tan x$ 与 $\cot x$ 的导数。

解　由商的导数公式得

$$(\tan x)'=\left(\frac{\sin x}{\cos x}\right)'=\frac{(\sin x)'\cos x-\sin x(\cos x)'}{\cos^2 x}$$

$$=\frac{\cos^2 x+\sin^2 x}{\cos^2 x}=\frac{1}{\cos^2 x}=\sec^2 x$$

$$(\tan x)'=\sec^2 x$$

类似可得到

$$(\cot x)'=-\csc^2 x$$

例 2.9　求 $\sec x$ 与 $\csc x$ 的导数。

解　因为

$$(\sec x)'=\left(\frac{1}{\cos x}\right)'=-\frac{(\cos x)'}{\cos^2 x}=\frac{\sin x}{\cos^2 x}=\sec x\cdot\tan x$$

类似可得到

$$(\csc x)'=-\csc x\cdot\cot x$$

2.2.2　复合函数的求导

复合函数的求导问题是最常见的问题，对一复合函数求导往往有这二个问题：一，是否可导；二，如果可导，导数如何求？复合函数的求导公式解决的就是这二个问题。

定理 2.3(复合函数求导法则)　如果 $u=\varphi(x)$ 在 x 处可导，且 $y=f(u)$ 在与 x 对应的 u 处可导，则复合函数 $y=f(\varphi(x))$ 在 x 处可导，且

$$\frac{dy}{dx}=\frac{dy}{du}\cdot\frac{du}{dx}\text{或}\frac{dy}{dx}=f'(u)\varphi'(x)$$

证　给 x 一改变量 Δx，则 $\Delta u=\varphi(x+\Delta x)-\varphi(x)$，从而 $\Delta y=f(u+\Delta u)-f(u)$

当 $\Delta u\neq 0$ 时

$$\frac{\Delta y}{\Delta x}=\frac{\Delta y}{\Delta u}\cdot\frac{\Delta u}{\Delta x}$$

由于 $u=\varphi(x)$ 在 x 处可导，则 $u=\varphi(x)$ 在 x 处一定连续，所以 $\Delta x\to 0$ 时 $\Delta u\to 0$，两边取极限

$$\lim_{\Delta x\to 0}\frac{\Delta y}{\Delta x}=\lim_{\Delta x\to 0}\left(\frac{\Delta y}{\Delta u}\cdot\frac{\Delta u}{\Delta x}\right)=\lim_{\Delta x\to 0}\frac{\Delta y}{\Delta u}\cdot\lim_{\Delta x\to 0}\frac{\Delta u}{\Delta x}=\lim_{\Delta u\to 0}\frac{\Delta y}{\Delta u}\cdot\lim_{\Delta x\to 0}\frac{\Delta u}{\Delta x}$$

得

$$\frac{dy}{dx}=\frac{dy}{du}\cdot\frac{du}{dx}$$

当 $\Delta u=0$ 时，$\frac{du}{dx}=\lim\limits_{\Delta x\to 0}\frac{\Delta u}{\Delta x}=0$，$\Delta y=f(u+\Delta u)-f(u)=0$

$$\frac{dy}{dx}=\lim_{\Delta x\to 0}\frac{\Delta y}{\Delta x}=0$$

定理得证。

复合函数求导法则可以推广到有限个函数复合的情形。使用该法则关键是正确分析函数的复合结构，由外向内，逐层求导。

例 2.10　求 $y=\ln\tan x$ 的导数。

解　$y=\ln\tan x$ 可看成 $y=\ln u$ 与 $u=\tan x$ 复合而成，

$$\frac{dy}{dx}=\frac{dy}{du}\cdot\frac{du}{dx}=(\ln u)'\cdot(\tan x)'=\frac{1}{u}\cdot\sec^2 x=\frac{1}{\tan x}\cdot\sec^2 x=\frac{1}{\sin x\cos x}$$

例 2.11　求 $y=\sqrt{1-x^2}$ 的导数。

解　$y'=(\sqrt{1-x^2})'=((1-x^2)^{\frac{1}{2}})'=\frac{1}{2}\cdot\frac{1}{\sqrt{1-x^2}}\cdot(1-x^2)'=-\frac{x}{\sqrt{1-x^2}}$

例 2.12　求 $y=e^{x^2}$ 的导数。

解　$y'=e^{x^2}\cdot(x^2)'=2xe^{x^2}$

例 2.13　求 $y=\ln(x+\sqrt{1+x^2})$ 的导数。

解　$y'=(\ln(x+\sqrt{1+x^2}))'=\frac{1}{x+\sqrt{1+x^2}}\cdot(x+\sqrt{1+x^2})'$

$$=\frac{1}{x+\sqrt{1+x^2}}\left(1+\frac{1}{2}\frac{1}{\sqrt{1+x^2}}(1+x^2)'\right)$$

$$=\frac{1}{x+\sqrt{1+x^2}}\left(1+\frac{1}{2}\frac{2x}{\sqrt{1+x^2}}\right)=\frac{1}{\sqrt{1+x^2}}$$

2.2.3 隐函数的导数

前面研究的函数都是因变量 y 用自变量 x 表示为 $y=f(x)$ 的形式，称之为显函数。

但在实际问题中，函数并不全是如此，常常有这样一类函数，因变量 y 与自变量 x 的关系由方程 $F(x,y)=0$ 确定，即在 I 上存在一个函数 $y=f(x)$，使 $F(x,f(x))\equiv 0$，这时称函数 $y=f(x)$ 为由方程 $F(x,y)=0$ 所确定的**隐函数**。例如 $5x^2+4y^3-1=0$ 和 $y=1+e^x\sin(y)$ 等。有些隐函数可以转化为显函数，称为隐函数的显化；还有隐函数不能显化的。实际问题中，需要计算隐函数的导数，下面介绍在隐函数不显化的条件下的求导法则。

设 $y=f(x)$ 为由方程 $F(x,y)=0$ 所确定的隐函数，方程 $F(x,y)=0$ 的两边对 x 求导，在此 y 是 x 的函数，利用复合函数的求导法则，便可得到所求的导数。

例 2.14　求由方程 $y^5+2y-x-3x^7=\sin x$ 确定的隐函数 $y=f(x)$ 的导数。

解　方程两边对 x 求导得

$$5y^4y'+2y'-1-21x^6=\cos x$$

从而解得

$$y'=\frac{1+21x^6+\cos x}{5y^4+2}$$

例 2.15　设 $y=f(x)$ 求由方程 $y=xy^2+e^x$ 确定，求 $y'(0)$。

解　方程两边对 x 求导得

$$y'=y^2+2xyy'+e^x$$

$$y'=\frac{y^2+e^x}{1-2xy}$$

当 $x=0$ 时，由方程得 $y=1$，所以将 $x=0,y=1$ 代入上式得 $y'(0)=2$。

利用隐函数求导法，可以计算反函数的导数。

例 2.16　求 $y=\arcsin x$ $(-1<x<1)$ 的导数。

解　由 $y=\arcsin x$ $\left(-\frac{\pi}{2}<y<\frac{\pi}{2}\right)$ 得 $x=\sin y$，两边对 x 求导得

$$1=\cos y\cdot y'$$

$$y'=\frac{1}{\cos y}=\frac{1}{\sqrt{1-\sin^2 y}}=\frac{1}{\sqrt{1-x^2}}$$

即

$$(\arcsin x)'=\frac{1}{\sqrt{1-x^2}}$$

类似可得到

$$(\arccos x)'=-\frac{1}{\sqrt{1-x^2}}$$

$$(\arctan x)'=\frac{1}{1+x^2}$$

$$(\operatorname{arccot} x)'=-\frac{1}{1+x^2}$$

例 2.17　求 $y=\sqrt{\frac{(x-1)(x-2)^3}{(2x-3)(x-4)}}$ 的导数。

解　两边取对数得

$$\ln y=\frac{1}{2}(\ln|x-1|+3\ln|x-2|-\ln|2x-3|-\ln|x-4|)$$

$$\frac{y'}{y}=\frac{1}{2}\left(\frac{1}{x-1}+\frac{3}{x-2}-\frac{2}{2x-3}-\frac{1}{x-4}\right)$$

$$y'=\frac{1}{2}\sqrt{\frac{(x-1)(x-2)^3}{(2x-3)(x-4)}}\left(\frac{1}{x-1}+\frac{3}{x-2}-\frac{2}{2x-3}-\frac{1}{x-4}\right)$$

例 2.18　求 $y=x^{\cos x}(x>0)$ 的导数。

解　两边取对数得

$$\ln y=\cos x\cdot\ln x$$

$$\frac{y'}{y}=-\sin x\cdot\ln x+\frac{\cos x}{x}$$

$$y'=x^{\cos x}\left(-\sin x\cdot\ln x+\frac{\cos x}{x}\right)$$

到现在为止，已经得到了基本初等函数的导数。由于初等函数是由基本初等函数经过有限次的四则运算和复合运算所构成的，因此，可以利用导数的四则运算法则、复合函数求导法则以及基本初等函数导数公式求出任何初等函数的导数，且可导的初等函数的导数仍为初等函数。为了今后使用方便，将基本初等函数的导数公式与求导法则归纳如下。

初等函数的求导公式：

(1) $(c)'=0$；

(2) $(x^\alpha)'=\alpha x^{\alpha-1}$；

(3) $(\sin x)'=\cos x$；

(4) $(\cos x)'=-\sin x$；

(5) $(\tan x)'=\sec^2 x$；

(6) $(\cot x)'=-\csc^2 x$；

(7) $(\sec x)'=\sec x\cdot\tan x$；

(8) $(\csc x)'=-\csc x\cdot\cot x$；

(9) $(a^x)'=a^x\ln a$；

(10) $(e^x)'=e^x$；

(11) $(\log_a x)'=\dfrac{1}{x\ln a}$；

(12) $(\ln|x|)'=\dfrac{1}{x}$；

(13) $(\arcsin x)'=\dfrac{1}{\sqrt{1-x^2}}$；

(14) $(\arccos x)'=-\dfrac{1}{\sqrt{1-x^2}}$；

(15) $(\arctan x)'=\dfrac{1}{1+x^2}$；

(16) $(\operatorname{arccot} x)'=-\dfrac{1}{1+x^2}$。

函数四则运算的求导法则：

若函数 $u(x)$ 和 $v(x)$ 在点 x 都可导，则

(1) $(u(x)\pm v(x))'=u'(x)\pm v'(x)$；

(2) $(u(x)v(x))'=u'(x)v(x)+u(x)v'(x)$；

(3) $\left(\dfrac{u(x)}{v(x)}\right)'=\dfrac{u'(x)v(x)-u(x)v'(x)}{v^2(x)}\ (v(x)\neq 0)$。

复合函数的求导法则：

如果 $u=\varphi(x)$ 在 x 处可导，且 $y=f(u)$ 在与 x 对应的 u 处可导，则复合函数 $y=f(\varphi(x))$ 在 x 处可导，且

$$\frac{dy}{dx}=\frac{dy}{du}\cdot\frac{du}{dx} \text{或} \frac{dy}{dx}=f'(u)\varphi'(x)$$

2.3 高阶导数

前面讲过，若质点的运动方程 $s=s(t)$，则物体的运动速度为 $v(t)=s'(t)$，而加速度 $a(t)$ 是速度 $v(t)$ 对时间 t 的变化率，即 $a(t)$ 是速度 $v(t)$ 对时间 t 的导数：$\alpha(t)=v'(t)=(s'(t))'$，由上可见，加速度 $a(t)$ 是位移 $s(t)$ 对时间 t 的导函数的导数，这样就产生了高阶导数，

定义 2.2 若函数 $y=f(x)$ 的导函数 $f'(x)$ 在 x_0 点可导，就称 $f'(x)$ 在点 x_0 的导数为函数 $y=f(x)$ 在点 x_0 处的二阶导数，记为 $f''(x_0)$，此时，也称函数 $y=f(x)$ 在点 x_0 处二阶可导。$y=f(x)$ 在区间 I 上的每一点都二阶可导，则称 $f(x)$ 在区间 I 上二次可导，并称 $f''(x),x\in I$ 为 $f(x)$ 在 I 上的二阶导函数，简称二阶导数。

仿上定义，由二阶导数 $f''(x)$ 可定义三阶导数 $f'''(x)$，由三阶导数 $f'''(x)$ 可定义四阶导数 $f^{(4)}(x)$，一般地，可由 $n-1$ 阶导数 $f^{(n-1)}(x)$ 定义 n 阶导数 $f^{(n)}(x)$；二阶以上的导数称为高阶导数，高阶导数与高阶导函数分别记为：$f^{(n)}(x_0)$，$y^{(n)}(x_0)$，$\left.\dfrac{d^n y}{dx^n}\right|_{x=x_0}$ 或 $\left.\dfrac{d^n f}{dx^n}\right|_{x=x_0}$ 与 $f^{(n)}(x)$，$y^{(n)}(x)$，$\dfrac{d^n y}{dx^n}$ 或 $\dfrac{d^n f}{dx^n}$。

例 2.19　求 $y=\ln(x+\sqrt{x^2+1})$的二阶导数。

解　$y'=\frac{1}{x+\sqrt{x^2+1}}\cdot\left(1+\frac{x}{\sqrt{x^2+1}}\right)=\frac{1}{\sqrt{x^2+1}}$

$$y''=-\frac{x}{\sqrt{(x^2+1)^3}}$$

例 2.20　求 $y=\cos^2 x$ 的二阶导数。

解　$y=\cos^2 x=\frac{1+\cos 2x}{2}$

$$y'=-\sin 2x, y''=-2\cos 2x$$

例 2.21　求 $y=e^x$ 的各阶导数。

解　$y'=e^x, y''=e^x, y'''=e^x, y^{(4)}=e^x$，所以，对任何 n，$(e^x)^{(n)}=e^x$。

例 2.22　求 $y=\sin x$ 的各阶导数。

解　$y'=\cos x=\sin\left(x+\frac{\pi}{2}\right)$

$$y''=-\sin x=\sin(x+\pi)=\sin\left(x+2\cdot\frac{\pi}{2}\right)$$

$$y'''=-\cos x=-\sin\left(x+\frac{\pi}{2}\right)=\sin\left(x+\frac{\pi}{2}+\pi\right)=\sin\left(x+3\cdot\frac{\pi}{2}\right)$$

$$y^{(4)}=\sin x=\sin(x+2\pi)=\sin\left(x+4\cdot\frac{\pi}{2}\right)$$

一般地，有 $y^{(n)}=\sin\left(x+n\frac{\pi}{2}\right)$，即　$(\sin x)^{(n)}=\sin\left(x+n\frac{\pi}{2}\right)$

同样可求得　$(\cos x)^{(n)}=\cos\left(x+n\frac{\pi}{2}\right)$

例 2.23　求 $y=\ln(1+x)$的各阶导数。

解　$y'=\frac{1}{1+x}, y''=-\frac{1}{(1+x)^2}, y'''=\frac{1\times 2}{(1+x)^3}, y^{(4)}=-\frac{1\times 2\times 3}{(1+x)^4}$

一般地

$$y^{(n)}=(-1)^{n-1}\frac{(n-1)!}{(1+x)^n}$$

2.4　微分

2.4.1　微分的概念

在实际应用中，常常要研究函数的改变量 $\Delta y=f(x_0+\Delta x)-f(x_0)$与自变量

的改变量 Δx 之间的关系，计算函数的改变量的大小。例如，一块正方形金属薄片受温度变化的影响，其边长由 x_0 变到 $x_0+\Delta x$，问此薄片面积改变了多少？

设薄片边长为 x，面积为 A，则 $A=x^2$，当边长由 x_0 变到 $x_0+\Delta x$，面积的改变量为

$$\Delta A=(x_0+\Delta x)^2-x_0^2=2x_0\Delta x+(\Delta x)^2$$

ΔA 由两部分组成，第一部分 $2x_0\Delta x$ 为 Δx 的线性函数；第二部分 $(\Delta x)^2$，当 $\Delta x\to 0$ 时，$(\Delta x)^2$ 是 Δx 的高阶无穷小量。由此可见，当边长的改变量 Δx 很小时，面积的改变量 ΔA 可以近似的用第一部分 Δx 的线性函数来代替。

定义 2.3 设函数 $y=f(x)$ 在 x_0 的某个邻域内有定义，如果函数的改变量

$$\Delta y=f(x_0+\Delta x)-f(x_0)$$

可表示为

$$\Delta y=A\Delta x+o(\Delta x)$$

其中 A 是不依赖 Δx 的常数，$o(\Delta x)$ 是 $\Delta x\to 0$ 的高阶无穷小量，那么就称函数 $y=f(x)$ 在 x_0 处是可微的，称 $A\Delta x$ 为 $y=f(x)$ 在 x_0 处的微分，记作 $\mathrm{d}f(x_0)=A\Delta x$。

那么，函数满足什么条件就一定可微？常数 A 等于什么？

定理 2.4 函数 $y=f(x)$ 在 x_0 处是可微的充分必要条件是函数 $y=f(x)$ 在 x_0 处可导，且 $\mathrm{d}f(x_0)=f'(x_0)\Delta x$。

证 必要性。

设函数 $y=f(x)$ 在 x_0 处是可微的，则

$$\Delta y=f(x_0+\Delta x)-f(x_0)=A\Delta x+o(\Delta x)$$

$$\lim_{\Delta x\to 0}\frac{\Delta y}{\Delta x}=\lim_{\Delta x\to 0}\frac{A\Delta x+o(\Delta x)}{\Delta x}=A$$

即

$$f'(x_0)=A$$

故函数 $y=f(x)$ 在 x_0 处可导，且 $f'(x_0)=A$，此时 $\mathrm{d}f(x_0)=f'(x_0)\Delta x$。

充分性。

设函数 $y=f(x)$ 在 x_0 处是可导的，即

$$\lim_{\Delta x\to 0}\frac{\Delta y}{\Delta x}=f'(x_0)$$

存在，根据极限与无穷小的关系，上式可写为

$$\frac{\Delta y}{\Delta x}=f'(x_0)+\alpha$$

其中 $\alpha\to 0$（当 $\Delta x\to 0$ 时）。由此可得

$$\Delta y=f'(x_0)\Delta x+\alpha\Delta x$$

因 $\alpha\Delta x=o(\Delta x)$，所以函数 $y=f(x)$ 在 x_0 处是可微。且

$$\mathrm{d}f(x_0)=f'(x_0)\Delta x$$

若函数 $y=f(x)$ 在区间 I 的每个点可微，则称函数 $y=f(x)$ 在区间 I 可微。通常把自变量的改变量 Δx 称为自变量的微分，即 $\mathrm{d}x=\Delta x$。于是函数的微分可记作

$$\mathrm{d}y=f'(x)\mathrm{d}x$$

从而有

$$\frac{\mathrm{d}y}{\mathrm{d}x}=f'(x)$$

这就是说，函数的导数等于函数的微分 $\mathrm{d}y$ 与自变量的微分 $\mathrm{d}x$ 之商。因此导数又称为微商。

2.4.2　微分的几何意义

为了加深对微分概念的理解，对微分有直观的了解，下面来说明微分的几何意义。在图 2.4 中，函数 $y=f(x)$ 的图形是一条曲线，它在 x_0 处的导数 $f'(x_0)$ 就是该曲线在点 M_0 处切线的斜率，由于

$$\mathrm{d}y=f'(x_0)\Delta x=\tan\alpha\cdot M_0M=MP$$

这就是说，函数 $y=f(x)$ 在 x_0 处的微分在几何上表示曲线 $y=f(x)$ 在对应点 M_0 处切线的纵坐标的改变量。由此可见，当自变量有微小变化，即 Δx 很小时，曲线上的局部变化近似地用切线上的变化来代替。

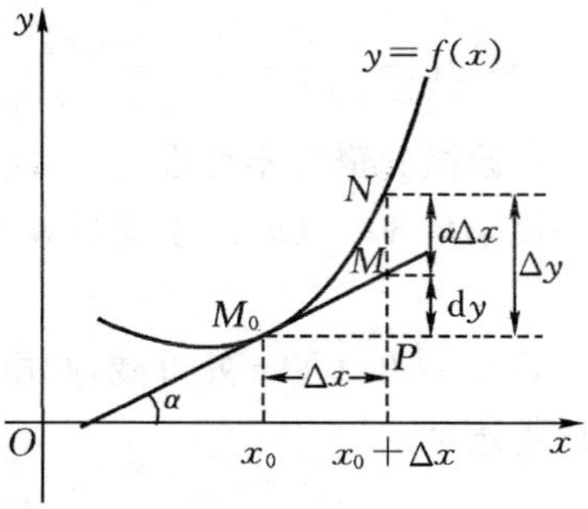

图 2.4

2.4.3　微分的运算法则

从微分的表达式

$$\mathrm{d}y=f'(x)\mathrm{d}x$$

知道，要计算微分，实际上就是计算函数的导数 $f'(x)$，再乘以 $\mathrm{d}x$，由此可得如下微分公式与运算法则。

初等函数的微分公式：

(1) $\mathrm{d}(c)=0$；　　(2) $\mathrm{d}(x^\alpha)=\alpha x^{\alpha-1}\mathrm{d}x$；

(3) $\mathrm{d}(\sin x)=\cos x\mathrm{d}x$；　　(4) $\mathrm{d}(\cos x)=-\sin x\mathrm{d}x$；

(5) $d(\tan x)=\sec^2 x dx$；

(6) $d(\cot x)=-\csc^2 x dx$；

(7) $d(\sec x)=\sec x \cdot \tan x dx$；

(8) $d(\csc x)=-\csc x \cdot \cot x dx$；

(9) $d(a^x)=a^x \ln a dx$；

(10) $d(e^x)=e^x dx$；

(11) $d(\log_a x)=\frac{1}{x\ln a}dx$；

(12) $d(\ln|x|)=\frac{1}{x}dx$；

(13) $d(\arcsin x)=\frac{1}{\sqrt{1-x^2}}dx$；

(14) $d(\arccos x)=-\frac{1}{\sqrt{1-x^2}}dx$；

(15) $d(\arctan x)=\frac{1}{1+x^2}dx$；

(16) $d(\text{arccot} x)=-\frac{1}{1+x^2}dx$。

微分的四则运算法则

若函数 $u(x)$ 和 $v(x)$ 在点 x 都可微，则

(1) $d(u(x)\pm v(x))=du(x)\pm dv(x)$；

(2) $d(u(x)v(x))=v(x)du(x)+u(x)dv(x)$；

(3) $d\left(\frac{u(x)}{v(x)}\right)=\frac{v(x)du(x)-u(x)dv(x)}{v^2(x)}$ $(v(x)\neq 0)$。

一阶微分形式不变性

设函数 $y=f(u)$ 对于变量 u 可微，根据微分的定义有

$$dy=f'(u)du$$

若 $u=\varphi(x)$ 在 x 处可微，则由复合函数的求导法则，复合函数 $y=f(\varphi(x))$ 在 x 处微分为

$$dy=f'(u)\varphi'(x)dx$$

由于 $du=\varphi'(x)dx$，则上式为

$$dy=f'(u)du$$

这就是说，无论 u 是自变量还是中间变量，它的微分形式同样都是 $dy=f'(u)du$。这一性质称为**微分形式不变性**。

复合函数的微分既可用复合函数的求导法则计算，也可用微分形式不变性得到。

例 2.24　求函数 $y=\sin(x^2-1)$ 的微分。

解法 1　用复合函数的求导法则，有

$$y'=\cos(x^2-1)\cdot(x^2-1)'=2x\cos(x^2-1)$$

$$dy=2x\cos(x^2-1)dx$$

解法 2　利用微分形式不变性，有

$$dy=d(\sin(x^2-1))=\cos(x^2-1)d(x^2-1)=2x\cos(x^2-1)dx$$

例 2.25　求函数 $y=\ln(e^x+1)$ 的微分。

解　$dy=d(\ln(e^x+1))=\frac{1}{e^x+1}d(e^x+1)=\frac{e^x}{e^x+1}dx$

2.4.4　微分在近似计算中的应用

根据微分定义知,利用微分求近似值的基本思想是:在微小局部将函数线性化,即在 x_0 的很小邻域内利用

$$f(x_0+\Delta x)\approx f(x_0)+f'(x_0)\Delta x$$

例 2.26　求 $\sqrt[3]{1.04}$。

解　令 $f(x)=\sqrt[3]{x}$,

$$\sqrt[3]{x_0+\Delta x}\approx\sqrt[3]{x_0}+\frac{1}{3\sqrt[3]{x_0}^{\,2}}\Delta x$$

令 $x_0=1,\Delta x=0.04$,则

$$\sqrt[3]{1.04}\approx 1+\frac{1}{3}\times 0.04\approx 1.0133$$

例 2.27　有一批半径为 1 cm 的球, 为了提高球面的光洁度,要镀上一层铜,厚度定为 0.01 cm, 估计一下, 每只球需用铜多少克。

解　已知球体体积为

$$V=\frac{4}{3}\pi R^3$$

镀铜体积为 V 在 $R=1,\Delta R=0.01$ 时体积的增量

$$\Delta V=dV=4\pi R^2\Delta R\approx 0.13\ \text{cm}^3$$

因此每只球需用铜约为

$$8.9\times 0.13=1.16\ \text{g}$$

2.5　中值定理与导数的应用

2.5.1　中值定理

定理 2.5(罗尔 Rolle 中值定理)　设函数 $y=f(x)$满足:

(1)在闭区间$[a,b]$上连续;

(2)在开区间(a,b)内可导;

(3)$f(a)=f(b)$。

则至少存在一点 $\xi(a<\xi<b)$,使 $f'(\xi)=0$。

定理的几何意义：设有一段连续光滑的曲线弧，其两端点的高度相等，且弧上除两端点外，处处都有不垂直于 x 轴的切线，则弧上至少有一点处的切线平行于 x 轴，如图 2.5 所示。

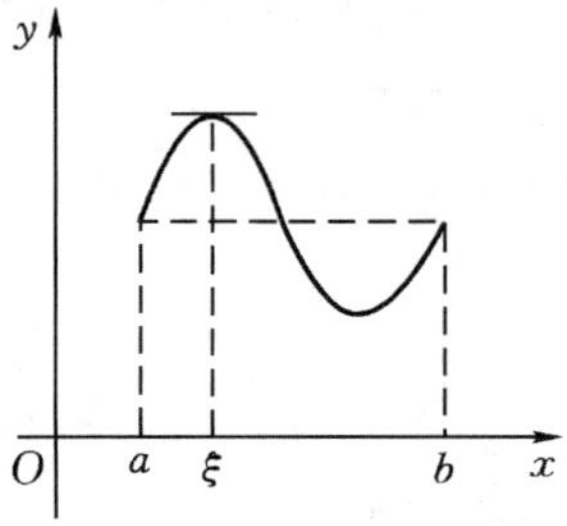

图 2.5

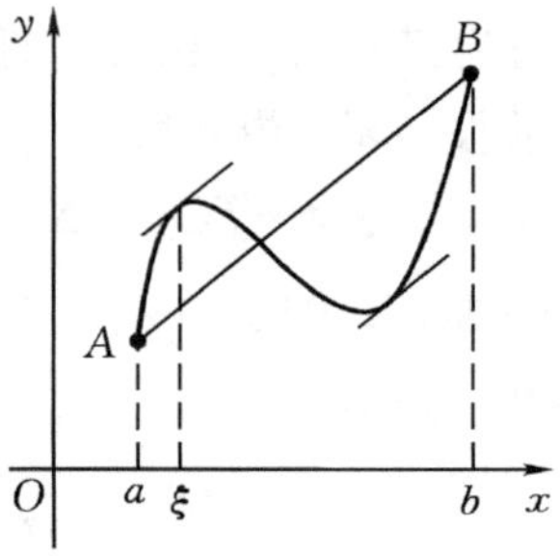

图 2.6

定理 2.6(拉格朗日中值定理) 设函数 $y=f(x)$ 满足：

(1)在闭区间 $[a,b]$ 上连续；

(2)在开区间 (a,b) 内可导。

则至少存在一点 $\xi(a<\xi<b)$，使

$$f'(\xi)=\frac{f(b)-f(a)}{b-a}$$

定理的几何意义：设有一段弧，且弧上除两端点外，处处都有不垂直于 x 轴的切线，则弧上至少有一点处的切线平行于割线 AB，如图 2.6 所示。

定理 2.7(柯西中值定理) 设函数 $f(x)$ 和 $g(x)$ 满足：

(1)在闭区间 $[a,b]$ 上连续；

(2)在开区间 (a,b) 内可导，并且 $\forall x\in(a,b)$，$g'(x)\neq 0$。

则至少存在一点 $\xi(a<\xi<b)$，使

$$\frac{f(b)-f(a)}{g(b)-g(a)}=\frac{f'(\xi)}{g'(\xi)}$$

2.5.2 导数在求极限中的应用

在求 $\lim\limits_{x\to a}\dfrac{f(x)}{F(x)}$ 或 $\lim\limits_{x\to\infty}\dfrac{f(x)}{F(x)}$ 时，若发现 $f(x)$，$F(x)$ 同趋于 0，或同趋于 ∞，则此时上述极限可能存在，也可能不存在。要根据具体的函数来进一步确定，通常把这种极限称为 $\dfrac{0}{0}$ 或 $\dfrac{\infty}{\infty}$ 型的未定式(不定式)，这种未定式是不能用“商的极限等于极限

的商”这一法则来计算的，下面给出一个求这类极限的简便可行的方法——洛必达(L′Hospital)法则。

定理 2.8(洛必达法则)　若

(1) $\lim\limits_{x\to a}f(x)=0$，$\lim\limits_{x\to a}g(x)=0$；

(2) $f(x)$，$g(x)$在 a 的某去心邻域内可导，且 $g'(x)\neq 0$；

(3) $\lim\limits_{x\to a}\dfrac{f'(x)}{g'(x)}=A$（$A$ 可为有限数，也可为$+\infty$或$-\infty$）；

则

$$\lim_{x\to a}\frac{f(x)}{g(x)}=A$$

注：若$\lim\limits_{x\to a}\dfrac{f'(x)}{g'(x)}$不存在，不能用洛必达法则，此时$\lim\limits_{x\to a}\dfrac{f(x)}{g(x)}$可能存在。

对于$\dfrac{\infty}{\infty}$型的未定式，有完全类似的结论。

例 2.28　求$\lim\limits_{x\to 0}\dfrac{e^x-1}{\sin x}$。

解　$\lim\limits_{x\to 0}\dfrac{e^x-1}{\sin x}=\lim\limits_{x\to 0}\dfrac{e^x}{\cos x}=1$

例 2.29　求$\lim\limits_{x\to 0}\dfrac{x-\sin x}{x^3}$。

解　$\lim\limits_{x\to 0}\dfrac{x-\sin x}{x^3}=\lim\limits_{x\to 0}\dfrac{1-\cos x}{3x^2}=\lim\limits_{x\to 0}\dfrac{\sin x}{6x}=\dfrac{1}{6}$

例 2.30　求$\lim\limits_{x\to +\infty}\dfrac{\ln x}{x^n}$ $(n>0)$。

解　$\lim\limits_{x\to +\infty}\dfrac{\ln x}{x^n}=\lim\limits_{x\to +\infty}\dfrac{\frac{1}{x}}{nx^{n-1}}=\lim\limits_{x\to +\infty}\dfrac{1}{nx^n}=0$

例 2.31　求$\lim\limits_{x\to +\infty}\dfrac{x^n}{e^{\lambda x}}$（$n$ 为正整数，$\lambda>0$）。

解　$\lim\limits_{x\to +\infty}\dfrac{x^n}{e^{\lambda x}}=\lim\limits_{x\to +\infty}\dfrac{nx^{n-1}}{\lambda e^{\lambda x}}=\lim\limits_{x\to +\infty}\dfrac{n(n-1)x^{n-2}}{\lambda^2 e^{\lambda x}}=\cdots=\lim\limits_{x\to +\infty}\dfrac{n!}{\lambda^n e^{\lambda x}}=0$

例 2.32　求$\lim\limits_{x\to 0^+}x\ln x$ $(0\cdot\infty$型)。

解　$\lim\limits_{x\to 0^+}x\ln x=\lim\limits_{x\to 0^+}\dfrac{\ln x}{\frac{1}{x}}=\lim\limits_{x\to 0^+}\dfrac{\frac{1}{x}}{-\frac{1}{x^2}}=\lim\limits_{x\to 0^+}(-x)=0$

例 2.33　求$\lim\limits_{x\to\frac{\pi}{2}}(\sec x-\tan x)$。

解　$\lim\limits_{x\to\frac{\pi}{2}}(\sec x-\tan x)=\lim\limits_{x\to\frac{\pi}{2}}\frac{1-\sin x}{\cos x}=\lim\limits_{x\to\frac{\pi}{2}}\frac{-\cos x}{-\sin x}=0$

例 2.34　求$\lim\limits_{x\to+\infty}\frac{x+\sin x}{x-\sin x}$。

解　若用洛必达法则，则有

$$\lim_{x\to+\infty}\frac{x+\sin x}{x-\sin x}=\lim_{x\to+\infty}\frac{1+\cos x}{1-\cos x}\text{不存在}$$

但

$$\lim_{x\to+\infty}\frac{x+\sin x}{x-\sin x}=\lim_{x\to+\infty}\frac{1+\frac{\sin x}{x}}{1-\frac{\sin x}{x}}=\frac{1+0}{1-0}=1$$

这说明对本题不能用洛必达法则，这是因为不满足定理的条件。

2.5.3　导数在判定函数单调性方面的应用

单调是函数的重要特征。然而，利用定义来讨论函数的单调性往往比较困难，下面介绍判定可导函数单调性的方法。

定理 2.9　设函数 $y=f(x)$在闭区间$[a,b]$上连续，在开区间(a,b)内可导，则

(1)若在(a,b)内 $f'(x)>0$，则函数 $y=f(x)$在闭区间$[a,b]$上严格单调增；

(2)若在(a,b)内 $f'(x)<0$，则函数 $y=f(x)$在闭区间$[a,b]$上严格单调减。

证　(1)任取 $x_1,x_2\in[a,b]$，不妨设 $x_1<x_2$，在区间$[x_1,x_2]$上应用拉格朗日中值定理，故在(x_1,x_2)内至少存在一点 ξ，使得

$$f(x_2)-f(x_1)=f'(\xi)(x_2-x_1)>0$$

$$f(x_2)>f(x_1)$$

故函数 $y=f(x)$在闭区间$[a,b]$上严格单调增。

类似可证 $f'(x)<0$，则函数 $y=f(x)$在闭区间$[a,b]$上严格单调减。

例 2.35　讨论 $f(x)=3x-x^3$ 单调性。

解　函数 $f(x)$的定义域为$(-\infty,+\infty)$，

$$f'(x)=3-3x^2=3(1-x)(1+x)$$

令 $f'(x)=0$，得 $x=-1,x=1$。

当$-\infty<x<-1$时，$f'(x)<0$，$f(x)$在$(-\infty,-1)$上严格递减；当$-1<x<1$时，$f'(x)>0$，所以 $f(x)$在$(-1,1)$上严格递增；当$1<x<+\infty$时，$f'(x)<0$，所以 $f(x)$在$(1,+\infty)$上严格递减。

利用函数的单调性可以证明一些不等式。

例 2.36　证明当 $x>0$ 时，$x>\ln(1+x)$。

证　令 $f(x)=x-\ln(1+x)$，$x\in[0,+\infty)$，则

$$f'(x)=1-\frac{1}{1+x}=\frac{x}{1+x}>0,x\in(0,+\infty)$$

故 $f(x)$ 在 $[0,+\infty)$ 为严格单调增，又 $f(0)=0$，所以当 $x>0$ 时

$$f(x)=x-\ln(1+x)>f(0)=0$$

即

$$x>\ln(1+x)$$

例 2.37　证明当 $0<x<\frac{\pi}{2}$ 时，$\sin x+\tan x>2x$。

证　令 $f(x)=\sin x+\tan x-2x$，$x\in\left(0,\frac{\pi}{2}\right)$，则

$f'(x)=\cos x+\sec^2 x-2, f''(x)=-\sin x+2\sec^2 x\tan x=\sin x\left(\frac{2}{\cos^3 x}-1\right)$

当 $x\in\left(0,\frac{\pi}{2}\right)$ 时，$f''(x)>0$，$f'(x)$ 在 $\left[0,\frac{\pi}{2}\right)$ 严格单调增，则当

$x\in\left(0,\frac{\pi}{2}\right)$，$f'(x)>f'(0)=0$

由此可知 $f(x)$ 在 $\left[0,\frac{\pi}{2}\right)$ 严格单调增，故在 $\left(0,\frac{\pi}{2}\right)$ 内

$f(x)>f(0)=0$，即 $\sin x+\tan x>2x$。

2.5.4　导数在求函数极值方面的应用

定义 2.4　设函数 $f(x)$ 在点 x_0 的某邻域 $U(x_0)$ 上有定义，若对 $\forall x\in U(x_0)$，均有 $f(x)\leqslant f(x_0)$ $(f(x)\geqslant f(x_0))$ 成立，则称函数 $f(x)$ 在点 x_0 处取得极大值 $f(x_0)$（极小值），点 x_0 称为极大值点（极小值点），极大值、极小值统称为极值，极大值点、极小值点统称为极值点。

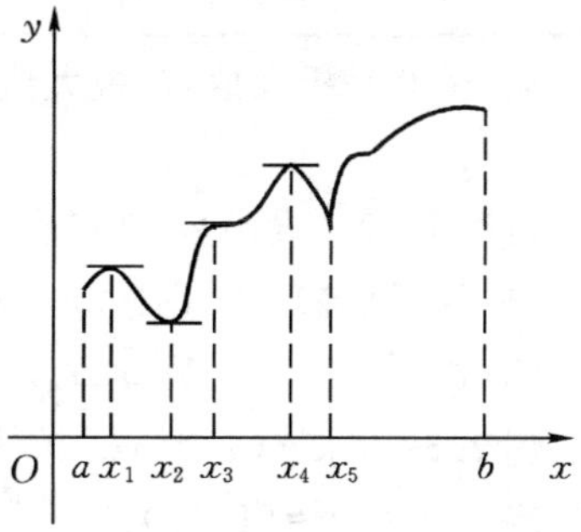

图 2.7

在图 2.7 中，函数 $f(x)$ 有两个极大值 $f(x_1)$，$f(x_4)$，有两个极小值 $f(x_2)$，$f(x_5)$，其中极大值 $f(x_1)$ 比极小值 $f(x_5)$ 还小，从图中还可以看出，曲线在函数的极值点所对应的点处具有水平切线或无切线；反之，曲线上具有

水平切线的那些点，它们的横坐标却不一定是函数的极值点，如图中的 x_3 点。

下面讨论函数取得极值的必要条件。

定理 2.10（极值的必要条件） 若函数 $f(x)$ 在 x_0 点可导，且取得极值，则 $f'(x_0)=0$。

若 $f'(x_0)=0$，称 x_0 为 $f(x)$ 的驻点，因此可导函数的极值点必为驻点；但是，反之不一定成立，即驻点未必是极值点，如 $x=0$ 是 $f(x)=x^3$ 的驻点，但不是极值点。值得注意的是导数不存在的点，函数也可能取得极值，如 $f(x)=|x|$，在 $x=0$ 点的导数不存在，但在该点函数取得极小值。

哪些点是极值点呢？有两个充分条件。

定理 2.11 设函数 $f(x)$ 在点 x_0 的某邻域 $U(x_0)$ 内连续，且在空心邻域内可导，且 $f'(x_0)=0$ 或 $f'(x_0)$ 不存在，当自变量 x 递增变动经过 x_0 时

(1)若 $f'(x)$ 由正变负，则函数 $f(x)$ 在点 x_0 处取得极大值 $f(x_0)$；

(2)若 $f'(x)$ 由负变正，则函数 $f(x)$ 在点 x_0 处取得极小值 $f(x_0)$；

(3)若 $f'(x)$ 的符号不变，则函数 $f(x)$ 在点 x_0 处无极值。

例 2.38 求 $f(x)=(2x-5)\sqrt[3]{x^2}$ 的极值。

解 $f(x)=2x^{\frac{5}{3}}-5x^{\frac{2}{3}}$ 的定义域为 $(-\infty,+\infty)$

$$y'=\frac{10}{3}x^{\frac{2}{3}}-\frac{10}{3}x^{-\frac{1}{3}}=\frac{10(x-1)}{3\sqrt[3]{x}}$$

由方程 $f'(x)=0$ 解得驻点 $x=1$，$f(x)$ 在 $x=0$ 处连续但导数不存在。

将 $f'(x)$ 在驻点与不可导点两侧符号的变化列表如下。

x	$(-\infty,0)$	0	$(0,1)$	1	$(1,+\infty)$
$f'(x)$	+	不存在	−	0	+
$f(x)$	严格单调增	极大	严格单调减	极小	严格单调增

故 $x=0$ 是极大值点，极大值为 $f(0)=0$；$x=1$ 是极小值点，极小值为 $f(1)=-3$。

定理 2.12 设函数 $f(x)$ 在点 x_0 处二阶可导，且 $f'(x_0)=0$，$f''(x_0)\neq 0$，那么

(1)若 $f''(x_0)<0$，则 $f(x_0)$ 为极大值；

(2)若 $f''(x_0)>0$，则 $f(x_0)$ 为极小值。

例 2.39 求 $f(x)=x\mathrm{e}^{-x}$ 的极值。

解 $f'(x)=(1-x)\mathrm{e}^{-x}$，$f''(x)=(x-2)\mathrm{e}^{-x}$

解方程 $f'(x)=0$，得驻点 $x=1$

$f''(1)=-e^{-1}<0$，$x=1$ 是极大值点，极大值为 $f(1)=e^{-1}$

2.5.5　导数在求函数最大(小)值方面的应用

在现实生活中，常常会遇到这样一类问题：在一定的条件下，怎样使用材料最省；产量最高或成本最低；时间最短，效益最高；某血药浓度何时达到最大。这类问题在数学上归结为求函数的最大值和最小值。

由闭区间上连续函数的性质可知，连续函数 $f(x)$ 在闭区间 $[a,b]$ 上一定存在最大值和最小值。函数 $f(x)$ 的最大值（或最小值）点可能是：① $f(x)$ 在区间 (a,b) 内的驻点与不可导的点；②闭区间 $[a,b]$ 的两端点。因此，可用下述方法求连续函数 $f(x)$ 在闭区间 $[a,b]$ 上的最大值和最小值。

求函数 $f(x)$ 在闭区间 $[a,b]$ 上的最大值和最小值的步骤如下：

(1)求出函数 $f(x)$ 在区间 (a,b) 内的驻点与不可导的点处的函数值；

(2)求出函数 $f(x)$ 在区间端点处的函数值 $f(a)$ 和 $f(b)$；

(3)找出上述函数值中的最大(小)函数值。

例 2.40　求函数 $f(x)=2x^3-9x^2+12x$ 在区间 $\left[0,\frac{5}{2}\right]$ 上的最大值与最小值。

解　$f'(x)=6x^2-18x+12=6(x-1)(x-2)$

解方程 $f'(x)=0$，得驻点 $x=1,x=2$

因为 $f(0)=0,f(1)=5,f(2)=4$，$f\left(\frac{5}{2}\right)=5$，所以函数 $f(x)$ 最大值是 $f(1)=f(\frac{5}{2})=5$，最小值 $f(0)=0$。

在实际问题中，若由题意得知函数在所讨论的区间最大值或最小值存在，且在该区间内部只有一个驻点，那么该驻点的值一定是函数的最大值或最小值。

例 2.41　按 1 mg/kg 的比率给小鼠注射磺胺药物后，小鼠血液中磺胺药物的浓度可用下面的函数表示：$y=f(t)=-1.06+2.59t-0.77t^2$。其中 y 表示血液中磺胺药物的浓度(g/100 L)，t 表示注射后经历的时间(min)。问经过多长时间，小鼠血液中磺胺药物的浓度 y 达到最大值？

解　$f'(t)=2.59-1.54t$

令 $f'(t)=0$，得

$$t=1.682\ \text{min},\quad f(1.682)=1.118\ \text{g/100 L}$$

即给小鼠注射磺胺药物后，当 $t=1.682$ min 时，小鼠血液中磺胺药物的浓度达到最大值 $f(1.682)=1.118$ g/100 L。

2.5.6　导数在判定函数凹凸性方面的应用

为了较准确地描出函数的图形，仅知道函数的单调区间和极值是不够的，还需要研究曲线的弯曲方向。图形的弯曲方向在几何上是用函数凹凸性来描述的，下面我们来研究函数的凹凸性及其判定方法。

定义 2.5　设函数 $f(x)$ 在区间 I 上有定义，若对于任意的 $x_1, x_2 \in I$，满足 $\dfrac{f(x_1)+f(x_2)}{2} \geqslant f\left(\dfrac{x_1+x_2}{2}\right)$，就称曲线 $y=f(x)$ 在区间 I 上是凹的，如图 2.8(a) 所示；若满足 $\dfrac{f(x_1)+f(x_2)}{2} \leqslant f\left(\dfrac{x_1+x_2}{2}\right)$，就称曲线 $y=f(x)$ 在区间 I 上是凸的，如图 2.8(b) 所示。曲线上凹弧与凸弧的分界点称为曲线的拐点。

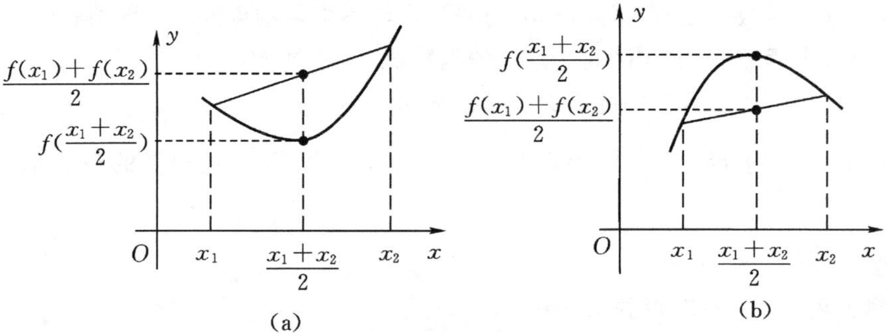

图 2.8

直接用定义来判断函数的凹凸是比较困难的，下面从几何直观上看凹弧与凸弧的特点。如图 2.9 所示，曲线 $y=f(x)$ 在所给的区间上是凹的，曲线上各点处切线的斜率随着 x 的增大而增大，即 $f'(x)$ 是该区间上的单调增函数，所以 $f''(x)$ 一定非负。可见，函数的凹凸性和其函数的二阶导数的符号有关。

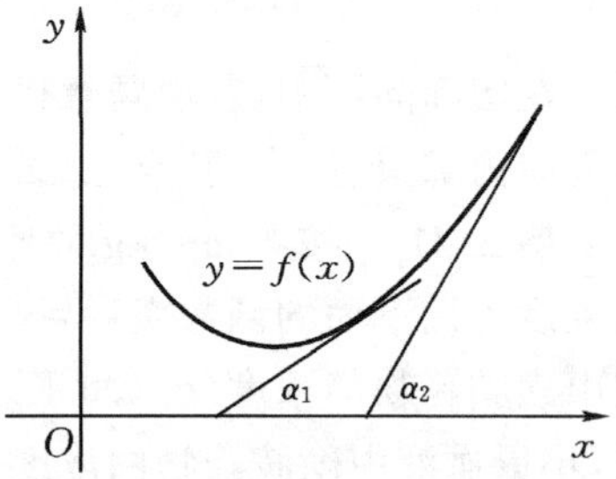

图 2.9

下面给出判断定理。

定理 2.13　若函数 $y=f(x)$ 在开区间 (a,b) 内二阶可导，则

(1) 若在 (a,b) 内 $f''(x)>0$，则曲线 $y=f(x)$ 在开区间 (a,b) 内是凹的；

(2) 若在 (a,b) 内 $f''(x)<0$，则曲线 $y=f(x)$ 在开区间 (a,b) 内是凸的。

例 2.42　求曲线 $y=3x^4-4x^3+1$ 的凹凸区间与拐点。

解　函数的定义域为$(-\infty,+\infty)$，

$$y'=12x^3-12x^2, y''=36x^2-24x=12x(3x-2)$$

令 $y''=0$ 得 $x_1=0, x_2=\frac{2}{3}$

列表判别

x	$(-\infty,0)$	0	$\left(0,\frac{2}{3}\right)$	$\frac{2}{3}$	$\left(\frac{2}{3},+\infty\right)$
y''	+	0	−	0	+
y	凹	1	凸	$\frac{11}{27}$	凹

该曲线在$(-\infty,0)$和$\left(\frac{2}{3},+\infty\right)$内是凹的；在$\left(0,\frac{2}{3}\right)$内是凸的。拐点为$(0,1)$和$\left(\frac{2}{3},\frac{11}{27}\right)$。

2.5.7　几个医学常用图形的描绘

根据前面所介绍的函数的知识，就能准确地画出函数的图像，具体步骤为：

(1)确定函数的定义域，讨论函数的奇偶性与周期性；

(2)利用一阶导数确定函数的单调区间与极值点；

(3)利用二阶导数确定曲线的凹凸区间与拐点；

(4)利用极限运算确定曲线的水平、垂直以及斜渐近线；

若$\lim\limits_{x\to\infty}f(x)=a$，则 $y=a$ 为曲线 $y=f(x)$的水平渐近线；

若$\lim\limits_{x\to b}f(x)=\infty$，则 $x=b$ 为曲线 $y=f(x)$的垂直渐近线；

若$\lim\limits_{x\to\infty}\frac{f(x)}{x}=a$，且$\lim\limits_{x\to\infty}(f(x)-ax)=b$ 则 $y=ax+b$ 为曲线 $y=f(x)$的斜渐近线；

(5)确定某些特殊点的坐标，如与坐标的交点。

例 2.43　正态分布曲线 $f(x)=\frac{1}{\sqrt{2\pi}}e^{-\frac{1}{2}x^2}$ 的图形

解　函数的定义域为$(-\infty,+\infty)$，为偶函数，其图形关于 y 轴对称

$$f'(x)=-\frac{x}{\sqrt{2\pi}}e^{-\frac{1}{2}x^2}, f''(x)=\frac{1}{\sqrt{2\pi}}e^{-\frac{1}{2}x^2}(x^2-1)$$

由 $f'(x)=0$ 得 $x=0$

由 $f''(x)=0$ 得 $x=\pm 1$

列表如下

x	0	(0,1)	1	$(1,+\infty)$
$f'(x)$	0	−	−	−
$f''(x)$	−	−	0	+
$f(x)$	$\frac{1}{\sqrt{2\pi}}$	凸减	$f(x)=\frac{1}{\sqrt{2\pi e}}$	凹减

因为$\lim\limits_{x\to\infty}f(x)=0$,所以 $y=0$ 是曲线的水平渐近线。

绘出下图 2.10。

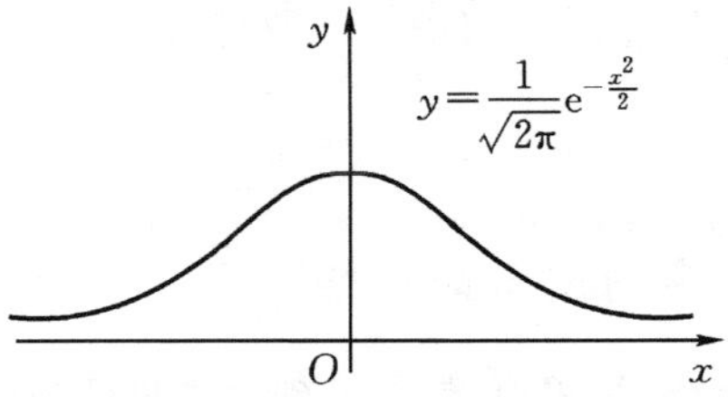

图 2.10

例 2.44 药物在体内血液中的浓度称为血药浓度。血药浓度随时间变化的函数称为药时曲线。如口服药后,体内血药浓度的变化关系是

$$C=C(t)=A(e^{-k_e t}-e^{-k_a t})$$

这里 $A,k_e,k_a(k_e>0,k_a>0)$为参数,试对该药时曲线进行分析。

解 要分析该药时曲线,首先要确定药时曲线的性态特征,然后根据曲线对血药浓度进行分析。

(1)函数定义域为$(0,+\infty)$;

(2)求 $C(t)$的一、二阶导数;

$$C'(t)=A(-k_e e^{-k_e t}+k_a e^{-k_a t})$$
$$C''(t)=A(k_e^2 e^{-k_e t}-k_a^2 e^{-k_a t})$$

(3)由 $C'(t)=0$,解得 $t=T_m=\dfrac{\ln\dfrac{k_a}{k_e}}{k_a-k_e}$

由 $C''(t)=0$，解得　　$t=T_0=2\dfrac{\ln\dfrac{k_a}{k_e}}{k_a-k_e}=2T_m$

(4)因为 $\lim\limits_{t\to+\infty}C(t)=0$，所以 $C=0$ 是曲线的水平渐近线；

(5)列出药时曲线的性态特征表如下：

t	$(0,T_m)$	T_m	(T_m,T_0)	T_0	$(T_0,+\infty)$
$C'(t)$	+	0	−	−	−
$C''(t)$	−	−	−	0	+
$C(t)$	凸增	最大值	凸减	拐点 $(T_0,C(T_0))$	凹减

绘出图 2.11。

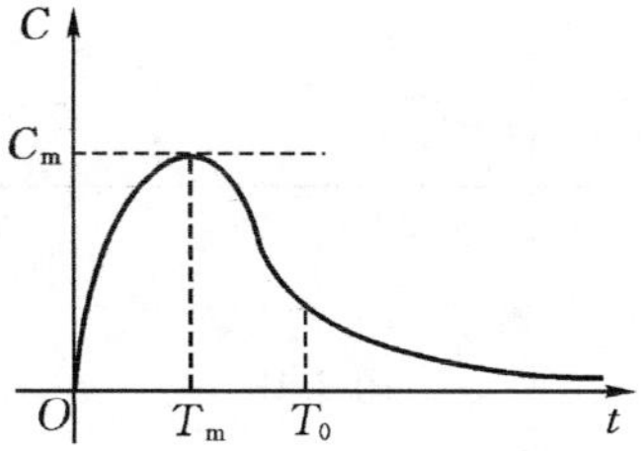

图 2.11

根据曲线的性态特征，可见：

(1)服药后，体内血药浓度的变化规律是：从 0 到 T_m 这段时间内体内药物浓度不断增高，T_m 以后逐渐减少。

(2)服药后到 T_m 时，体内药物浓度达到最大值 $C(T_m)=C_m$，称之为峰浓度，T_m 称为峰时。若 T_m 小 C_m 大，则反映该药物不仅被吸收快且吸收好，有速效之优点。

(3)服药后到 $t=T_0$ 这段时间内曲线是凸的，其后为凹的。这显示体内药物浓度在 T_0 前变化的速度在不断减小(即血药浓度在减速变化)，而在 T_0 后变化的速度在不断增加(即血药浓度在加速变化)，在 $t=T_0$ 处血药浓度的变化速度达到最小值。由于在 T_0 后整个血药浓度在不断减少，所以，血药浓度在加速减少。

(4)当 $t\to+\infty$ 时，$C(t)\to0$，即渐近线是时间轴，表明药物最终全部从体内消除。

例 2.45 贡柏茨曲线用于描述肿瘤生长规律，其表达式为

$$W=ae^{-be^{-kt}}$$

其中 a,b,k 为正的常数。

解 函数定义域为(0，+∞)，

求 $W(t)$的一、二阶导数，

$$W'=abke^{-kt-be^{-kt}}，W''=-abk^2(1-be^{-kt})e^{-kt-be^{-kt}}$$

$$W''=0,t=\frac{\ln b}{k}$$

$\lim\limits_{t\to+\infty}W=a$，所以 $W=a$ 是曲线的水平渐近线。绘出图 2.12。

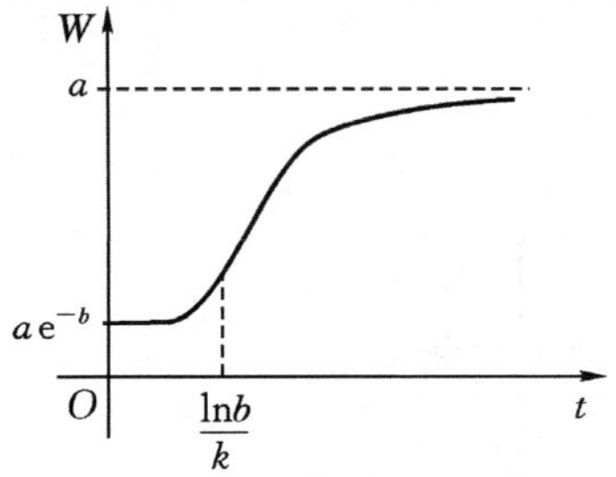

图 2.12

习　题　2

1. 求抛物线 $y=x^2$ 在 $A(1,1)$ 点和 $B(-2,4)$ 点的切线方程和法线方程。

2. 若 $S=vt-\frac{1}{2}gt^2$，求

(1)在 $t=1$，$t=1+\Delta t$ 之间的平均速度(设 $\Delta t=1,0.1,0.01$)；

(2)在 $t=1$ 的瞬时速度。

3. 试确定曲线 $y=\ln x$ 在哪些点的切线平行于下列直线：

(1) $y=x-1$；　(2) $y=2x-3$。

4. 设 $f(x)=\begin{cases}x^2 & ,x\geqslant 3\\ ax+b & ,x<3\end{cases}$，

试确定 a，b 的值，使 $f(x)$ 在 $x=3$ 处可导。

5. 求下列函数的导函数：

(1) $f(x)=|x|^3$；

(2) $f(x)=\begin{cases}x+1 & ,\ x\geqslant 0\\ 1 & ,\ x<0\end{cases}$。

6. 气球膨胀率。观察吹气球的过程，可以发现，随着气球内空气容量的增加，气球的半径增加越来越慢。从数学角度，如何描述这种现象呢？

7. 证明：若 $f'(x_0)$ 存在，则

$$\lim_{\Delta x\to 0}\frac{f(x_0+\Delta x)-f(x_0-\Delta x)}{2\Delta x}=f'(x_0)$$

8. 设 $f(x)$ 是定义在 $(-\infty,+\infty)$ 上的函数，且对任意 $x_1,x_2\in(-\infty,+\infty)$，有

$$f(x_1+x_2)=f(x_1)f(x_2)$$

若 $f'(0)=1$，证明任意 $x\in(-\infty,+\infty)$，有 $f'(x)=f(x)$。

9. 求下列函数的导函数：

(1) $y=x^2\sin x$；　(2) $y=x\cos x+3x^2$；

(3) $y=x\tan x-7x+6$；　(4) $y=e^x\sin x-7\cos x+5x^2$；

(5) $y=4\sqrt{x}+\frac{1}{x}-2x^3$；　(6) $y=3x+5\sqrt{x}+\frac{7}{x^3}$；

(7) $y=\frac{1+x^2}{1-x^2}$；　(8) $y=\frac{1}{1+x+x^2}$；

(9) $y=\frac{x}{(1-x)(2-x)}$；　　(10) $y=\frac{1}{1+\sqrt{x}}-\frac{1}{1-\sqrt{x}}$；

(11) $y=x^3\ln x-\frac{1}{n}x^n$；　　(12) $y=\frac{\cos x}{x^4}\ln\frac{1}{x}$；

(13) $y=\left(x+\frac{1}{x}\right)\ln x$；　　(14) $y=\frac{x\cos x-\ln x}{x+1}$；

(15) $y=\frac{1}{x+\cos x}$；　　(16) $y=\frac{xe^x-1}{\sin x}$；

(17) $y=x\sin x\ln x$。

10. 求下列复合函数的导函数：

(1) $y=(x^3-4)^3$；　　(2) $y=\frac{x}{\sqrt{a^2-x^2}}$；

(3) $y=\sqrt[3]{\frac{1+x^3}{1-x^3}}$；　　(4) $y=\ln(\ln x)$；

(5) $y=\ln(x+\sqrt{a^2+x^2})$；　　(6) $y=\ln\tan\frac{x}{2}$；

(7) $y=\cos^3x-\cos 3x$；　　(8) $y=\frac{1}{\sqrt{2\pi}}e^{-3x^2}$；

(9) $y=\arctan\frac{2x}{1-x^2}$；　　(10) $y=e^{-x^2+2x}$。

11. 用对数求导法求下列函数的导函数：

(1) $y=x\sqrt{\frac{1-x}{1+x}}$；　　(2) $y=\frac{x^2}{1-x}\sqrt{\frac{1+x}{1+x+x^2}}$；

(3) $y=x^x(x>0)$；　　(4) $y=x^{\ln x}(x>0)$。

12. 设 $f(x)$ 是对 x 可导的函数，求 $\frac{dy}{dx}$：

(1) $y=f(x^2)$；

(2) $y=f(e^x)e^{f(x)}$。

13. 函数 $f(x)$ 在 $x=0$ 处连续，且 $\lim\limits_{x\to 0}\frac{f(x)}{x}$ 存在，证明：$f(x)$ 在 $x=0$ 处可导。

14. 求下列函数的微分：

(1) $y=\frac{x}{1-x^2}$；　　(2) $y=x\ln x-x$；

(3) $y=\sqrt{x}+\ln x-\frac{1}{\sqrt{x}}$；　　(4) $y=\arcsin\sqrt{1-x^2}$；

(5) $y=e^{\sin x^2}$。

15. 求下列隐函数的导数 $\frac{dy}{dx}$：

(1) $x^3+y^3-xy=0$；　(2) $y=x+\frac{1}{2}\sin y$；

(3) $y=\cos(x+y)$；　(4) $y=x+\arctan y$；

(5) $y=1-\ln(x+y)+e^y$；　(6) $\arctan\frac{y}{x}=\ln\sqrt{x^2+y^2}$。

16. 求下列函数的 n 阶导数：

(1) $y=a^x$；　(2) $y=\ln x$。

17. 求下列极限：

(1) $\lim\limits_{x\to 0}\frac{\tan ax}{\sin bx}\ (b\neq 0)$；　(2) $\lim\limits_{x\to 0}\frac{1-\cos x^2}{x^3\sin x}$；

(3) $\lim\limits_{x\to 0}\frac{\ln(1+x)-x}{\cos x-1}$；　(4) $\lim\limits_{x\to 0}\frac{\tan x-x}{x-\sin x}$；

(5) $\lim\limits_{x\to 0}\left(\frac{1}{x}-\frac{1}{e^x-1}\right)$；　(6) $\lim\limits_{x\to 0^+}x^{\sin x}$；

(7) $\lim\limits_{x\to\frac{\pi}{2}}\frac{\tan x-6}{\sec x+5}$；　(8) $\lim\limits_{x\to 1}\left(\frac{1}{\ln x}-\frac{1}{x-1}\right)$；

(9) $\lim\limits_{x\to\pi}(\pi-x)\tan\frac{x}{2}$；　(10) $\lim\limits_{x\to 0}\left(\frac{\tan x}{x}\right)^{\frac{1}{x^2}}$。

18. 应用函数的单调性证明下列不等式：

(1) $\frac{2}{\pi}x<\sin x<x, x\in\left(0,\frac{\pi}{2}\right)$；

(2) $x<\sin x<x-\frac{x^3}{6}, x<0$；

(3) $x-\frac{x^2}{2}<\ln(1+x)<x, x>0$；

(4) $\tan x>x+\frac{x^3}{3}, x\in\left(0,\frac{\pi}{2}\right)$；

(5) $2\sqrt{x}>3-\frac{1}{x}, x>1$。

19. 确定下列函数的单调区间：

(1) $y=x^3-6x$；　(2) $y=\sqrt{2x-x^2}$；

(3) $y=2x^2-\ln x$；　(4) $y=\frac{x^2-1}{x}$。

20. 求下列函数的极值：

(1) $y=x-\ln(1+x)$；　　(2) $y=x+\dfrac{1}{x}$；

(3) $y=2x^3-x^4$。

21. 确定下列函数的凸性区间与拐点：

(1) $y=3x^2-x^3$；　　(2) $y=\ln(1+x^2)$。

22. 求下列函数在指定区间上的最大值与最小值：

(1) $y=x^5-5x^4+5x^3+1$，$[-1,2]$；

(2) $y=2\tan x-\tan^2 x$，$\left[0,\dfrac{\pi}{2}\right)$。

23. 作出下列函数的图形：

(1) $y=x^3-6x$；　　(2) $y=\dfrac{1}{x^2-1}$；

(3) $y=x\mathrm{e}^{-x}$；　　(4) $y=\dfrac{2x^2}{(1-x)^2}$。

第 3 章

不定积分

3.1 不定积分的概念与性质

3.1.1 不定积分的概念

定义 3.1 如果在区间 I 上，$F'(x)=f(x)$，那么称 $F(x)$ 是 $f(x)$ 在 I 上的一个**原函数**。

例如，在区间 $(-\infty,+\infty)$ 内 $(\sin x)'=\cos x$，$(\sin x+2)'=\cos x$，$(\sin x+C)'=\cos x$（C 为任意常数），则 $\sin x$，$\sin x+2$，$\sin x+C$ 都是 $\cos x$ 在 $(-\infty,+\infty)$ 内的原函数。

又如，在区间 $(-\infty,+\infty)$ 内 $(x^3+1)'=3x^2$，$(x^3+C)'=3x^2$，则 x^3+1，x^3+C 都是 $3x^2$ 在 $(-\infty,+\infty)$ 内的原函数。

那么自然要问，是不是所有函数都有原函数，如果不是，在什么条件下，原函数存在？若原函数存在，有多少，它如何表示，如何求？下面来讨论这些问题，这里先给出一个充分条件。

定理 3.1 若函数 $f(x)$ 在区间 I 上连续，则 $f(x)$ 在 I 上存在原函数。

我们知道，若 $F'(x)=f(x)$ 则 $(F(x)+C)'=f(x)$，这说明如果 $f(x)$ 有一个原函数 $F(x)$，那么 $f(x)$ 就有无穷多个原函数 $F(x)+C$。事实上 $F(x)+C$ 不仅为 $f(x)$ 的原函数，而且是 $f(x)$ 的所有原函数，设 $F(x)$ 是 $f(x)$ 在 I 上的一个原函数，$\Phi(x)$ 是 $f(x)$ 在 I 上的另一个原函数，即当 $x\in I$ 时，

$$F'(x)=\Phi'(x)=f(x)$$

于是
$$(\Phi(x)-F(x))'=\Phi'(x)-F'(x)=0$$

所以
$$\Phi(x)-F(x)=C_1$$

即
$$\Phi(x)=F(x)+C_1$$

这表明 $\Phi(x)$ 与 $F(x)$ 只差一个常数。因此，当 C 为任意常数时，$F(x)+C$ 就表示了 $f(x)$ 任意一个原函数。

定义 3.2 函数 $f(x)$ 在区间 I 上的所有原函数称为 $f(x)$ 在区间 I 上的不定

积分，记作$\int f(x)\mathrm{d}x$。其中$\int$为积分号，$f(x)$称为被积函数，$f(x)\mathrm{d}x$称为被积表达式，x为积分变量。由以上说明可知，若$F(x)$是$f(x)$在I上的一个原函数，则

$$\int f(x)\mathrm{d}x = F(x)+C$$

由不定积分的定义可知，求已知函数的不定积分，只需求出它的一个原函数，再加上任意常数C即可。

例如，由于$\left(\frac{1}{3}x^3\right)'=x^2$，所以$\int x^2\mathrm{d}x=\frac{1}{3}x^3+C$。又如$(\mathrm{e}^{x^2})'=2x\mathrm{e}^{x^2}$，所以$\int 2x\mathrm{e}^{x^2}\mathrm{d}x=\mathrm{e}^{x^2}+C$。

3.1.2　基本积分公式

事实上，已知函数求原函数，与已知原函数求导函数正好相反，因而是两种互逆的运算。下面的性质进一步揭示了这种互逆性。

$$\left(\int f(x)\mathrm{d}x\right)' = f(x)\quad 或\quad \mathrm{d}\left(\int f(x)\mathrm{d}x\right)=f(x)\mathrm{d}x$$

$$\int F'(x)\mathrm{d}x = F(x)+C\ 或\quad \int \mathrm{d}F(x)=F(x)+C$$

由于积分与微分的这种互逆的运算关系，所以在求导公式的基础上反过来得到相应的积分公式：

(1) $\int x^{\alpha}\mathrm{d}x=\frac{1}{1+\alpha}x^{\alpha+1}+C\ (\alpha\neq -1)$；

(2) $\int \frac{1}{x}\mathrm{d}x=\ln|x|+C$；

(3) $\int \mathrm{e}^x\mathrm{d}x=\mathrm{e}^x+C$；

(4) $\int a^x\mathrm{d}x=\frac{a^x}{\ln a}+C\ (a>0, a\neq 1)$；

(5) $\int \sin x\mathrm{d}x=-\cos x+C$；

(6) $\int \cos x\mathrm{d}x=\sin x+C$；

(7) $\int \sec^2 x\mathrm{d}x=\tan x+C$；

(8) $\int \csc^2 x\mathrm{d}x=-\cot x+C$；

(9) $\int \frac{1}{1+x^2}\mathrm{d}x = \arctan x + C$；

(10) $\int \frac{1}{\sqrt{1-x^2}}\mathrm{d}x = \arcsin x + C$；

(11) $\int \tan x \sec x \mathrm{d}x = \sec x + C$；

(12) $\int \cot x \csc x \mathrm{d}x = -\csc x + C$。

另外，与导数的线性运算法则相对应，有以下不定积分的线性运算法则：

(1) $\int kf(x)\mathrm{d}x = k\int f(x)\mathrm{d}x, k \neq 0$；

(2) $\int (f(x) \pm g(x))\mathrm{d}x = \int f(x)\mathrm{d}x \pm \int g(x)\mathrm{d}x$。

例 3.1　求下列不定积分：

(1) $\int \left(\sin x + \frac{2}{1+x^2} + \mathrm{e}^x\right)\mathrm{d}x$；　　(2) $\int \frac{x^4}{1+x^2}\mathrm{d}x$；

(3) $\int \cos^2 \frac{x}{2}\mathrm{d}x$；　　(4) $\int \tan^2 x\mathrm{d}x$。

解　(1)利用不定积分的线性性质得

$$\int \left(\sin x + \frac{2}{1+x^2} + \mathrm{e}^x\right)\mathrm{d}x = \int \sin x\mathrm{d}x + \int \frac{2}{1+x^2}\mathrm{d}x + \int \mathrm{e}^x\mathrm{d}x$$

$$= -\cos x + 2\arctan x + \mathrm{e}^x + C$$

(2)先将被积函数分解为两项之和

$$\int \frac{x^4}{1+x^2}\mathrm{d}x = \int \frac{x^4-1+1}{1+x^2}\mathrm{d}x$$

$$= \int (x^2-1)\mathrm{d}x + \int \frac{1}{1+x^2}\mathrm{d}x$$

$$= \frac{x^3}{3} - x + \arctan x + C$$

(3)利用降幂公式化简被积函数

$$\int \cos^2 \frac{x}{2}\mathrm{d}x = \int \frac{1+\cos x}{2}\mathrm{d}x = \frac{1}{2}x + \frac{1}{2}\sin x + C$$

(4)利用三角公式将被积函数分解为两项之差

$$\int \tan^2 x\mathrm{d}x = \int (\sec^2 x - 1)\mathrm{d}x = \tan x - x + C$$

3.2 积分法

利用基本积分公式与不定积分的线性性质只能计算一些简单的不定积分。本节介绍两种主要的积分方法，即换元法与分部积分法，它们分别对应于求导法则中复合函数与函数乘积的求导法则。

3.2.1 第一类换元积分法(凑微分法)

设 $F(u)$ 是 $f(u)$ 的一个原函数，即 $F'(u)=f(u)$。若 $u=\varphi(x)$ 可导，且 φ 的值域包含于 f 的定义域中，则由复合函数的求导法则：

$$(F(\varphi(x)))'=f(\varphi(x))\varphi'(x)$$

如果 $f(u)$ 与 $\varphi'(x)$ 连续，那么

$$\int f(\varphi(x))\varphi'(x)\mathrm{d}x = F(\varphi(x))+C$$

又因为

$$\int f(u)\mathrm{d}u = F(u)+C = F(\varphi(x))+C$$

所以有

$$\int f(\varphi(x))\varphi'(x)\mathrm{d}x = \int f(u)\mathrm{d}u = F(\varphi(x))+C$$

于是得到下述定理。

定理 3.2 设 f 为连续函数，φ 有连续的导数，且 φ 的值域包含于 f 的定义域中，则

$$\int f(\varphi(x))\varphi'(x)\mathrm{d}x = \left(\int f(u)\mathrm{d}u\right)_{u=\varphi(x)}$$

这就是不定积分的第一换元公式。具体用法是：当一个积分的被积表达式写成两个因子的乘积，一个因子 $f(\varphi(x))$ 是 $\varphi(x)$ 的函数，另一个因子 $\varphi'(x)\mathrm{d}x$ 是 $\varphi(x)$ 的微分，则可以作为变量代换 $u=\varphi(x)$，求得所给定的积分。在将被积式写成上述两个因子乘积的过程中，一般要乘以适当的常数，因此，这种方法也通常称为凑微分法。

例 3.2 求下列不定积分：

(1) $\int \mathrm{e}^{4x}\mathrm{d}x$；(2) $\int \sqrt{2x+1}\,\mathrm{d}x$；(3) $\int (ax+b)^m\mathrm{d}x\ (a\neq 0)$；

(4) $\int \dfrac{\mathrm{d}x}{a^2+x^2}\ (a>0)$；(5) $\int \dfrac{\mathrm{d}x}{a^2-x^2}\ (a>0)$；

(6) $\int \frac{\mathrm{d}x}{\sqrt{a^2-x^2}}\ (a>0)$。

解　(1) $\int e^{4x}\mathrm{d}x=\int \frac{1}{4}e^{4x}\mathrm{d}(4x)=\frac{1}{4}\int e^{4x}\mathrm{d}(4x)=\frac{1}{4}e^{4x}+C$

(2) $\int \sqrt{2x+1}\,\mathrm{d}x=\frac{1}{2}\int \sqrt{2x+1}\,\mathrm{d}(2x+1)=\frac{1}{2}\cdot\frac{2}{3}(2x+1)^{\frac{3}{2}}+C$

$$=\frac{1}{3}(2x+1)^{\frac{3}{2}}+C$$

(3) 当 $m\neq-1$ 时，$\int (ax+b)^m\mathrm{d}x=\frac{1}{a}\int (ax+b)^m\mathrm{d}(ax+b)$

$$=\frac{(ax+b)^{m+1}}{a(m+1)}+C$$

当 $m=-1$ 时，$\int \frac{\mathrm{d}x}{ax+b}=\frac{1}{a}\int \frac{\mathrm{d}(ax+b)}{ax+b}=\frac{1}{a}\ln|ax+b|+C$

(4) $\int \frac{\mathrm{d}x}{a^2+x^2}=\frac{1}{a}\int \frac{1}{1+\left(\frac{x}{a}\right)^2}\frac{1}{a}\mathrm{d}x=\frac{1}{a}\int \frac{1}{1+\left(\frac{x}{a}\right)^2}\mathrm{d}\left(\frac{x}{a}\right)$

$$=\frac{1}{a}\arctan\frac{x}{a}+C$$

(5) $\int \frac{\mathrm{d}x}{a^2-x^2}=\frac{1}{2a}\int\left(\frac{1}{a+x}+\frac{1}{a-x}\right)\mathrm{d}x=\frac{1}{2a}\int \frac{\mathrm{d}x}{a+x}+\frac{1}{2a}\int \frac{\mathrm{d}x}{a-x}$

$$=\frac{1}{2a}\ln\left|\frac{a+x}{a-x}\right|+C$$

(6) $\int \frac{\mathrm{d}x}{\sqrt{a^2-x^2}}=\int \frac{1}{\sqrt{1-\left(\frac{x}{a}\right)^2}}\frac{1}{a}\mathrm{d}x=\int \frac{1}{\sqrt{1-\left(\frac{x}{a}\right)^2}}\mathrm{d}\left(\frac{x}{a}\right)=\arcsin\frac{x}{a}+C$

例 3.3　求下列不定积分：

(1) $\int \tan x\mathrm{d}x$；(2) $\int \cot x\mathrm{d}x$；(3) $\int \csc x\mathrm{d}x$；(4) $\int \sec x\mathrm{d}x$。

解　(1) $\int \tan x\mathrm{d}x=\int \frac{\sin x}{\cos x}\mathrm{d}x=-\int \frac{\mathrm{d}(\cos x)}{\cos x}=-\ln|\cos x|+C$

(2) 类似可得 $\int \cot x\mathrm{d}x=\ln|\sin x|+C$

(3) $\int \csc x\mathrm{d}x=\int \frac{1}{\sin x}\mathrm{d}x=\int \frac{\sin x}{\sin^2 x}\mathrm{d}x$

$$=-\int \frac{\mathrm{d}\cos x}{1-\cos^2 x}=\frac{1}{2}\ln\left|\frac{1-\cos x}{1+\cos x}\right|+C$$

$$= \ln\left|\frac{1-\cos x}{\sin x}\right| + C = \ln|\csc x - \cot x| + C$$

(4) $\int \sec x \mathrm{d}x = \int \frac{1}{\cos x}\mathrm{d}x = \int \frac{\mathrm{d}\left(x+\frac{\pi}{2}\right)}{\sin\left(x+\frac{\pi}{2}\right)}$

$$= \ln\left|\csc\left(x+\frac{\pi}{2}\right) - \cot\left(x+\frac{\pi}{2}\right)\right| + C$$

$$= \ln|\sec x + \tan x| + C$$

例 3.4　求下列不定积分：

(1) $\int \cos x \sin^3 x \mathrm{d}x$；(2) $\int \cos^2 x \sin^2 x \mathrm{d}x$。

解　(1) $\int \cos x \sin^3 x \mathrm{d}x = \int \sin^3 x \mathrm{d}\sin x = \frac{1}{4}\sin^4 x + C$

(2) $\int \cos^2 x \sin^2 x \mathrm{d}x = \int \frac{1}{2}(1+\cos 2x) \cdot \frac{1}{2}(1-\cos 2x)\mathrm{d}x$

$$= \frac{1}{4}\int (1-\cos^2 2x)\mathrm{d}x$$

$$= \frac{1}{8}\int (1-\cos 4x)\mathrm{d}x = \frac{x}{8} - \frac{1}{32}\sin 4x + C$$

3.2.2　第二类换元积分法

第一类换元积分法是通过变量代换 $u = \varphi(x)$，将积分

$$\int f(\varphi(x))\varphi'(x)\mathrm{d}x$$

化为 $\int f(u)\mathrm{d}u$。第二类换元法从形式上看与第一类换元法恰好相反，它是将不定积分 $\int f(x)\mathrm{d}x$ 通过 $x = \varphi(t)$ 转换成 $\int f(\varphi(t))\varphi'(t)\mathrm{d}t$ 来计算。

有几点需要说明：$\int f(\varphi(t))\varphi'(t)\mathrm{d}t$ 容易求出；求出后要用 $t = \varphi^{-1}(x)$ 将积分变量换回到 x，因此这里还要求 $x = \varphi(t)$ 的反函数存在。有如下定理。

定理 3.3　设 f 为连续函数，φ 有连续的导数，且 $\varphi'(t) \neq 0$，则

$$\int f(x)\mathrm{d}x = \int f(\varphi(t))\varphi'(t)\mathrm{d}t = F(t) + C = F(\varphi^{-1}(x)) + C$$

例 3.5　求下列不定积分：

(1) $\int \sqrt{a^2 - x^2}\mathrm{d}x\ (a > 0)$；(2) $\int \frac{1}{\sqrt{x^2 + a^2}}\mathrm{d}x\ (a > 0)$；

(3) $\int \frac{1}{\sqrt{x^2-a^2}}\mathrm{d}x(a>0)$。

解　(1) 令 $x=a\sin t, t\in\left(-\frac{\pi}{2},\frac{\pi}{2}\right), \mathrm{d}x=a\cos x\mathrm{d}x$

$$\int\sqrt{a^2-x^2}\,\mathrm{d}x=a^2\int\cos^2 t\mathrm{d}t=a^2\int\frac{1+\cos 2t}{2}\mathrm{d}t=\frac{a^2}{2}\left(t+\frac{\sin 2t}{2}\right)+C$$

$$=\frac{a^2}{2}\left(\arcsin\frac{x}{a}+\frac{x}{a}\sqrt{1-\frac{x^2}{a^2}}\right)+C$$

$$=\frac{a^2}{2}\arcsin\frac{x}{a}+\frac{a}{2}x\sqrt{a^2-x^2}+C$$

(2) 令 $x=a\tan t, t\in\left(-\frac{\pi}{2},\frac{\pi}{2}\right)$

$$\int\frac{1}{\sqrt{x^2+a^2}}\mathrm{d}x=\int\sec t\mathrm{d}t=\ln|\sec t+\tan t|+C_1=\ln(x+\sqrt{x^2+a^2})+C$$

(3) 令 $x=a\sec t, t\in\left(0,\frac{\pi}{2}\right)$

$$\int\frac{1}{\sqrt{x^2-a^2}}\mathrm{d}x=\int\frac{a\sec t\tan t}{\sqrt{a^2\sec^2 t-a^2}}\mathrm{d}t$$

$$=\int\sec t\mathrm{d}t=\ln|\sec t+\tan t|+C_1$$

$$=\ln|x+\sqrt{x^2-a^2}|+C$$

例 3.6　求下列不定积分：

(1) $\int\frac{1}{1+\sqrt{x}}\mathrm{d}x$；(2) $\int\frac{1}{(x+1)\sqrt{x+2}}\mathrm{d}x$；(3) $\int\frac{\sqrt{x-1}}{x}\mathrm{d}x$；

(4) $\int\sqrt{e^x+1}\,\mathrm{d}x$；(5) $\int\frac{\mathrm{d}x}{\sqrt{x}(1+\sqrt[3]{x})}$。

解　(1) 令 $\sqrt{x}=t, x=t^2, \mathrm{d}x=2t\mathrm{d}t$

$$\int\frac{1}{1+\sqrt{x}}\mathrm{d}x=\int\frac{2t}{1+t}\mathrm{d}t=2\int\frac{(1+t)-1}{1+t}\mathrm{d}t$$

$$=2\left(\int\mathrm{d}t-\int\frac{1}{1+t}\mathrm{d}t\right)=2(t-\ln|1+t|)+C$$

$$=2(\sqrt{x}-\ln(1+\sqrt{x}))+C$$

(2) 令 $t=\sqrt{x+2}$，$x=t^2-2$，$\mathrm{d}x=2t\mathrm{d}t$

$$\int\frac{1}{(x+1)\sqrt{x+2}}\mathrm{d}x=\int\frac{2t\mathrm{d}t}{(t^2-1)t}=\int\frac{2\mathrm{d}t}{t^2-1}=\ln\left|\frac{t-1}{t+1}\right|+C$$

$$= \ln\left|\frac{\sqrt{x-2}-1}{\sqrt{x+2}+1}\right| + C$$

(3) 令 $\sqrt{x-1} = t$，$x = t^2 + 1$，$dx = 2tdt$

$$\int \frac{\sqrt{x-1}}{x}dx = \int \frac{t}{t^2+1}2tdt = 2\int \frac{t^2}{t^2+1}dt = 2\int\left(1 - \frac{1}{t^2+1}\right)dt$$

$$= 2t - 2\arctan t + C = 2\sqrt{x-1} - 2\arctan\sqrt{x-1} + C$$

(4) 令 $\sqrt{e^x+1} = t$，$e^x = t^2 - 1, x = \ln(t^2-1), dx = \frac{2t}{t^2-1}dt$

$$\int \sqrt{e^x+1}\,dx = \int t \cdot \frac{2t}{t^2-1}dt = 2\int\left(1 + \frac{1}{t^2-1}\right)dt$$

$$= 2t + \ln\left|\frac{t-1}{t+1}\right| + C$$

$$= 2\sqrt{e^x+1} + \ln(\sqrt{e^x+1} - 1) - \ln(\sqrt{e^x+1} + 1) + C$$

(5) $$\int \frac{dx}{\sqrt{x}(1+\sqrt[3]{x})} \xlongequal[t>0]{x=t^6} \int \frac{6t^5dt}{t^3(1+t^2)} = 6\int \frac{t^2dt}{1+t^2} = 6(t - \arctan t) + C$$

$$\xlongequal{t=\sqrt[6]{x}} 6(\sqrt[6]{x} - \arctan\sqrt[6]{x}) + C$$

补充积分公式

(13) $\int \frac{1}{a^2+x^2}dx = \frac{1}{a}\arctan\frac{x}{a} + C\ (a > 0)$；

(14) $\int \frac{1}{\sqrt{a^2-x^2}}dx = \arcsin\frac{x}{a} + C\ (a > 0)$；

(15) $\int \sec x dx = \ln|\tan x + \sec x| + C$；

(16) $\int \csc x dx = -\ln|\cot x + \csc x| + C$；

(17) $\int \frac{1}{a^2-x^2}dx = \frac{1}{2a}\ln\left|\frac{a+x}{a-x}\right| + C$；

(18) $\int \frac{1}{\sqrt{a^2+x^2}}dx = \ln(x + \sqrt{a^2+x^2}) + C$。

3.2.3 分部积分法

与微分学中乘积的求导公式相对应的积分方法是所谓的分部积分法。

设 $u = u(x)$ 与 $v = v(x)$ 具有连续的导数，由乘积的微分公式

$$d(uv) = udv + vdu$$

移项得

$$u\mathrm{d}v = \mathrm{d}(uv) - v\mathrm{d}u$$

两端求积分得

$$\int u\mathrm{d}v = uv - \int v\mathrm{d}u$$

该式即是分部积分公式。当$\int u\mathrm{d}v$不易求得，而$\int v\mathrm{d}u$容易求出时可用该公式。

例 3.7　求下列积分：

(1)$\int x\mathrm{e}^{2x}\mathrm{d}x$；(2)$\int x\sin x\mathrm{d}x$。

解　(1)$\int x\mathrm{e}^{2x}\mathrm{d}x = \frac{1}{2}\int x\mathrm{d}\mathrm{e}^{2x} = \frac{1}{2}\left(x\mathrm{e}^{2x} - \int \mathrm{e}^{2x}\mathrm{d}x\right)$

$$= \frac{1}{2}\left(x\mathrm{e}^{2x} - \frac{1}{2}\int \mathrm{e}^{2x}\mathrm{d}(2x)\right) = \frac{1}{2}\left(x - \frac{1}{2}\right)\mathrm{e}^{2x} + C$$

(2)$\int x\sin x\mathrm{d}x = -\int x\mathrm{d}(\cos x) = -\left(x\cos x - \int \cos x\mathrm{d}x\right) = -x\cos x + \sin x + C$

例 3.8　求下列积分：

(1)$\int \arctan x\mathrm{d}x$；(2)$\int x^2\ln x\mathrm{d}x$；(3)$\int x\tan^2 x\mathrm{d}x$。

解　(1)$\int \arctan x\mathrm{d}x = x\arctan x - \int x\mathrm{d}\arctan x = x\arctan x - \int x \cdot \frac{1}{1+x^2}\mathrm{d}x$

$$= x\arctan x - \frac{1}{2}\ln(1+x^2) + C$$

(2)$\int x^2\ln x\mathrm{d}x = \frac{1}{3}\int \ln x\mathrm{d}x^3 = \frac{1}{3}\left(x^3\ln x - \int x^3 \cdot \frac{1}{x}\mathrm{d}x\right)$

$$= \frac{1}{3}\left(x^3\ln x - \frac{1}{3}x^3\right) + C$$

(3)$\int x\tan^2 x\mathrm{d}x = \int x(\sec^2 x - 1)\mathrm{d}x = \int x\mathrm{d}\tan x - \frac{x^2}{2}$

$$= x\tan x - \int \tan x\mathrm{d}x - \frac{x^2}{2}$$

$$= x\tan x + \ln|\cos x| - \frac{x^2}{2} + C$$

例 3.9　求积分$\int \mathrm{e}^x\sin x\mathrm{d}x$。

解　$\int \mathrm{e}^x\sin x\mathrm{d}x = \int \sin x\mathrm{d}\mathrm{e}^x$

$$= \sin x \cdot e^x - \int e^x \cos x dx$$

$$= \sin x \cdot e^x - \int \cos x d e^x$$

$$= e^x (\sin x - \cos x) - \int e^x \sin x dx$$

移项

$$\int e^x \sin x dx = \frac{1}{2} e^x (\sin x - \cos x) + C$$

例 3.10 已知 $f(x)$ 的一个原函数是$\frac{\cos x}{x}$，求$\int x f'(x) dx$。

解 $\int x f'(x) dx = \int x d f(x) = x f(x) - \int f(x) dx = x \left(\frac{\cos x}{x}\right)' - \frac{\cos x}{x} + C$

$$= \frac{-x\sin x - \cos x}{x} - \frac{\cos x}{x} + C = -\sin x - \frac{2\cos x}{x} + C$$

一般来讲，分部积分常适用于下列积分，

$\int P_n(x) \ln^n x dx$，$\int P_n(x) e^{ax} dx$，$\int P_n(x) \sin ax dx$，$\int P_n(x) \cos ax dx$，$\int P_n(x) \arcsin x dx$，$\int P_n(x) \arctan x dx$，$\int e^{ax} \sin bx dx$，$\int e^{ax} \cos bx dx$，其中 $P_n(x)$ 是 n 次多项式。

3.3 有理函数的积分

本节介绍有理函数的不定积分及可化为有理函数的不定积分。

3.3.1 有理函数的积分

有理函数是两个多项式之商，即

$$R(x) = \frac{P(x)}{Q(x)} = \frac{a_0 x^n + a_1 x^{n-1} + \cdots + a_n}{b_0 x^m + b_1 x^{m-1} + \cdots + b_m}$$

其中 m, n 为正整数，$a_0 \neq 0, b_0 \neq 0$，当 $n < m$ 时，称有理函数为真分式，$n \geq m$ 时称之为假分式，假分式总可以通过多项式除法写成一个多项式与一个真分式的和，因此有理函数的积分就集中在解决真分式的积分问题上。

下面举例说明真分式的积分。

例 3.11 求下列不定积分：

(1)$\int \frac{x+1}{x^2 - x - 12} dx$；(2)$\int \frac{dx}{(1+2x)(1+x^2)}$；(3)$\int \frac{x+1}{x^2+4x+8} dx$。

解　(1) $\dfrac{x+1}{x^2-x-12}=\dfrac{x+1}{(x-4)(x+3)}=\dfrac{A}{x-4}+\dfrac{B}{x+3}$

去分母

$$A(x+3)+B(x-4)=x+1$$

得

$$A=\frac{5}{7},B=\frac{2}{7}$$

$$\int\frac{x+1}{x^2-x-12}\mathrm{d}x=\frac{1}{7}\int\left(\frac{5}{x-4}+\frac{2}{x+3}\right)\mathrm{d}x=\frac{5}{7}\ln|x-4|+\frac{2}{7}\ln|x+3|+C$$

(2) $\dfrac{1}{(1+2x)(1+x^2)}=\dfrac{1}{5}\left(\dfrac{4}{1+2x}+\dfrac{-2x+1}{1+x^2}\right)$

$$=\frac{1}{5}\left(\frac{4}{1+2x}-\frac{2x}{1+x^2}+\frac{1}{1+x^2}\right)$$

$$\int\frac{\mathrm{d}x}{(1+2x)(1+x^2)}=\frac{1}{5}\int\left(\frac{4}{1+2x}-\frac{2x}{1+x^2}+\frac{1}{1+x^2}\right)\mathrm{d}x$$

$$=\frac{2}{5}\ln|1+2x|-\frac{1}{5}\ln(1+x^2)+\frac{1}{5}\arctan x+C$$

(3) $\displaystyle\int\frac{x+1}{x^2+4x+8}\mathrm{d}x=\frac{1}{2}\int\frac{2x+4-2}{x^2+4x+8}\mathrm{d}x$

$$=\frac{1}{2}\int\frac{\mathrm{d}(x^2+4x+8)}{x^2+4x+8}-\int\frac{1}{(x+2)^2+2^2}\mathrm{d}(x+2)$$

$$=\frac{1}{2}\ln|x^2+4x+8|-\frac{1}{2}\arctan\frac{x+2}{2}+C$$

3.3.2　三角有理式积分 $\int R(\sin x,\cos x)\mathrm{d}x$

三角函数的有理式是指三角函数经过有限次四则运算所构成的函数。求这类函数的积分可以通过如下换元积分

令 $\tan\dfrac{x}{2}=t,\sin x=\dfrac{2t}{1+t^2},\cos x=\dfrac{1-t^2}{1+t^2}$，$\mathrm{d}x=\dfrac{2\mathrm{d}t}{1+t^2}$。

例 3.12　求下列不定积分：

(1) $\displaystyle\int\frac{1}{2+\sin x}\mathrm{d}x$；(2) $\displaystyle\int\frac{1+\sin x}{\sin x(1+\cos x)}\mathrm{d}x$。

解　(1) $\displaystyle\int\frac{1}{2+\sin x}\mathrm{d}x=\int\frac{1}{2+\frac{2t}{1+t^2}}\cdot\frac{2}{1+t^2}\mathrm{d}t=\int\frac{1}{t^2+t+1}\mathrm{d}t$

$$= \int \frac{1}{\left(t+\frac{1}{2}\right)^2+\left(\frac{\sqrt{3}}{2}\right)^2} d\left(t+\frac{1}{2}\right)$$

$$= \frac{2}{\sqrt{3}} \arctan \frac{t+\frac{1}{2}}{\frac{\sqrt{3}}{2}} + C$$

$$= \frac{2}{\sqrt{3}} \arctan \frac{2\tan\frac{x}{2}+1}{\sqrt{3}} + C$$

$$(2)\int \frac{1+\sin x}{\sin x(1+\cos x)} dx = \int \frac{1+\frac{2t}{1+t^2}}{\frac{2t}{1+t^2}\left(1+\frac{1-t^2}{1+t^2}\right)} \frac{2dt}{1+t^2}$$

$$= \frac{1}{2}\int \frac{(1+t)^2}{t} dt = \frac{1}{2}\int \left(\frac{1}{t}+2+t\right) dt$$

$$= \frac{1}{2}\left(\ln t + 2t + \frac{1}{2}t^2\right) + C$$

$$= \frac{1}{2}\ln\tan\frac{x}{2} + \tan\frac{x}{2} + \frac{1}{4}\tan^2\frac{x}{2} + C$$

最后，还要特别指出，积分运算与微分运算有不相同的地方，即任何一个初等函数的导数都可以根据基本导数公式和微分运算法则求出来，并且仍然是初等函数。但是，有些初等函数原函数一定存在，但这个原函数不一定是初等函数，例如，$\int \cos(x^2)dx$，$\int e^{-x^2}dx$，$\int \frac{1}{\ln x}dx$，$\int \frac{\sin x}{x}dx$ 等。

习　题　3

1. 求下列不定积分：

(1) $\int \frac{\mathrm{d}x}{x\sqrt{x}}$；　(2) $\int \frac{(1-x)^2}{\sqrt{x}}\mathrm{d}x$；

(3) $\int \frac{\sqrt{1+x^2}}{\sqrt{1-x^4}}\mathrm{d}x$；　(4) $\int \frac{x^4}{1+x^2}\mathrm{d}x$；

(5) $\int \cos^2\frac{x}{2}\mathrm{d}x$；　(6) $\int \frac{\cos 2x}{\sin x+\cos x}\mathrm{d}x$；

(7) $\int \frac{1}{\sin^2 x\cos^2 x}\mathrm{d}x$；　(8) $\int \frac{2^x+3^{2x}}{\mathrm{e}^x}\mathrm{d}x$；

(9) $\int \frac{1}{1+\cos 2x}\mathrm{d}x$；　(10) $\int \tan^2 x\mathrm{d}x$；

(11) $\int \sec x(\sec x-\tan x)\mathrm{d}x$ ；　(12) $\int 3^x\mathrm{e}^x\mathrm{d}x$。

2. 求下列不定积分：

(1) $\int \mathrm{e}^{3x}\mathrm{d}x$；　(2) $\int (2-3x)^9\mathrm{d}x$；

(3) $\int \frac{1}{2-3x}\mathrm{d}x$；　(4) $\int \frac{x}{\sqrt{1-2x^2}}\mathrm{d}x$；

(5) $\int \frac{\mathrm{d}x}{x(1+\ln x)}$；　(6) $\int \frac{1}{x^2}\sin\frac{1}{x}\mathrm{d}x$；

(7) $\int \sin^3 x\cos^2 x\mathrm{d}x$；　(8) $\int \sin^2 x\cos^2 x\mathrm{d}x$；

(9) $\int \frac{\mathrm{d}x}{\mathrm{e}^x+\mathrm{e}^{-x}}$；　(10) $\int \frac{\mathrm{d}x}{\sqrt{2-4x^2}}$；

(11) $\int \frac{\mathrm{d}x}{2+x^2}$；　(12) $\int \frac{\mathrm{d}x}{1+\sin x}$；

(13) $\int \frac{\mathrm{d}x}{1+\mathrm{e}^x}$ ；　(14) $\int \tan^3 x\sec x\mathrm{d}x$；

(15) $\int \frac{\sqrt{x^2-9}}{x}\mathrm{d}x$；　(16) $\int \sec^4 x\mathrm{d}x$；

(17) $\int \frac{\sqrt{\arctan x}}{1+x^2}\mathrm{d}x$；　(18) $\int \frac{\mathrm{d}x}{1+\sin^2 x}$。

3. 求下列不定积分：

(1) $\int x\sin 2x\mathrm{d}x$；　(2) $\int x\mathrm{e}^{-3x}\mathrm{d}x$；

(3) $\int x\arctan x\mathrm{d}x$；　(4) $\int x\ln(1+2x)\mathrm{d}x$；

(5) $\int x^2\cos x\mathrm{d}x$；　(6) $\int \frac{x}{\cos^2 x}\mathrm{d}x$；

(7) $\int \mathrm{e}^x\cos x\mathrm{d}x$；　(8) $\int \frac{x\mathrm{e}^x}{(1+\mathrm{e}^x)^2}\mathrm{d}x$。

4. 求下列不定积分：

(1) $\int \mathrm{e}^{\sqrt{x}}\mathrm{d}x$；　(2) $\int \frac{\mathrm{d}x}{1+\tan x}$；

(3) $\int \frac{x\mathrm{e}^x}{(1+x)^2}\mathrm{d}x$；　(4) $\int \frac{\arctan\sqrt{x}}{\sqrt{x}\cdot(1+x)}\mathrm{d}x$；

(5) $\int \frac{\mathrm{d}x}{\sqrt{1+\mathrm{e}^x}}$；　(6) $\int \frac{x+\arctan x}{1+x^2}\mathrm{d}x$；

(7) $\int \frac{x^4+1}{x^6+1}\mathrm{d}x$；　(8) $\int \frac{1-\ln x}{(x-\ln x)^2}\mathrm{d}x$。

5. 已知 $\sec^2 x$ 是 $f(x)$ 的一个原函数，求：

(1) $\int xf'(x)\mathrm{d}x$；　(2) $\int xf(x)\mathrm{d}x$。

6. 已知 $f(x)$ 的一个原函数是 e^{-x^2}，求 $\int xf'(x)\mathrm{d}x$。

7. 设 $f'(\sin^2 x)=\cos 2x+\tan^2 x$，求 $f(x)(0<x<1)$。

8. 若 $\int f(x)\mathrm{d}x=\sin\sqrt{x}+C$，求 $\int \frac{f(\arctan x+2)}{1+x^2}\mathrm{d}x$。

9. $\int f(x)\mathrm{e}^{-x}\mathrm{d}x=\tan x+C$，求 $f(x)$。

第 4 章

定积分及其应用

不定积分和定积分是两个不同的概念，但它们之间却有着紧密的联系。在第 3 章介绍了不定积分的概念、性质以及计算方法的基础上，本章引入定积分的内容。定积分是积分学中的一个重要的概念。自然科学与生产实践中的许多问题，如平面图形的面积、变力所做的功等都可以归结为定积分的问题。当然定积分在医药学的各相关领域中也都有着广泛的应用。本章介绍定积分的概念、性质、计算及其简单应用，并将定积分的概念加以推广，得到反常积分的有关内容。

4.1 定积分的概念与性质

4.1.1 定积分问题举例

1. 曲边梯形的面积

设函数 $y=f(x)$ 在区间 $[a,b]$ 上连续，且 $f(x)\geqslant 0$。则由曲线 $y=f(x)$，直线 $x=a$，$x=b$ 及 x 轴所围成的图形称为曲边梯形。如何计算曲边梯形(见图 4.1)的面积 A？

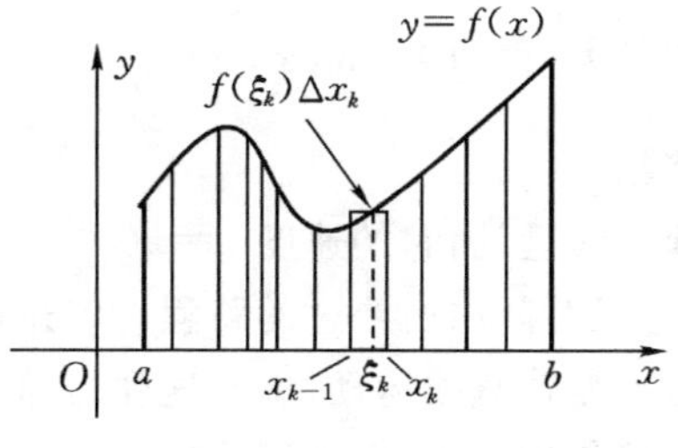

图 4.1

在初等数学中，解决圆的面积所用的方法是利用圆内接正多边形的面积作为圆面积的近似值，再用极限的方法求出圆的面积。现在我们也用同样的思想方法来讨论曲边梯形的面积问题。由于曲边梯形有一条曲边，其“高度”是变化的，因此，就不能简单地像矩形那样用底乘高来求其面积。然而，我们可以把区间$[a,b]$任意分成n个小区间，相应地作出n个小曲边梯形。由于曲边梯形的“高”$f(x)$在闭区间$[a,b]$上是连续变化的，因此，$f(x)$在每一个小区间上变化不大，可近似地用小矩形的面积代替。把这些小矩形的面积相加，就得到整个曲边梯形面积的近似值。显然，把区间$[a,b]$分割得越细，则所得面积的近似程度就越高，因此，我们可以把曲边梯形的面积定义为当区间$[a,b]$无限细分时，小矩形面积和的极限。这样，就可以把计算曲边梯形的面积归纳为下面四个步骤。

(1)分：在区间$[a,b]$内任意插入$n-1$个分点

$$a=x_0<x_1<\cdots<x_{k-1}<x_k<\cdots<x_n=b$$

将区间$[a,b]$分成n个小区间$[x_{k-1},x_k]$ $(k=1,2,\cdots,n)$，第k个小区间的长度为

$$\Delta x_k=x_k-x_{k-1}\ (k=1,2,\cdots,n)$$

(2)匀：在第k个小区间$[x_{k-1},x_k]$上任取一点ξ_k，在该小区间上用高$f(\xi_k)$的矩形近似代替小曲边梯形，从而小曲边梯形面积的近似值为

$$\Delta A_k\approx f(\xi_k)\cdot\Delta x_k\ (k=1,2,\cdots,n)$$

(3)合：将所有小曲边梯形面积的近似值相加得到曲边梯形面积A的近似值为

$$A=\sum_{k=1}^{n}\Delta A_k\approx\sum_{k=1}^{n}f(\xi_k)\cdot\Delta x_k$$

(4) 精：当每个小区间的长度都趋于零时，得到曲边梯形面积的精确值为

$$A=\lim_{\lambda\to 0}\sum_{k=1}^{n}f(\xi_k)\cdot\Delta x_k$$

其中λ表示小区间长度的最大值，即$\lambda=\max\limits_{1\leqslant k\leqslant n}\{\Delta x_k\}$。

2. 变速直线运动的路程

已知一个物体作变速直线运动，它的速度$v=v(t)$，它是时间t在区间$[a,b]$上的连续函数，求此物体在这段时间内所经过的路程。匀速运动路程的计算公式为：路程＝速度×时间。而对于变速直线运动，由于速度是随着时间的变化而变化的，那么其路程当然不可能直接使用上式，但由于速度的变化是连续的，在一个很短的时间间隔内，速度的变化很小，这时候就可以用匀速运动来近似代替变速运动，方法和前例类似。

(1)分：在时间区间$[a,b]$内任意插入$n-1$个分点

$$a=t_0<t_1<\cdots<t_{k-1}<t_k<\cdots<t_n=b$$

将区间$[a,b]$分成 n 个小区间$[t_{k-1},t_k](k=1,2,\cdots,n)$，第 k 个小区间的长度为

$$\Delta t_k=t_k-t_{k-1}(k=1,2,\cdots,n)$$

(2)匀：在第 k 个小区间$[t_{k-1},t_k](k=1,2,\cdots,n)$上任取一点 ξ_k，用 $v(\xi_k)$代替各个时段的速度，从而各小段路程的近似值为

$$\Delta s_k\approx v(\xi_k)\cdot\Delta t_k(k=1,2,\cdots,n)$$

(3) 合：将所有小段路程的近似值相加就可得到路程 s 的近似值

$$s=\sum_{k=1}^{n}\Delta s_k\approx\sum_{k=1}^{n}v(\xi_k)\cdot\Delta t_k$$

(4) 精：显然，$s=\lim\limits_{\lambda\to 0}\sum\limits_{k=1}^{n}v(\xi_k)\cdot\Delta t_k$

其中 λ 表示各小段时间间隔的最大值，即 $\lambda=\max\limits_{1\leqslant k\leqslant n}\{\Delta t_k\}$。

以上的例子，尽管实际意义不同，但解决问题的思想方法和步骤却完全一致，并且，最终都归结为求解一个具有相同数学结构的和式的极限。不仅如此，在几何、物理及医学领域，还有大量的问题，都可以用同样的方法和步骤，并归结为具有相同数学结构的和式的极限来计算。我们撇开问题的具体背景和实际意义而仅保留它们的数学结构，便得到定积分的定义。

4.1.2　定积分的定义

定义 4.1　设函数 $y=f(x)$ 在区间$[a,b]$有定义，在区间$[a,b]$内任意插入 $n-1$ 个分点

$$a=x_0<x_1<\cdots<x_{k-1}<x_k<\cdots<x_n=b$$

将$[a,b]$分成 n 个小区间，第 k 个小区间的长度为

$$\Delta x_k=x_k-x_{k-1}(k=1,2,\cdots,n)$$

在第 k 个小区间$[x_{k-1},x_k]$上任取一点 ξ_k，作乘积

$$f(\xi_k)\cdot\Delta x_k(k=1,2,\cdots,n)$$

把这些乘积相加得到和式

$$\sum_{k=1}^{n}f(\xi_k)\cdot\Delta x_k$$

若无论区间$[a,b]$怎样划分，ξ_k 在第 k 个小区间上怎样选取，只要当 $\lambda=\max\limits_{1\leqslant k\leqslant n}\{\Delta x_k\}$趋于零时上述和式的极限都趋于同一常数，则称 $f(x)$ 在区间$[a,b]$上可积，并称该极限为 $f(x)$ 在区间$[a,b]$上的**定积分**，记作函数$\int_a^b f(x)\mathrm{d}x$，即

$$\int_a^b f(x)\mathrm{d}x=\lim_{\lambda\to 0}\sum_{k=1}^{n}f(\xi_k)\cdot\Delta x_k$$

$f(x)$ 称为被积函数，x 称为积分变量，$f(x)\mathrm{d}x$ 称为被积表达式。区间$[a,b]$ 称为积分区间，而 a 与 b 分别称为积分下限与积分上限。

应该注意的是：$f(x)$ 在区间$[a,b]$ 上的定积分$\int_a^b f(x)\mathrm{d}x$ 是一个确定的常数，它的值仅仅与被积函数 $f(x)$ 和积分区间$[a,b]$ 有关，即就是与定义中包含的两个任意性，区间的划分与 ξ_k 的选取无关，也与积分变量用什么字母无关。即

$$\int_a^b f(x)\mathrm{d}x = \int_a^b f(t)\mathrm{d}t = \int_a^b f(u)\mathrm{d}u$$

定积分的定义表明，只有当和式$\sum_{k=1}^{n} f(\xi_k)\cdot\Delta x_k$ 的极限存在时，函数 $f(x)$ 在区间$[a,b]$ 上才可积，那么什么样的函数是可积的？对此我们不作深入讨论，只给出结论：闭区间上的连续函数和闭区间上只有有限个间断点的有界函数必可积。

根据定积分的定义曲边梯形的面积 A 与变速直线运动的路程 s 都可以表示为

$$A = \int_a^b f(x)\mathrm{d}x$$

$$s = \int_a^b v(t)\mathrm{d}t$$

最后对定积分有两个规定

(1)$\int_a^b f(x)\mathrm{d}x = -\int_b^a f(x)\mathrm{d}x$；

(2)$\int_a^a f(x)\mathrm{d}x = 0$。

4.1.3 定积分的几何意义

定积分的几何意义：① 当 $f(x)\geqslant 0$ 时，定积分$\int_a^b f(x)\mathrm{d}x$ 在几何上表示以曲线 $y=f(x)$，直线 $x=a$，$x=b$ 及x 轴所围成的曲边梯形的面积；② 当区间$[a,b]$ 上 $f(x)\leqslant 0$ 时，定积分$\int_a^b f(x)\mathrm{d}x$ 的值为曲边梯形面积的相反数；而当函数 $f(x)$ 在区间$[a,b]$ 有正有负时，那么定积分$\int_a^b f(x)\mathrm{d}x$ 表示在 x 轴上方的图形面积减去在 x 轴下方的图形面积所得之差。如图 4.2 所示，即

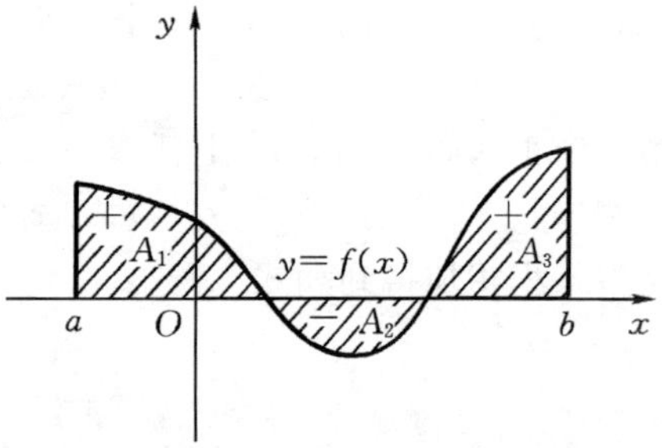

图 4.2

$$\int_a^b f(x)\mathrm{d}x = A_1 - A_2 + A_3$$

例 4.1　用定义计算定积分$\int_0^1 x^2\mathrm{d}x$。

解　由于$y=x^2$在$[0,1]$上连续,所以可积,将区间$[0,1]n$等分,并取ξ_k为第k个小区间的右端点,则有

$$\Delta x_k = \frac{1}{n}, \xi_k = \frac{k}{n}(k=1,2,\cdots,n)$$

$$\int_0^1 x^2\mathrm{d}x = \lim_{n\to\infty}\sum_{k=1}^{n}\left(\frac{k}{n}\right)^2\cdot\frac{1}{n} = \lim_{n\to\infty}\frac{1}{n^3}\sum_{k=1}^{n}k^2$$

$$= \lim_{n\to\infty}\frac{n(n+1)(2n+1)}{6n^3} = \frac{1}{3}$$

例 4.2　求$\int_{-\pi}^{\pi}\sin x\mathrm{d}x$和$\int_0^a\sqrt{a^2-x^2}\mathrm{d}x(a>0)$。

解　如图 4.3 所示

$$\int_{-\pi}^{\pi}\sin x\mathrm{d}x = 0$$

如图 4.4 所示

$$\int_0^a\sqrt{a^2-x^2}\mathrm{d}x = \frac{\pi a^2}{4}(a>0)$$

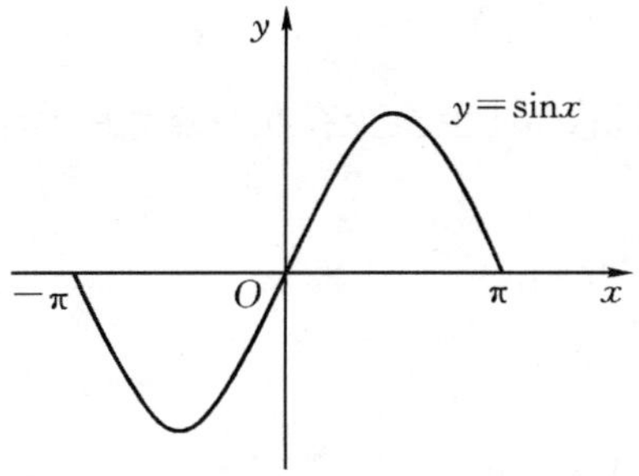

图 4.3

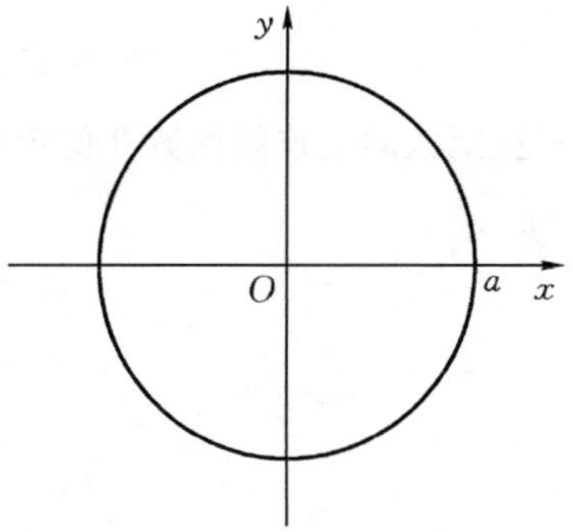

图 4.4

4.1.4　定积分的性质

定积分是一种极限,因此其性质与极限性质密切相关,其性质如下(假定所列的定积分都是存在的)。

性质 1　函数和与差的定积分等于它们定积分的和与差,即

$$\int_a^b (f(x) \pm g(x))\mathrm{d}x = \int_a^b f(x)\mathrm{d}x \pm \int_a^b g(x)\mathrm{d}x$$

性质 2 常数因子可以提到积分号外面，即

$$\int_a^b kf(x)\mathrm{d}x = k\int_a^b f(x)\mathrm{d}x, k \text{ 为常数}$$

性质 3 定积分对区间的可加性，即对任意三个实数 a,b,c 有

$$\int_a^b f(x)\mathrm{d}x = \int_a^c f(x)\mathrm{d}x + \int_c^b f(x)\mathrm{d}x$$

性质 4 如果在区间$[a,b]$上 $f(x) \leqslant g(x)$，则

$$\int_a^b f(x)\mathrm{d}x \leqslant \int_a^b g(x)\mathrm{d}x$$

性质 5 如果在区间$[a,b]$上 $m \leqslant f(x) \leqslant M$，则

$$m(b-a) \leqslant \int_a^b f(x)\mathrm{d}x \leqslant M(b-a)$$

性质 6 如果函数 $f(x)$ 在区间$[a,b]$上连续，则在区间$[a,b]$上至少存在一点 ξ，使

$$\int_a^b f(x)\mathrm{d}x = f(\xi)(b-a)$$

证 设函数 $f(x)$ 在区间$[a,b]$上的最小与最大值分别为 m,M，由性质 5 可知

$$m \leqslant \frac{1}{b-a}\int_a^b f(x)\mathrm{d}x \leqslant M$$

根据闭区间上连续函数介值定理，在区间$[a,b]$上至少存在一点 $\xi \in [a,b]$，使得

$$f(\xi) = \frac{1}{b-a}\int_a^b f(x)\mathrm{d}x$$

即

$$\int_a^b f(x)\mathrm{d}x = f(\xi)(b-a)$$

这个性质也叫积分中值定理，把

$$f(\xi) = \frac{1}{b-a}\int_a^b f(x)\mathrm{d}x$$

称为函数 $f(x)$ 在区间$[a,b]$上的平均值，这是因为

$$\frac{1}{b-a}\int_a^b f(x)\mathrm{d}x = \frac{1}{b-a}\lim_{n\to\infty}\sum_{i=1}^{n} f(\xi_i) \cdot \frac{b-a}{n} = \lim_{n\to\infty}\frac{1}{n}\sum_{i=1}^{n} f(\xi_i)$$

故它是有限个数的平均值概念的推广。

例 4.3　计算从 0 秒到 T 秒这段时间内自由落体的平均速度。

解　已知自由落体速度为 $v=gt$ 故所求平均速度

$$\bar{v}=\frac{1}{T-0}\int_0^T gt\,\mathrm{d}t=\frac{1}{T-0}\,\frac{1}{2}gT^2=\frac{gT}{2}$$

其中$\int_0^T gt\,\mathrm{d}t=\frac{1}{2}gT^2$ 由定积分的几何意义得到。

积分中值定理的几何意义是:在区间$[a,b]$上至少存在一点 ξ,使得以区间$[a,b]$为底边、以曲线 $y=f(x)$ 为曲边的曲边梯形的面积等于同一底边而高为 $f(\xi)$ 的矩形的面积。

4.2　微积分基本公式

本节介绍微积分的基本公式,得到定积分有效的计算方法。

为了寻求一种计算定积分的简便易行的方法,下面讨论已知速度求位移问题。由定积分定义可知,如果已知变速直线运动速度函数 $v(t)$,那么物体在时间间隔$[T_1,T_2]$内经过的位移为

$$s=\int_{T_1}^{T_2}v(t)\,\mathrm{d}t$$

另一方面,已知物体运动位移函数 $s(t)$,那么物体在时间间隔$[T_1,T_2]$内经过的位移为

$$s(T_2)-s(T_1)$$

因此根据位移函数 $s(t)$ 与速度函数 $v(t)$ 之间有关系 $s'(t)=v(t)$,那么就有

$$\int_{T_1}^{T_2}v(t)\,\mathrm{d}t=s(T_2)-s(T_1)$$

由这个式子将定积分的计算转化为被积函数的一个原函数在积分区间上的函数值之差。这种关系是否具有普遍性呢?

4.2.1　变上限的积分

设函数 $f(x)$ 在$[a,b]$上连续,则对任意 $x\in[a,b]$,$f(x)$ 在$[a,x]$上是可积的。则

$$\Phi(x)=\int_a^x f(t)\,\mathrm{d}t$$

就是以上限 x 为变量的函数,如图 4.5 所示,称此函数为**变上限的积分**。

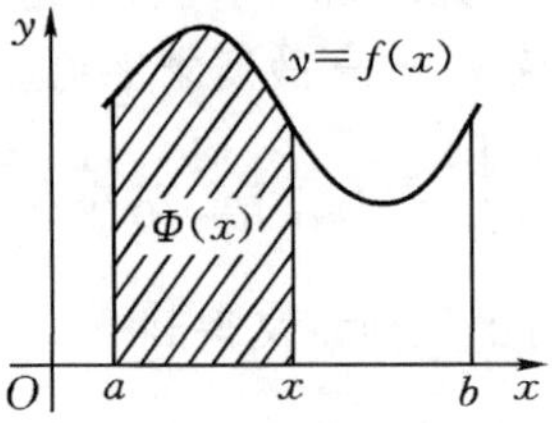

图 4.5

定理4.1 设函数 $f(x)$ 在 $[a,b]$ 上连续,**则变上限的积分** $\Phi(x)=\int_a^x f(t)\mathrm{d}t$ 在 $[a,b]$ 上可导,且

$$\Phi'(x)=\frac{\mathrm{d}}{\mathrm{d}x}\int_a^x f(t)\mathrm{d}t=f(x)\quad(a\leqslant x\leqslant b)$$

证 对任意 $x,x+\Delta x\in[a,b]$,则

$$\Delta\Phi=\Phi(x+\Delta x)-\Phi(x)=\int_a^{x+\Delta x}f(t)\mathrm{d}t-\int_a^x f(t)\mathrm{d}t$$
$$=\int_a^{x+\Delta x}f(t)\mathrm{d}t+\int_x^a f(t)\mathrm{d}t=\int_x^{x+\Delta x}f(t)\mathrm{d}t$$

根据积分中值定理,在 x 与 $x+\Delta x$ 之间至少存在 ξ,使得

$$\Delta\Phi=f(\xi)\Delta x$$

由于函数 $f(x)$ 在 $[a,b]$ 上连续,所以

$$\Phi'(x)=\lim_{\Delta x\to 0}\frac{\Delta\Phi}{\Delta x}=\lim_{\Delta x\to 0}f(\xi)=\lim_{\xi\to x}f(\xi)=f(x)\quad(a\leqslant x\leqslant b)$$

由于 $\Phi'(x)=f(x)$ $(a\leqslant x\leqslant b)$,所以**变上限的积分** $\Phi(x)$ 是 $f(x)$ 在 $[a,b]$ 上的一个原函数,即就是说一切连续函数都存在原函数,该定理建立了导数与积分之间的关系。

例 4.4 求 $\frac{\mathrm{d}}{\mathrm{d}x}\left(\int_1^x \mathrm{e}^t\mathrm{d}t\right)$,$\frac{\mathrm{d}}{\mathrm{d}x}\left(\int_1^{x^2}\mathrm{e}^t\mathrm{d}t\right)$,$\lim\limits_{x\to 0}\frac{\int_{\cos x}^1 \mathrm{e}^{-t^2}\mathrm{d}t}{x^2}$。

解 $\frac{\mathrm{d}}{\mathrm{d}x}\left(\int_1^x \mathrm{e}^t\mathrm{d}t\right)=\mathrm{e}^x$

$$\frac{\mathrm{d}}{\mathrm{d}x}\left(\int_1^{x^2}\mathrm{e}^t\mathrm{d}t\right)=2x\mathrm{e}^{x^2}$$

$$\lim_{x\to 0}\frac{\int_{\cos x}^1 \mathrm{e}^{-t^2}\mathrm{d}t}{x^2}=\lim_{x\to 0}\frac{\mathrm{e}^{-\cos^2 x}\cdot\sin x}{2x}=\frac{\mathrm{e}^{-1}}{2}=\frac{1}{2\mathrm{e}}$$

4.2.2　牛顿-莱布尼兹公式

定理 4.2　设 $F(x)$ 是连续函数 $f(x)$ 在 $[a,b]$ 上的任意一个原函数，则

$$\int_a^b f(x)\mathrm{d}x = F(b) - F(a) = F(x)\Big|_a^b$$

证　根据定理 4.1 知 $\Phi(x) = \int_a^x f(t)\mathrm{d}t$ 也是 $f(x)$ 在 $[a,b]$ 上的原函数，故

$$F(x) = \int_a^x f(x)\mathrm{d}x + C$$

令 $x = a$，得 $F(a) = C$，因此

$$\int_a^x f(x)\mathrm{d}x = F(x) - F(a)$$

再令 $x = b$，得

$$\int_a^b f(x)\mathrm{d}x = F(b) - F(a) = F(x)\Big|_a^b$$

上式称为**牛顿-莱布尼兹公式**，它揭示了定积分与不定积分的内在联系，成为了沟通定积分和不定积分的桥梁。从而使微分学与积分学之间建立了联系，并将定积分的计算归结为求被积函数的原函数问题，为定积分提供了一个有效而简便的计算方法，所以又被称为**微积分的基本公式**。

例 4.5　求 $\int_0^1 \frac{\mathrm{d}x}{1+x^2}$。

解　$\int_0^1 \frac{\mathrm{d}x}{1+x^2} = \arctan x\Big|_0^1 = \frac{\pi}{4}$

例 4.6　计算正弦曲线 $y = \sin x$ 在 $[0,\pi]$ 上与 x 轴所围成图形的面积。

解　由定积分定义知

$$A = \int_0^\pi \sin x\mathrm{d}x = -\cos x\Big|_0^\pi = 2$$

例 4.7　求 $\int_0^\pi \sqrt{1-\sin x}\,\mathrm{d}x$。

解

$$\begin{aligned}\int_0^\pi \sqrt{1-\sin x}\,\mathrm{d}x &= \int_0^\pi \sqrt{1-2\sin\frac{x}{2}\cos\frac{x}{2}}\,\mathrm{d}x \\ &= \int_0^\pi \sqrt{\left(\sin\frac{x}{2}-\cos\frac{x}{2}\right)^2}\,\mathrm{d}x = \int_0^\pi \left|\sin\frac{x}{2}-\cos\frac{x}{2}\right|\mathrm{d}x \\ &= \int_0^{\frac{\pi}{2}} \left(\cos\frac{x}{2}-\sin\frac{x}{2}\right)\mathrm{d}x + \int_{\frac{\pi}{2}}^\pi \left(\sin\frac{x}{2}-\cos\frac{x}{2}\right)\mathrm{d}x \\ &= \left(2\sin\frac{x}{2}+2\cos\frac{x}{2}\right)\Big|_0^{\frac{\pi}{2}} + \left(-2\cos\frac{x}{2}-2\sin\frac{x}{2}\right)\Big|_{\frac{\pi}{2}}^\pi\end{aligned}$$

$$= 4(\sqrt{2} - 1)$$

例 4.8 求$\lim\limits_{n\to\infty}\left(\frac{1}{n^2+1}+\frac{2}{n^2+2^2}+\cdots+\frac{n}{n^2+n^2}\right)$。

解 $\lim\limits_{n\to\infty}\left(\frac{1}{n^2+1}+\frac{2}{n^2+2^2}+\cdots+\frac{n}{n^2+n^2}\right)$

$$= \lim_{n\to\infty}\frac{1}{n}\left[\frac{\frac{1}{n}}{1+\left(\frac{1}{n}\right)^2}+\frac{\frac{2}{n}}{1+\left(\frac{2}{n}\right)^2}+\cdots+\frac{\frac{n}{n}}{1+\left(\frac{n}{n}\right)^2}\right]$$

$$= \int_0^1 \frac{x}{1+x^2}\mathrm{d}x = \frac{1}{2}\ln(1+x^2)\Big|_0^1 = \frac{1}{2}\ln 2$$

4.3 定积分的计算

4.3.1 定积分的换元法

定理 4.3 设函数 $f(x)$ 在区间 $[a,b]$ 上连续，函数 $x=\varphi(t)$ 在 $[\alpha,\beta]$ 上有连续的导数，且 $a\leqslant\varphi(t)\leqslant b$，$\varphi(\alpha)=a$，$\varphi(\beta)=b$ 则

$$\int_a^b f(x)\mathrm{d}x = \int_\alpha^\beta f(\varphi(t))\varphi'(t)\mathrm{d}t$$

证 设 $F(x)$ 是 $f(x)$ 在区间 $[a,b]$ 上的一个原函数，则

$$\int_a^b f(x)\mathrm{d}x = F(b) - F(a)$$

又因为

$$\frac{\mathrm{d}}{\mathrm{d}x}F(\varphi(t)) = f(\varphi(t))\varphi'(t)$$

所以

$$\int_\alpha^\beta f(\varphi(t))\varphi'(t)\mathrm{d}t = F(\varphi(\beta)) - F(\varphi(\alpha)) = F(b) - F(a)$$

例 4.9 求$\int_0^1\sqrt{1-x^2}\,\mathrm{d}x$。

解 令 $x=\sin t$，则 $\mathrm{d}x=\cos t\mathrm{d}t$，当 $x=0$ 时，$t=0$；$x=1$ 时，$t=\frac{\pi}{2}$，于是

$$\int_0^1\sqrt{1-x^2}\,\mathrm{d}x = \int_0^{\frac{\pi}{2}}\cos^2 t\mathrm{d}t = \frac{1}{2}\left(t+\frac{1}{2}\sin 2t\right)\Big|_0^{\frac{\pi}{2}} = \frac{\pi}{4}$$

用定积分的换元法时，在变量代换的同时，积分的上、下限也必须一起代换。

例 4.10　求$\int_0^3 \frac{x\mathrm{d}x}{1+\sqrt{1+x}}$。

解　令$\sqrt{1+x}=t$,则$x=t^2-1$,$\mathrm{d}x=2t\mathrm{d}t$,当$x=0$时,$t=1$;$x=3$时,$t=2$,于是

$$\int_0^3 \frac{x\mathrm{d}x}{1+\sqrt{1+x}}=\int_1^2 \frac{t^2-1}{1+t}\cdot 2t\mathrm{d}t=2\left(\frac{t^3}{3}-\frac{t^2}{2}\right)\Big|_1^2=\frac{5}{3}$$

定理 4.4　函数$f(x)$在区间$[-a,a]$上连续

(1) 当$f(x)$为偶函数时

$$\int_{-a}^a f(x)\mathrm{d}x=2\int_0^a f(x)\mathrm{d}x$$

(2) 当$f(x)$为奇函数时

$$\int_{-a}^a f(x)\mathrm{d}x=0$$

证　$\int_{-a}^a f(x)\mathrm{d}x=\int_{-a}^0 f(x)\mathrm{d}x+\int_0^a f(x)\mathrm{d}x$

令$x=-t$,则

$$\int_{-a}^0 f(x)\mathrm{d}x=-\int_a^0 f(-t)\mathrm{d}t=\int_0^a f(-t)\mathrm{d}t=\int_0^a f(-x)\mathrm{d}t$$

于是

$$\int_{-a}^a f(x)\mathrm{d}x=\int_0^a f(-x)\mathrm{d}x+\int_0^a f(x)\mathrm{d}x=\int_0^a (f(-x)+f(x))\mathrm{d}x$$

(1) 若$f(x)$为偶函数,有$f(-x)+f(x)=2f(x)$,则

$$\int_{-a}^a f(x)\mathrm{d}x=2\int_0^a f(x)\mathrm{d}x$$

(2) 若$f(x)$为奇函数,有$f(-x)+f(x)=0$,则

$$\int_{-a}^a f(x)\mathrm{d}x=0$$

4.3.2　定积分的分部积分法

定理 4.5　若$u(x)$,$v(x)$在$[a,b]$上有连续导数,则

$$\int_a^b u\mathrm{d}v=uv\Big|_a^b-\int_a^b v\mathrm{d}u$$

证　因为$(uv)'=u'v+uv'$,则有$uv'=(uv)'-u'v$,两边取定积分,有$\int_a^b uv'\mathrm{d}x=uv\Big|_a^b-\int_a^b u'v\mathrm{d}x$,也可以写成$\int_a^b u\mathrm{d}v=uv\Big|_a^b-\int_a^b v\mathrm{d}u$。

例 4.11　求$\int_0^1 xe^x\mathrm{d}x$。

解　令 $u=x$,$\mathrm{d}v=e^x\mathrm{d}x$,则

$$\int_0^1 xe^x\mathrm{d}x=\int_0^1 x\mathrm{d}e^x=xe^x\Big|_0^1-\int_0^1 e^x\mathrm{d}x=e-(e-1)=1$$

例 4.12　求$\int_0^{\frac{1}{2}}\arcsin x\mathrm{d}x$。

解　令 $u=\arcsin x$, $\mathrm{d}v=\mathrm{d}x$,则

$$\int_0^{\frac{1}{2}}\arcsin x\mathrm{d}x=x\arcsin x\Big|_0^{\frac{1}{2}}-\int_0^{\frac{1}{2}}\frac{x}{\sqrt{1-x^2}}\mathrm{d}x$$

$$=\frac{\pi}{12}+\frac{1}{2}\int_0^{\frac{1}{2}}(1-x^2)^{\frac{-1}{2}}\mathrm{d}(1-x^2)$$

$$=\frac{\pi}{12}+\sqrt{1-x^2}\Big|_0^{\frac{1}{2}}=\frac{\pi}{12}+\frac{\sqrt{3}}{2}-1$$

例 4.13　求$\int_0^4 e^{\sqrt{x}}\mathrm{d}x$。

解　令$\sqrt{x}=t$,则 $x=t^2$,$\mathrm{d}x=2t\mathrm{d}t$,当 $x=0$ 时,$t=0$; $x=4$ 时,$t=2$,于是

$$\int_0^4 e^{\sqrt{x}}\mathrm{d}x=2\int_0^2 e^t t\,\mathrm{d}t=2\int_0^2 t\mathrm{d}e^t=2\left(te^t\Big|_0^2-\int_0^2 e^t\mathrm{d}t\right)=2(e^2+1)$$

4.4　反常积分

根据定积分的定义,要使函数的定积分有意义,至少要满足两条件:① 积分区间是有限的; ② 被积函数在积分区间上是有界函数。如果这两个条件有一个不满足,那么定积分就没有意义。但是,在许多理论和实际问题的研究中,常常要把定积分的概念推广到无穷区间上或者无界函数的情形,从而提出了反常积分的概念。

4.4.1　无穷区间上的积分

定义 4.2　设函数 $f(x)$ 在区间$[a,+\infty)$ 上连续,若对任意 $b>a$,称极限$\lim\limits_{b\to\infty}\int_a^b f(x)\mathrm{d}x$(存在或不存在) 为 $f(x)$ 在无穷区间$[a,+\infty)$ 上的反常积分,记作

$$\int_a^{+\infty}f(x)\mathrm{d}x=\lim_{b\to+\infty}\int_a^b f(x)\mathrm{d}x$$

若极限$\lim\limits_{b\to+\infty}\int_a^b f(x)\mathrm{d}x$存在,则称 $f(x)$ 在$[a,+\infty)$ 上的反常积分收敛;若上述

极限不存在，称 $f(x)$ 在$[a,+\infty)$上的反常积分发散。反常积分的收敛与发散统称为积分的敛散性。

用类似的方法定义 $f(x)$ 在$(-\infty,b]$上的反常积分$\int_{-\infty}^{b} f(x)\mathrm{d}x$ 及其敛散性。

若 $f(x)$ 在$(-\infty,+\infty)$上连续，若对任意的常数 c，反常积分$\int_{-\infty}^{c} f(x)\mathrm{d}x$ 和 $\int_{c}^{+\infty} f(x)\mathrm{d}x$ 都收敛，则称反常$\int_{-\infty}^{+\infty} f(x)\mathrm{d}x$ 收敛，且

$$\int_{-\infty}^{+\infty} f(x)\mathrm{d}x = \int_{-\infty}^{c} f(x)\mathrm{d}x + \int_{c}^{+\infty} f(x)\mathrm{d}x$$

若$\int_{-\infty}^{c} f(x)\mathrm{d}x$ 与$\int_{c}^{+\infty} f(x)\mathrm{d}x$ 中至少有一个发散，则称$\int_{-\infty}^{+\infty} f(x)\mathrm{d}x$ 发散。

例 4.14 求$\int_{0}^{+\infty} \frac{\arctan x}{1+x^2}\mathrm{d}x$。

解 $\int_{0}^{+\infty} \frac{\arctan x}{1+x^2}\mathrm{d}x = \lim\limits_{b\to+\infty}\int_{0}^{b} \frac{\arctan x}{1+x^2}\mathrm{d}x = \lim\limits_{b\to+\infty}\left(\frac{1}{2}\arctan^2 x\right)\Big|_{0}^{b} = \frac{\pi^2}{8}$

例 4.15 求$\int_{-\infty}^{0} x\mathrm{e}^x\mathrm{d}x$。

解 $\lim\limits_{b\to-\infty}\int_{b}^{0} x\mathrm{e}^x\mathrm{d}x = \lim\limits_{b\to-\infty}(x\mathrm{e}^x-\mathrm{e}^x)\Big|_{b}^{0} = \lim\limits_{b\to-\infty}\left(\frac{1-b}{\mathrm{e}^{-b}}-1\right) = -1$

例 4.16 证明反常积分$\int_{1}^{+\infty} \frac{\mathrm{d}x}{x^p}(p>0)$ 当 $p>1$ 时收敛，当 $p\leqslant 1$ 时发散。

证 当 $p\neq 1$ 时

$$\int_{1}^{b} \frac{\mathrm{d}x}{x^p} = \frac{1}{1-p}x^{1-p}\Big|_{1}^{b} = \frac{1}{1-p}(b^{1-p}-1)$$

所以

$$\lim_{b\to+\infty}\int_{1}^{b} \frac{\mathrm{d}x}{x^p} = \lim_{b\to+\infty}\frac{1}{1-p}(b^{1-p}-1)$$

当 $p<1$ 时，该极限不存在，故积分发散；当 $p>1$，该极限为$\frac{1}{p-1}$，故

$$\lim_{b\to+\infty}\int_{1}^{b} \frac{\mathrm{d}x}{x^p} = \frac{1}{p-1}\ (p>1)$$

当 $p=1$ 时，由于

$$\lim_{b\to+\infty}\int_{1}^{b} \frac{\mathrm{d}x}{x} = \lim_{b\to+\infty}\ln b = +\infty$$

综上所述，该反常积分当 $p>1$ 时收敛，当 $p\leqslant 1$ 时发散。

反常积分与定积分有类似的几何意义。设 $f(x)$ 在区间$[a,+\infty)$上是连续的

非负函数，若$\int_a^{+\infty} f(x)\mathrm{d}x$ 收敛，则它的值就是图 4.6 中阴影部分沿 x 轴正向向右无限延伸的平面图形的面积；若$\int_a^{+\infty} f(x)\mathrm{d}x$ 发散，则上述无限延伸的平面图形没有有限的面积。

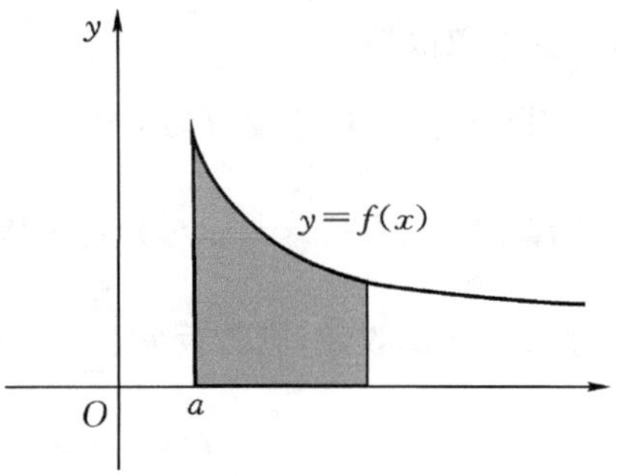

图 4.6

4.4.2　无界函数的广义积分

现在我们把定积分推广到被积函数为无界函数的情形。

定义 4.3　设函数 $f(x)$ 在区间$[a,b)$上连续，且$\lim\limits_{x\to b^-} f(x)=\infty$，称极限$\lim\limits_{\varepsilon\to 0^+}\int_a^{b-\varepsilon} f(x)\mathrm{d}x$（存在或不存在）为 $f(x)$ 在区间$[a,b)$ 上的反常积分，记作

$$\int_a^b f(x)\mathrm{d}x=\lim_{\varepsilon\to 0^+}\int_a^{b-\varepsilon} f(x)\mathrm{d}x$$

若极限

$$\lim_{\varepsilon\to 0^+}\int_a^{b-\varepsilon} f(x)\mathrm{d}x$$

存在，则称 $f(x)$ 在区间$[a,b)$ 上的反常积分收敛；若上述极限不存在，称 $f(x)$ 在区间$[a,b)$ 上的反常积分发散。

用类似地方法定义 $f(x)$ 在$(a,b]$ 上的反常积分$\int_a^b f(x)\mathrm{d}x$ 及其敛散性。

若 $f(x)$ 在$[a,c)\cup(c,b]$ 上连续，而$\lim\limits_{x\to c} f(x)=\infty$，反常积分$\int_a^c f(x)\mathrm{d}x$ 和$\int_c^b f(x)\mathrm{d}x$ 都收敛，则称反常积分$\int_a^b f(x)\mathrm{d}x$ 收敛，且

$$\int_a^b f(x)\mathrm{d}x=\int_a^c f(x)\mathrm{d}x+\int_c^b f(x)\mathrm{d}x$$

若$\int_a^c f(x)\mathrm{d}x$ 与$\int_c^b f(x)\mathrm{d}x$ 中至少有一个发散，则称$\int_a^b f(x)\mathrm{d}x$ 发散。

例 4.17　求$\int_0^4 \dfrac{\mathrm{d}x}{\sqrt{4-x}}$。

解　$\int_0^4 \dfrac{\mathrm{d}x}{\sqrt{4-x}}=\lim\limits_{\varepsilon\to 0^+}\int_0^{4-\varepsilon}\dfrac{\mathrm{d}x}{\sqrt{4-x}}=\lim\limits_{\varepsilon\to 0^+}\left(-2\sqrt{4-x}\right)\Big|_0^{4-\varepsilon}=$

$\lim\limits_{\varepsilon\to 0^+}(-2\sqrt{\varepsilon}+2\sqrt{4})=4$

例 4.18　讨论$\int_a^b \frac{dx}{(x-a)^p}(a<b,p>0)$的敛散性。

解　当 $p=1$ 时，$\int_{a+\varepsilon}^b \frac{dx}{x-a}=\ln(x-a)\Big|_{a+\varepsilon}^b=\ln(b-a)-\ln\varepsilon$

由于当 $\varepsilon\to 0$ 时，此定积分的极限不存在，故积分$\int_a^b \frac{dx}{x-a}$发散。

当 $p\neq 1$ 时，由于

$$\lim_{x\to 0^+}\int_{a+\varepsilon}^b \frac{dx}{(x-a)^p}=\lim_{x\to 0^+}\left(\frac{(x-a)^{1-p}}{1-p}\Big|_{a+\varepsilon}^b\right)$$

$$=\lim_{x\to 0^+}\left(\frac{(b-a)^{1-p}}{1-p}-\frac{\varepsilon^{1-p}}{1-p}\right)$$

$$=\begin{cases}\dfrac{(b-a)^{1-p}}{1-p},p<1\\ +\infty,p>1\end{cases}$$

所以当 $p<1$ 时，积分$\int_a^b \frac{dx}{(x-a)^p}$收敛，并且其值为$\frac{(b-a)^{1-p}}{1-p}$；当 $p>1$ 时，该积分发散。

综合上面的讨论得知：当 $p<1$ 时，该积分收敛；当 $p\geqslant 1$ 时，该积分发散。

4.5　定积分的应用

4.5.1　微元法

应用定积分理论解决实际问题的第一步是将实际问题化为定积分的计算问题，这一步是关键，也较为困难。下面介绍将实际问题化为定积分的计算问题的方法。

定积分的所有应用问题都具有：① 所求量 Q 是与区间$[a,b]$上的非均匀分布 $f(x)$ 有关的整体量；②Q 对区间$[a,b]$具有可加性。我们用如下的步骤去确定这个量。

(1) 分：用分点

$$a=x_0<x_1<\cdots<x_n=b$$

将$[a,b]$分为 n 个子区间。

(2) 匀:找一个连续函数 $f(x)$,使得在第 i 个子区间$[x_{i-1},x_i]$上,Q 可以用量

$$f(\xi_i)(x_i - x_{i-1}), \quad \xi_i \in [x_{i-1},x_i] \quad (i=1,2,\cdots,n)$$

来近似,这一步是问题的核心。

(3) 合:将所有这些近似量加起来,得总量 Q 的近似值

$$\sum_{i=0}^{n} f(\xi_i)\Delta x_i, \quad \Delta x_i = x_i - x_{i-1}$$

(4) 精:当分割无限细密时,得

$$Q = \int_a^b f(x)\mathrm{d}x$$

对上面的求积过程可作如下的较为简捷的处理。$f(\xi_i)$ 用 $f(x)$ 代替,Δx_i 用 $\mathrm{d}x$ 代替,和号 $\sum$ 用积分号 $\int$ 代替,即用

$$\int_a^b f(x)\mathrm{d}x \quad \text{代替} \quad \sum_{i=0}^{n} f(\xi_i)\Delta x_i$$

这里,第二步是关键。在具有代表性的任一小区间$[x,x+\mathrm{d}x]$上,以"匀代不匀"找出微分

$$\mathrm{d}Q = f(x)\mathrm{d}x$$

然后从 a 到 b 积分,就可求出量 Q。这种在微小的局部上进行数量分析的方法叫做**微元法**。

例如,已知质点运动的速度为 $v(t)$,计算在时间间隔$[a,b]$上质点所走过的路程 s。

任取一小段时间间隔$[t,t+\mathrm{d}t]$,在这一段时间 $\mathrm{d}t$ 内,以匀速代变速,得到路程的微分

$$\mathrm{d}s = v(t)\mathrm{d}t$$

有了这个微分式,只要从 a 到 b 积分,就得到质点在$[a,b]$这段时间内走过的路程

$$s = \int_a^b v(t)\mathrm{d}t$$

4.5.2 平面图形的面积

1. 计算直角坐标系中平面图形的面积

(1) 设连续函数 $f(x)$ 和 $g(x)$ 满足条件 $g(x) \leqslant f(x), x \in [a,b]$,求曲线 $y=f(x), y=g(x)$ 及直线 $x=a, x=b$ 所围成的平面图形的面积 S(见图 4.7)。

用微元法。

第一步　在区间$[a,b]$上任取一小区间$[x,x+\mathrm{d}x]$,并考虑它上面的图形的

面积，这块面积可用以$(f(x)-g(x))$为高，以 $\mathrm{d}x$ 为底的矩形面积近似，于是

$$\mathrm{d}S=(f(x)-g(x))\mathrm{d}x$$

第二步　在区间$[a,b]$上将 $\mathrm{d}S$ 无限求和，得到

$$S=\int_a^b(f(x)-g(x))\mathrm{d}x$$

类似地，用微元法可得如下结论。

(2) 由连续曲线 $x=\varphi(y),x=\psi(y)(\varphi(y)\geqslant\psi(y))$ 与直线 $y=c,y=d$ 所围成的平面图形(见图 4.8) 的面积为

$$S=\int_c^d(\varphi(y)-\psi(y))\mathrm{d}y$$

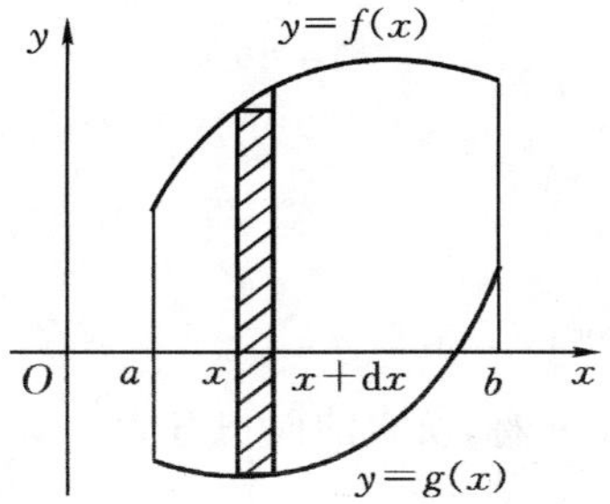

图 4.7

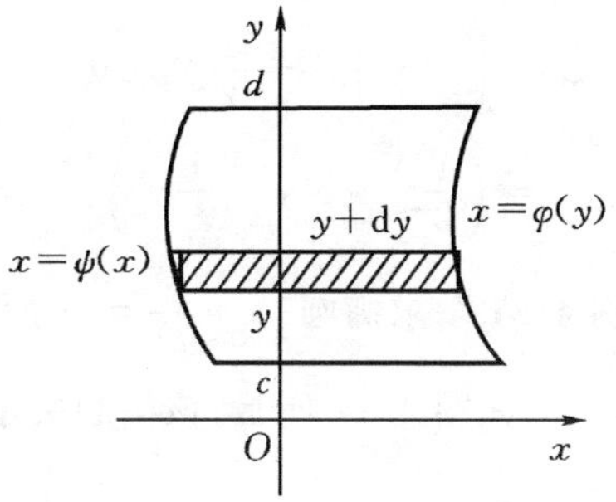

图 4.8

例 4.19　计算两条抛物线 $y=x^2$ 与 $x=y^2$ 所围成的面积。

解　求解面积问题，一般需要先画一草图(见图 4.9)，我们要求的是阴影部分的面积。需要先找出交点坐标以便确定积分限，为此解方程组

$$\begin{cases}y=x^2\\x=y^2\end{cases}$$

得交点(0,0) 和(1,1)。选取 x 为积分变量，则积分区间为$[0,1]$，则所求的面积为

$$S=\int_0^1(\sqrt{x}-x^2)\mathrm{d}x=\left(\frac{2}{3}x\sqrt{x}-\frac{1}{3}x^3\right)\Big|_0^1=\frac{1}{3}$$

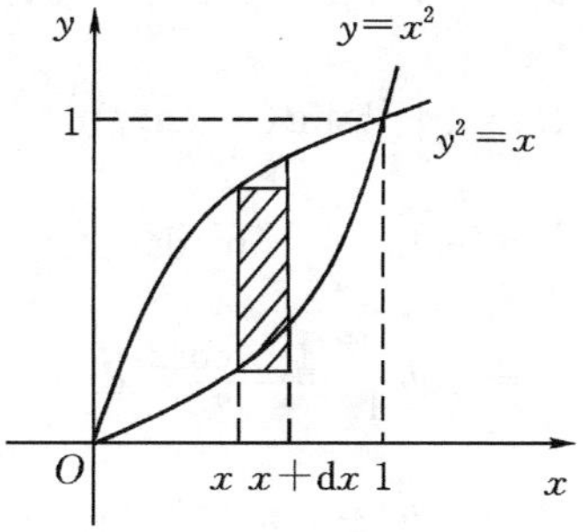

图 4.9

一般地，求解面积问题的步骤为：

(1) 作草图，求曲线的交点，确定积分变量和积分限；

(2) 写出积分公式;

(3) 计算定积分。

例 4.20 　求由曲线 $y^2=2x$ 与直线 $y=x-4$ 所围成的平面图形的面积。

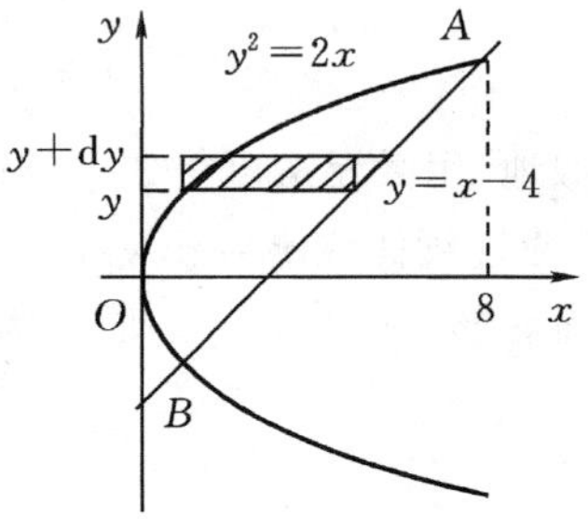

图 4.10

解 　作图(见图 4.10),解方程组

$$\begin{cases} y^2=2x \\ y=x-4 \end{cases}$$

得两条曲线的交点坐标为(2,−2),(8,4)。选取 y 为积分变量,积分区间为[−2,4]。则所求的面积为

$$S=\int_{-2}^{4}\left(y+4-\frac{1}{2}y^2\right)dy$$

$$=\left(\frac{1}{2}y^2+4y-\frac{1}{6}y^3\right)\Big|_{-2}^{4}=18$$

例 4.21 　求椭圆 $\frac{x^2}{a^2}+\frac{y^2}{b^2}=1$ 所围成的面积。

解 　如图 4.11 所示,该椭圆关于两坐标轴都对称,所求的面积 S 为

$$S=4\int_0^a y\,dx$$

应用定积分的换元积分法,令 $x=a\cos t$,则 $y=b\sin t$,$dx=-a\sin t\,dt$。当 $x=0$ 时 $t=\frac{\pi}{2}$,当 $x=a$ 时 $t=0$,所以

$$S=4\int_{\frac{\pi}{2}}^{0}b\sin t(-a\sin t)\,dt$$

$$=-4ab\int_{\frac{\pi}{2}}^{0}\sin^2 t\,dt$$

$$=4ab\int_0^{\frac{\pi}{2}}\frac{1-\cos 2t}{2}dt$$

$$=2ab\left(t-\frac{1}{2}\sin 2t\right)\Big|_0^{\frac{\pi}{2}}$$

$$=ab\pi$$

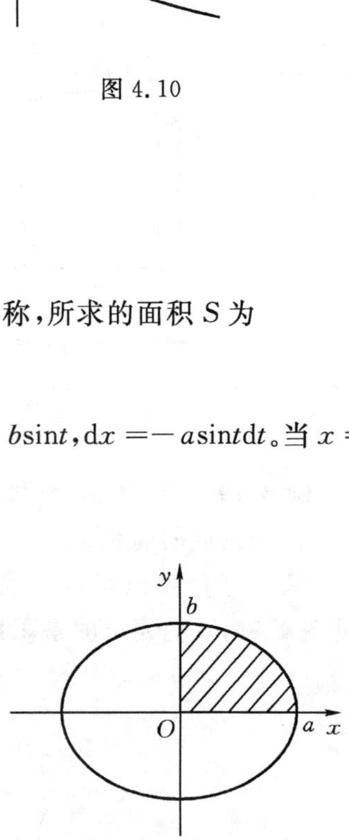

图 4.11

即椭圆的面积等于 πab。这可以作为公式使用。

一般地,当曲边梯形的曲边 $y=f(x)$($f(x)\geqslant 0$,$x\in[a,b]$)由参数方程

$$\begin{cases} x=x(t) \\ y=y(t) \end{cases}$$

给出时，且 $x(\alpha)=a, x(\beta)=b, x(t)$ 在 $[\alpha,\beta]$（或 $[\beta,\alpha]$）上具有连续导数，$y=y(t)$ 连续，则由曲边梯形的面积公式及定积分的换元公式可知，曲边梯形的面积为

$$S=\int_a^b f(x)\mathrm{d}x=\int_\alpha^\beta y(t)x'(t)\mathrm{d}t$$

2. 计算极坐标系中平面图形的面积

某些平面图形，用极坐标来计算它们的面积比较方便。设由曲线 $\rho=\rho(\theta)$ 及射线 $\theta=\alpha, \theta=\beta$ 围成一图形（简称为曲边扇形），现在要计算它的面积，如图 4.12 所示。这里 $\rho(\theta)$ 在 $[\alpha,\beta]$ 上连续，且 $\rho(\theta)\geqslant 0$。

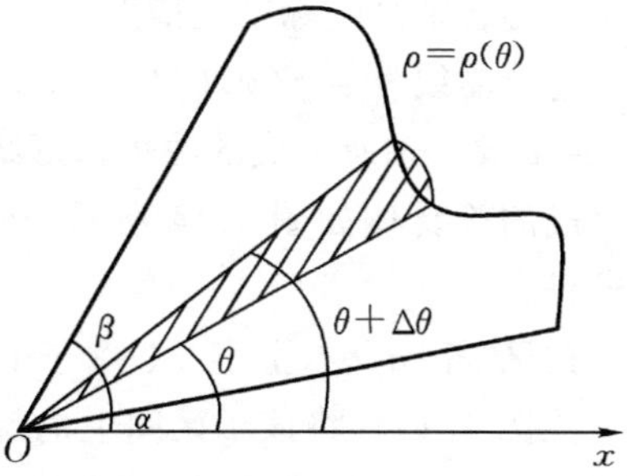

图 4.12

用微元法推导计算面积的公式。

取极角 θ 为积分变量，它的变化区间为 $[\alpha,\beta]$。相应于任一小区间 $[\theta,\theta+\mathrm{d}\theta]$ 的窄曲边扇形的面积可以用半径为 $\rho=\rho(\theta)$、中心角为 $\mathrm{d}\theta$ 的圆扇形的面积来近似代替，从而得到这窄曲边扇形面积的近似值，即曲边扇形的面积微元

$$\mathrm{d}S=\frac{1}{2}(\rho(\theta))^2\mathrm{d}\theta$$

从而得所求曲边扇形的面积为

$$S=\int_\alpha^\beta\frac{1}{2}(\rho(\theta))^2\mathrm{d}\theta$$

例 4.22　求心形线 $\rho=a(1+\cos\theta)$ 所围图形的面积 $(a>0)$。

解　由于图形关于极轴对称（见图 4.13），所以所求面积为

$$\begin{aligned}S&=2\cdot\frac{1}{2}\int_0^\pi a^2\,(1+\cos\theta)^2\mathrm{d}\theta\\&=a^2\int_0^\pi(1+2\cos\theta+\cos^2\theta)\mathrm{d}\theta\\&=a^2\int_0^\pi\left(\frac{3}{2}+2\cos\theta+\frac{1}{2}\cos2\theta\right)\mathrm{d}\theta\\&=a^2\left(\frac{3}{2}\theta+2\sin\theta+\frac{1}{4}\sin2\theta\right)\Big|_0^\pi\\&=\frac{3}{2}\pi a^2\end{aligned}$$

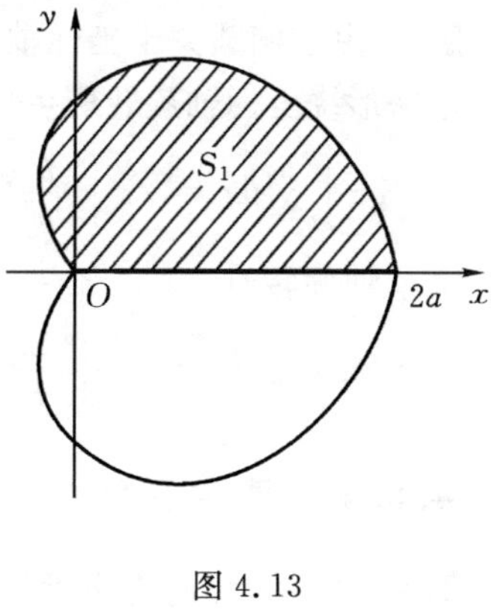

图 4.13

4.5.3 旋转体的体积

由平面图形 D 绕定直线 l 旋转一周生成的立体称为旋转体，定直线 l 称为旋转轴。下面我们只讨论旋转轴是坐标轴的情形。

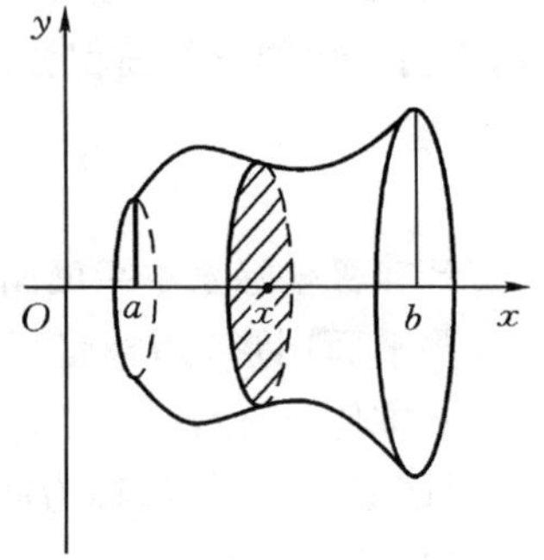

图 4.14

连续曲线 $y=f(x)(f(x)\geqslant 0)$ 与直线 $x=a,x=b$ 及 x 轴所围成的曲边梯形绕 x 轴旋转一周生成的旋转体如图 4.14 所示，体积可用微元法求得。

在区间 $[a,b]$ 上任取一子区间 $[x,x+\mathrm{d}x]$（见图 4.14），将该子区间上的旋转体视作底面积为 $\pi(f(x))^2$、高为 $\mathrm{d}x$ 的薄圆柱，得体积微元

$$\mathrm{d}V=\pi(f(x))^2\mathrm{d}x$$

则旋转体的体积为

$$V=\pi\int_a^b(f(x))^2\mathrm{d}x$$

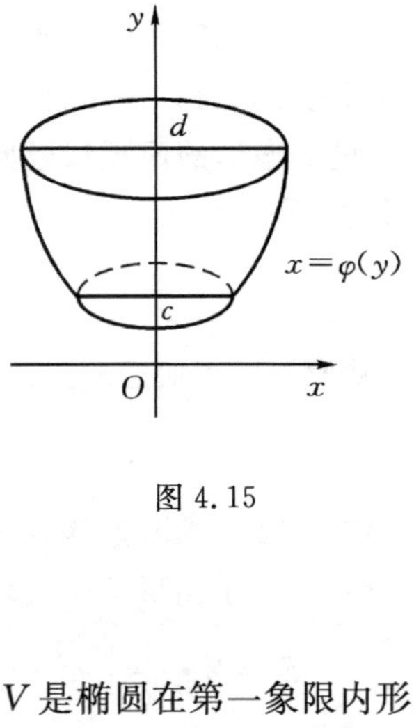

图 4.15

类似地可得：连续曲线 $x=\varphi(y)(\varphi(y)\geqslant 0)$ 与直线 $y=c,y=d$ 及 y 轴所围成的曲边梯形绕 y 轴旋转一周生成的旋转体（见图 4.15）体积为

$$V=\pi\int_c^d(\varphi(y))^2\mathrm{d}y$$

例 4.23 求由椭圆 $\frac{x^2}{a^2}+\frac{y^2}{b^2}=1$ 所围成的图形分别绕 x 轴和 y 轴旋转所生成的旋转体的体积。

解 由于椭圆关于坐标轴对称，所以所求的体积 V 是椭圆在第一象限内形成的曲边梯形绕坐标轴旋转所生成的旋转体体积的二倍，即绕 x 轴旋转时

$$V_x=2\pi\int_0^a y^2\mathrm{d}x=2\pi\int_0^a\frac{b^2}{a^2}(a^2-x^2)\mathrm{d}x=2\pi\frac{b^2}{a^2}\left(a^2x-\frac{1}{3}x^3\right)\Big|_0^a=\frac{4}{3}\pi ab^2$$

绕 y 轴旋转时

$$V_y=2\pi\int_0^b x^2\mathrm{d}y=2\pi\int_0^b\frac{a^2}{b^2}(b^2-y^2)\mathrm{d}y=2\pi\frac{a^2}{b^2}\left(b^2y-\frac{1}{3}y^3\right)\Big|_0^b=\frac{4}{3}\pi a^2b$$

4.5.4 医学应用

例 4.24 一种药物注射到患者左胳膊的血液中，右胳膊的血药浓度随时间

t(单位为 h) 变化的规律是 $C(t)=\dfrac{0.014t}{1+t^2}$mg/mL。研究表明：血药浓度-时间曲线下的面积反映药物的吸收程度。问：该药物注射 2h 后，右胳膊血药浓度-时间曲线下的面积 A 是多少？

解　$A=\int_0^2\dfrac{0.014t}{1+t^2}\mathrm{d}t=0.007\ln(1+t^2)\Big|_0^2=0.007\ln 3$

例 4.25　口服药物必须先被吸收进入体血液循环，然后才能在肌体的各个部位发挥作用，已知吸收率函数为

$$f(t)=kt\,(t-b)^2\quad(0\leqslant t\leqslant b)$$

其中 k,b 是常数，求药物吸收的总量。

解　吸收的总量为 Q，$\mathrm{d}Q=f(t)\mathrm{d}t$

$$Q=\int_0^b kt\,(t-b)^2\mathrm{d}t=\frac{kb^4}{12}$$

例 4.26　**脉管稳定流动的血流量**。设有半径为 R，长度为 L 的一段血管，左端为相对动脉端，血压为 P_1；右端为相对静脉端，血压为 $P_2(P_1>P_2)$(见图 4.16)。假定血管中血液流动是稳定的，此时血管中血液在各点处的流速 v 是各点与血管中心距离 r 的函数，即 $v(r)=\dfrac{P_1-P_2}{4\eta L}(R^2-r^2)$，其中 η 为血液的黏滞系数。取血管的一个横截面，求单位时间内通过血管横截面的血流量 Q。

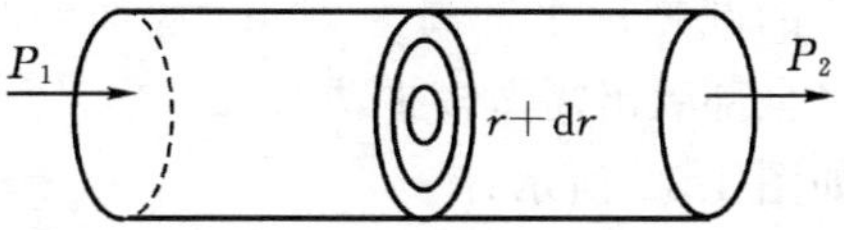

图 4.16

分析　在取定的横截面任取一个内径为 r，外径为 $r+\mathrm{d}r$(圆心在血管中心)的小圆环作为研究问题的微元，它的面积近似等于 $2\pi r\mathrm{d}r$，血流量等于流速乘以面积。因此，可以求得在单位时间内，通过该环面的血流量 $\mathrm{d}Q$ 的近似值，进而求得该横截面的血流量 Q。

解　在单位时间内，通过环面的血流量 $\mathrm{d}Q$ 近似地为

$$\mathrm{d}Q=v(r)2\pi r\mathrm{d}r=2\pi rv(r)\mathrm{d}r$$

从而，单位时间内通过该横截面的血流量为

$$Q=\int_0^R v(r)2\pi r\mathrm{d}r=2\pi\int_0^R rv(r)\mathrm{d}r$$

$$= 2\pi\int_0^R \frac{P_1 - P_2}{4\eta L}(R^2 - r^2)r\mathrm{d}r$$
$$= \frac{\pi(P_1 - P_2)}{4\eta L}\left(R^2 r^2 - \frac{1}{2}r^4\right)\bigg|_0^R$$
$$= \frac{\pi}{8\eta L}(P_1 - P_2)R^4$$

例 4.27 根据生理学研究，人体血液中的胰岛素浓度 $c(t)$（单位 /mL）是随时间 t 变化的，假设实验测定

$$c(t) = \begin{cases} t(10 - t), & 0 \leqslant t \leqslant 5 \\ 25\mathrm{e}^{-k(t-5)}, & t > 5 \end{cases}$$

其中 $k = \frac{1}{20}\ln 2$，时间 t 的单位为分钟，求 1 小时内血液中胰岛素的平均浓度。

解 $$\overline{c(t)} = \frac{1}{60}\int_0^{60} c(t)\mathrm{d}t = \frac{1}{60}\left(\int_0^5 t(10 - t)\mathrm{d}t + \int_5^{60} 25\mathrm{e}^{-k(t-5)}\mathrm{d}t\right)$$
$$= \frac{1}{60}\left(5t^2 - \frac{1}{3}t^3\right)\bigg|_0^5 - \frac{5}{12k}\mathrm{e}^{-k(t-5)}\bigg|_5^{60}$$
$$= \frac{1}{60}\left(125 - \frac{125}{3}\right) - \frac{5}{12k}(\mathrm{e}^{-55k} - 1) \approx 11.63\ \mathrm{mL}$$

4.5.5 在物理中的应用

例 4.28 一蓄满水的圆柱形水桶高为 5 m，底面半径为 3 m，试问要把桶中的水全部吸出需做多少功？

解 建立坐标系如图 4.17 所示。

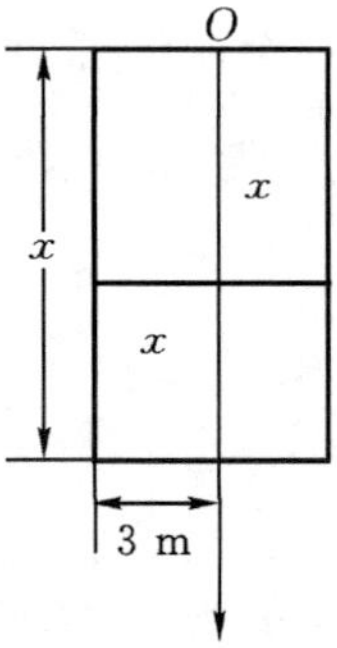

图 4.17

设水的密度为 ρ，在任一小区间 $[x, x + \mathrm{d}x]$ 上的一薄层水的重力为

$$\rho \cdot \pi 3^2 \mathrm{d}x\ \mathrm{kN}$$

这薄层水吸出桶外所做的功（功元素）为

$$\mathrm{d}W = 9\pi g\rho x\,\mathrm{d}x$$

故所求功为

$$W = \int_0^5 9\pi g\rho x\,\mathrm{d}x = \frac{9\pi g\rho x^2}{2}\bigg|_0^5 = 112.5\pi g\rho\ \mathrm{kJ}$$

例 4.29 在底面积为 S 的圆柱形容器中盛有一定量的气体，由于气体的膨胀，把容器中的一个面积为 S 的活塞从点 a 处移动到点 b 处（见图 4.18），求移动过程中气体压力所做的功。

解 建立坐标系如图 4.18 所示。由物理学知识知，压强 p 与体积 V 成反比，

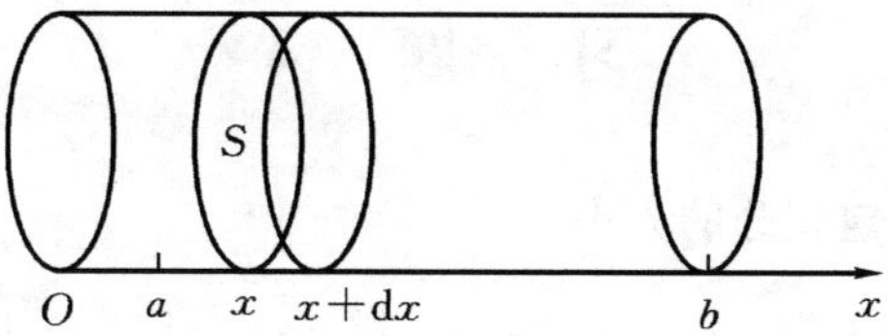

图 4.18

即 $p=\dfrac{k}{V}=\dfrac{k}{xS}$,故作用在活塞上的力为

$$F=p\cdot S=\frac{k}{x}$$

功元素为

$$\mathrm{d}W=F\mathrm{d}s=\frac{k}{x}\mathrm{d}x$$

所求功为

$$W=\int_a^b\frac{k}{x}\mathrm{d}x=k\ln x\Big|_a^b=k\ln\frac{b}{a}$$

习　题　4

1. 比较下列各对定积分的大小：

(1) $\int_0^1 x\mathrm{d}x$ ，$\int_0^1 x^2\mathrm{d}x$；　　(2) $\int_0^{\frac{\pi}{2}} x\mathrm{d}x$ ，$\int_0^{\frac{\pi}{2}} \sin x\mathrm{d}x$。

2. 证明下列不等式：

(1) $1 \leqslant \int_0^1 \mathrm{e}^{x^2}\mathrm{d}x \leqslant \mathrm{e}$；　　(2) $1 \leqslant \int_0^{\frac{\pi}{2}} \frac{\sin x}{x}\mathrm{d}x \leqslant \frac{\pi}{2}$。

3. 若 $f(x)$ 连续，求 $F'(x)$：

(1) $F(x) = \int_0^{x^2} f(t)\mathrm{d}t$；　　(2) $F(x) = \int_x^b f(t)\mathrm{d}t$；

(3) $F(x) = \int_x^{x^3} \mathrm{e}^{t^2}\mathrm{d}t$。

4. 求下列极限：

(1) $\lim\limits_{x\to 0}\frac{\int_0^x \cos t^2\mathrm{d}t}{x}$；　　(2) $\lim\limits_{x\to 0}\frac{\int_0^x 2t\cos t\mathrm{d}t}{1-\cos x}$。

5. 设 $f(x)$ 在$[0,+\infty)$ 连续且单调递增，求证：函数

$$F(x) = \frac{1}{x}\int_0^x f(t)\mathrm{d}t$$

在$(0,+\infty)$ 上连续且单调递增。

6. 计算下列定积分：

(1) $\int_0^{\pi} \cos^2 x\mathrm{d}x$；　　(2) $\int_0^a \sqrt{a^2-x^2}\,\mathrm{d}x\ (a>0)$；

(3) $\int_0^{\pi} \sqrt{1-\sin^2 x}\,\mathrm{d}x$；　　(4) $\int_0^a \frac{\mathrm{d}x}{x+\sqrt{a^2-x^2}}\ (a>0)$；

(5) $\int_{\frac{1}{\mathrm{e}}}^{\mathrm{e}} |\ln x|\,\mathrm{d}x$；　　(6) $\int_1^3 |x-2|\,\mathrm{d}x$ ；

(7) $\int_2^{10} \frac{\mathrm{d}x}{x\sqrt{x-1}}$；　　(8) $\int_0^4 x(x+\sqrt{x})\mathrm{d}x$；

(9) $\int_0^{\frac{\pi}{2}} \frac{\cos x}{1+\sin^2 x}\mathrm{d}x$；　　(10) $\int_{\frac{1}{2}}^1 \mathrm{e}^{\sqrt{2x-1}}\mathrm{d}x$；

(11) $\int_0^1 x\arctan x\mathrm{d}x$；　　(12) $\int_0^{2\pi} x^2\cos^2 x\mathrm{d}x$；

(13) $\int_{-1}^{1} \frac{x}{\sqrt{5-4x}}\,dx$；　　(14) $\int_{1}^{2} \frac{\ln x}{x}dx$。

7. 求下列极限：

(1) $\lim\limits_{n\to\infty}\sum\limits_{k=1}^{n} \frac{1}{n}\sin\frac{k\pi}{n}$；

(2) $\lim\limits_{n\to\infty}\left(\frac{1}{n}+\frac{1}{n+1}+\cdots+\frac{1}{2n}\right)$。

8. 已知 xe^x 为 $f(x)$ 的一个原函数，求 $\int_{0}^{1} xf'(x)\,dx$。

9. 设抛物线 $y^2 = x-1$，直线 $y = 2$ 与 x 轴和 y 轴所围成图形为 D，

(1) 求 D 的面积；

(2) 求 D 绕 x 轴旋转所成的旋转体的体积。

第 5 章

微分方程

在医药学和实际问题中常常需要弄清楚两个变量之间的变化关系，或者研究当一个变量变化时另一个变量的变化趋势，这都需要建立这两个变量之间的函数关系。但在较复杂的问题中，变量之间的函数关系常常无法直接得到。这时，结合具体问题，在一些理论和经验的基础上，可能可以找到问题中的变量及其导数之间的关系，也就是找到一个未知函数与其导数所满足的方程，称之为微分方程。然后通过求解这个方程得到变量之间的函数关系，或者对此方程进行数值计算和渐进形态研究，从而了解一个系统的发展变化规律。本章主要介绍微分方程的基本概念、几种常用的解法及其在医药学中的应用。

5.1 微分方程的基本概念

5.1.1 引例

例 5.1 一曲线通过点(1,2)，且在该曲线上任意点处的切线斜率为 $2x$，求这曲线的方程。

解 设所求曲线方程为 $y=y(x)$，根据导数的几何意义，有如下关系式

$$\frac{\mathrm{d}y}{\mathrm{d}x}=2x \tag{5.1.1}$$

在式两边积分，得

$$y=\int 2x\ \mathrm{d}x \quad 即 \quad y=x^2+C \tag{5.1.2}$$

其中 C 为任意常数。因为曲线通过点(1,2)，所以曲线方程还满足条件

$$y\big|_{x=1}=2 \tag{5.1.3}$$

将其代入式中，得 $C=1$。于是，所求曲线的方程为

$$y=x^2+1$$

例 5.2 镭的衰变规律 设镭的衰变速率与时刻 t 镭的量 $R(t)$ 成正比，且已知 $t=0$ 时，镭元素的量为 R_0，试确定在时刻 t 镭元素的量 $R(t)$。

解　由于镭元素的衰变率就是 $R(t)$ 对时间 t 的变化率 $\frac{\mathrm{d}R(t)}{\mathrm{d}t}$，根据题目给出的衰变规律，可以得到

$$\frac{\mathrm{d}R}{\mathrm{d}t}=-kR,\quad R(0)=R_0 \tag{5.1.4}$$

其中 $k>0$，是常数。上式右端的负号是由于函数 $R(t)$ 是随时间的增加而减少的，所以，它对时间的导数应该是负的。

由指数函数的求导公式可知，函数

$$R(t)=C\mathrm{e}^{-kt} \tag{5.1.5}$$

满足(5.1.4)方程，其中 C 为任意常数。为了使(5.1.5)中的函数满足 $R(0)=R_0$，只需选取常数 $C=R_0$ 即可。从而，我们得到镭元素的存量随时间变化的函数关系为

$$R(t)=R_0\mathrm{e}^{-kt} \tag{5.1.6}$$

(5.1.6)式表明，镭元素的量 $R(t)$ 是按指数规律衰减的。

从以上两个例子可以看出，求解这类问题，首先要建立含有未知函数的导数或微分的方程，然后设法求出这个未知函数。

5.1.2　微分方程的概念

定义 5.1　把含有未知函数及其导数或微分的方程称为**微分方程**。

上述例子中，(5.1.1)式和(5.1.4)中的方程就是两个简单的微分方程。又如

$$\frac{\mathrm{d}y}{\mathrm{d}x}=2xy^2,\ y\mathrm{d}x+x\mathrm{d}y=0,\ y''+3y'+2y=\mathrm{e}^x,\ y''+(y')^2=x$$

都是微分方程。

如果微分方程中的未知函数是一元函数，则称这种方程为**常微分方程**，其一般形式为

$$F(x,y',y'',\cdots,y^{(n)})=0$$

其中 x 为自变量，y 是未知函数。如果未知函数是多元函数，则方程称为**偏微分方程**。本章只讨论常微分方程。

定义 5.2　在一个微分方程中，未知函数的最高阶导数(或微分)的阶数，称为微分方程的**阶**。

例如，$\frac{\mathrm{d}y}{\mathrm{d}x}=2x$，$\frac{\mathrm{d}y}{\mathrm{d}x}=2xy$，$x\mathrm{d}y+y\mathrm{d}x=0$ 都是一阶微分方程，而 $y''+3y'+2y=0$，$2y''+(y')^2=x$ 都是二阶微分方程。

定义 5.3　满足微分方程的函数 $y=f(x)$ 称为微分方程的**解**。换句话说，如

果将函数 $y=f(x)$ 代入微分方程，能使它变为恒等式，那么，函数 $y=f(x)$ 就是该方程的解。

若微分方程的解中含有任意常数，而且独立的任意常数的个数与该微分方程的阶数相同，则称这样的解为该微分方程的**通解**。两个任意常数是独立的，是指它们不能通过运算合并成一个。

例如，对微分方程 $dy=2xdx$ 而言，$y=x^2+C$ 与 $y=x^2+1$ 都是它的解，而前者是该方程的通解；对微分方程 $y''+3y'+2y=2$ 而言，$y=1$ 和 $y=C_1e^{-x}+C_2e^{-2x}+1$ 都是它的解，而后者是方程的通解；对微分方程 $h''=g$ 而言，$h=C_2+C_1t+\frac{1}{2}gt^2$ 是其通解，而 $h=Ct+\frac{1}{2}gt^2$ 是它的解，但不是通解。

(5.1.2)式和(5.1.5)分别是微分方程的通解，描述了某个问题的一般规律，其图形为一簇曲线，对于特定的规律或情形，还需满足题意给出的初始条件，常称为**初值条件**。一般情况下，n 阶微分方程的初值条件有 n 个，就是当自变量 x 取 x_0 时，未知函数及其从一阶直到 $n-1$ 阶导数的值，即

$$y|_{x=x_0}=y_0,\ y'|_{x=x_0}=y_1,\cdots,y^{(n-1)}|_{x=x_0}=y_{n-1}$$

微分方程不含任意常数的解，称为**特解**。一般，它可以利用初值条件由通解确定出其中的任意常数后得到。例如，$y=x^2+1$ 是微分方程 $\frac{dy}{dx}=2x$ 满足初值条件 $y|_{x=1}=2$ 的特解；$R(t)=R_0e^{-kt}$ 是微分方程 $\frac{dR}{dt}=-kR$ 满足初值条件 $R(0)=R_0$ 的特解。

通常，利用微分方程解决实际问题时，不但要列出微分方程，而且常常需要给出相应的初值条件，这样才能得到符合实际问题的微分方程的特解。求微分方程的解的过程，叫做**解微分方程**。

5.1.3　微分方程解的几何意义

微分方程的解是一个函数 $y=f(x)$，它在几何上表示平面上的曲线，称它为微分方程的积分曲线。通解中含有任意常数，所以它的几何图形是一簇积分曲线。例 5.1 中，方程的通解为 $y=x^2+C$，它表示的曲线是一簇抛物线，其中任意一条曲线上点 (x,y) 处的切线斜率都为 $2x$（见图 5.1）。

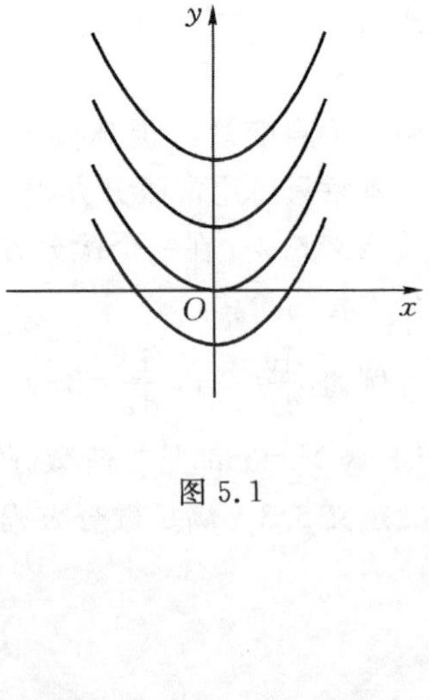

图 5.1

5.2　一阶线性微分方程

未知函数及其导数都是一次的一阶微分方程称为**一阶线性微分方程**。

它的一般形式

$$y' + P(x)y = Q(x) \tag{5.2.1}$$

其中 $P(x)$,$Q(x)$都是已知函数。如果 $Q(x)\equiv 0$,则方程称为**一阶线性齐次微分方程**;如果 $Q(x)$不恒为零,则称为**一阶线性非齐次微分方程**。

5.2.1　一阶线性齐次微分方程

一阶线性齐次微分方程的一般形式为

$$y' + P(x)y = 0 \tag{5.2.2}$$

求解的基本思路是对它进行恒等变形,使左边变成某个函数的导函数,然后在等式两端积分,得出它的解。先看一个具体的例子。

例 5.3　求线性齐次方程

$$y'+y=0$$

的通解。

解　给方程两边同乘以 e^x,得

$$y'\mathrm{e}^x+y\mathrm{e}^x=0$$

由于$(y\mathrm{e}^x)'=y'\mathrm{e}^x+y\mathrm{e}^x$,且 $\mathrm{e}^x\neq 0$,所以,原方程等价于方程

$$(y\mathrm{e}^x)'=0$$

故,$y\mathrm{e}^x=C$,其中 C 是任意常数。从而,原方程的解为

$$y=C\mathrm{e}^{-x}$$

由上述例子可以看出,只要对(5.2.2) 式两边乘以适当的函数,就可以将其左边合并成某一函数的导数。根据我们求导的经验,对两边同乘以函数 $\mathrm{e}^{\int P(x)\,\mathrm{d}x}$ 后得

$$y'\mathrm{e}^{\int P(x)\,\mathrm{d}x} + P(x)y\mathrm{e}^{\int P(x)\,\mathrm{d}x} = 0$$

即

$$(y\mathrm{e}^{\int P(x)\,\mathrm{d}x})' = 0$$

对上式两边积分,整理得,(5.2.2)式的通解为

$$y = C\mathrm{e}^{-\int P(x)\,\mathrm{d}x} \tag{5.2.3}$$

(5.2.3)就是一阶线性齐次微分方程(5.2.2)的通解。

5.2.2 一阶线性非齐次微分方程

对非齐次方程,我们可以通过两种方法来求它的通解。第一种方法是:根据求解线性齐次方程的经验，在方程两边同乘以函数 $e^{\int P(x)\,dx}$，得

$$y' e^{\int P(x)\,dx} + P(x) y e^{\int P(x)\,dx} = Q(x) e^{\int P(x)\,dx}$$

整理后得

$$\left(y e^{\int P(x)\,dx}\right)' = Q(x) e^{\int P(x)\,dx}$$

两边积分,再整理即可得到(5.2.1)的通解为

$$y = e^{-\int P(x)\,dx}\left(\int Q(x) e^{\int P(x)\,dx}\,dx + C\right) \tag{5.2.4}$$

其中 C 是任意常数。

第二种方法就是先求出(5.2.1)对应的齐次方程(5.2.2)的通解,再把通解中的任意常数 C 换成一个待定函数 $u(x)$,即令

$$y = u(x) e^{-\int P(x)\,dx} \tag{5.2.5}$$

计算 y 的导数得

$$y' = u'(x) e^{-\int P(x)\,dx} - P(x) u(x) e^{-\int P(x)\,dx}$$

把 y 和 y' 代入(5.2.1)整理得待定函数 $u(x)$ 所满足的方程为

$$u'(x) = Q(x) e^{\int P(x)\,dx}$$

再积分得

$$u(x) = C + \int Q(x) e^{\int P(x)\,dx}\,dx$$

将 $u(x)$ 代入(5.2.5)即可得到(5.2.1)的通解的计算公式(5.2.4)。

第一种方法中,由于通过给两边同乘以函数 $\mu(x) = e^{\int P(x)\,dx}$,使其左边变成了一个函数的导数,我们称这种方法为**积分因子法**,$\mu(x)$ 称为**积分因子**。第二种方法是将齐次方程通解中的常数变为函数,代入方程后确定出此函数,从而得到非齐次方程的特解,这种方法称为**常数变易法**。

将式(5.2.4)改写成两项之和

$$y = Ce^{-\int P(x)\,dx} + e^{-\int P(x)\,dx}\int Q(x) e^{\int P(x)\,dx}\,dx$$

不难看出,上式右端第一项是对应的线性齐次方程的通解,第二项是线性非齐次方程(5.2.1)的一个特解。

由此可见,一阶线性非齐次方程的通解等于对应的线性齐次方程的通解与线

性非齐次方程的一个特解之和，这是一阶线性非齐次方程通解的结构。

例 5.4　求微分方程 $y'\cos x+y\sin x=1$ 的通解。

解法 1　原方程可化为

$$y'+y\tan x=\sec x$$

用常数变易法，先求 $y'+y\tan x=0$ 的通解。

该方程的积分因子为

$$\mu(x)=\mathrm{e}^{\int\tan x\,\mathrm{d}x}=\sec x$$

在齐次方程两边同乘以 $\sec x$，得

$$y'\sec x+y\sec x\tan x=0$$

两边积分，得　　$y\sec x=C_1$

故　　$y=C_1\cos x$

变换常数 C_1，令 $y=u(x)\cos x$ 为原方程的解，则

$$y'=u'(x)\cos x-u(x)\sin x$$

把 y,y' 代入原方程，得

$$(u'(x)\cos x-u(x)\sin x)+u(x)\cos x\tan x=\sec x$$

整理得　　$u'(x)=\sec^2 x$

于是　　$u(x)=\tan x+C$

把 $u(x)=\tan x+C$ 代入 $y=u(x)\cos x$ 中，得到该非齐次方程的通解

$$y=(\tan x+C)\cos x=\sin x+C\cos x$$

解法 2　利用通解公式求解，这时必须把方程化成标准形式。

$$y'+y\tan x=\sec x$$

则　$P(x)=\tan x$，$Q(x)=\sec x$，故

$$\begin{aligned}y&=\mathrm{e}^{-\int P(x)\,\mathrm{d}x}\left(\int Q(x)\mathrm{e}^{\int P(x)\,\mathrm{d}x}\,\mathrm{d}x+C\right)\\&=\mathrm{e}^{-\int\tan x\,\mathrm{d}x}\left(\int\sec x\,\mathrm{e}^{\int\tan x\,\mathrm{d}x}\,\mathrm{d}x+C\right)\\&=\cos x\left(\int\sec^2 x\,\mathrm{d}x+C\right)\\&=(\tan x+C)\cos x\end{aligned}$$

例 5.5　求微分方程 $\frac{\mathrm{d}y}{\mathrm{d}x}=\frac{y}{2x-y^2}$ 的通解。

解　观察这个方程可知，它不是未知函数 y 的线性微分方程，因为自变量和因变量可以互换，所以我们可以把 x 看作因变量，y 看作自变量。

变形得

$$\frac{dx}{dy}=\frac{2x-y^2}{y} \quad 即 \quad \frac{dx}{dy}-\frac{2}{y}x=-y$$

先求它所对应的齐次方程 $\frac{dx}{dy}=\frac{2}{y}x$ 的通解为 $x=\bar{c}y^2$，再用常数变易法可以求出原方程的通解为

$$x=y^2(C-\ln|y|)$$

例 5.6 如果 $f(x)$ 满足$\int_0^x tf(t)\,dt=f(x)+x^2$，求 $f(x)$。

解 利用变上限积分函数的性质，方程两边对 x 求导，得 $xf(x)=f'(x)+2x$，且 $f(0)=0$，记 $y=f(x)$，有

$$y'-xy=-2x$$

是一阶线性非齐次微分方程，从而

$$\begin{aligned} y&=e^{\int x\,dx}\left(\int(-2x)e^{-\int x\,dx}\,dx+C\right) \\ &=e^{\frac{1}{2}x^2}\left(\int(-2x)e^{-\frac{1}{2}x^2}\,dx+C\right) \\ &=2+Ce^{\frac{1}{2}x^2} \end{aligned}$$

又 $y|_{x=0}=0$，可得 $C=-2$，从而得

$$f(x)=2-2e^{\frac{1}{2}x^2}$$

5.2.3 伯努利方程

形如

$$y'+P(x)y=Q(x)y^\alpha \tag{5.2.6}$$

称为**伯努利(Bernoulli)方程**。它可以化为线性方程来求解。当 $\alpha=0$ 时，式(5.2.6)本身就是线性方程；当 $\alpha=1$ 时，式(5.2.6)就是线性齐次方程。

当 $\alpha\neq0,1$ 时，对方程两边同乘以 $y^{-\alpha}$，并令 $z=y^{1-\alpha}$，将方程(5.2.6)化为

$$z'+(1-\alpha)P(x)z=(1-\alpha)Q(x) \tag{5.2.7}$$

式(5.2.7)关于新变量 z 是线性方程，可利用线性方程的求解方法求得 z，最后求出 y。

例 5.7 求初值问题

$$\frac{dy}{dx}=\frac{y}{2x}+\frac{x^2}{2y},\ y(1)=1$$

的解。

解 这是一个伯努利方程，$\alpha=-1$。两边同乘以 $2y$，得

$$2y\frac{\mathrm{d}y}{\mathrm{d}x}=\frac{y^2}{x}+x^2$$

令 $z=y^2$ 带入后得

$$\frac{\mathrm{d}z}{\mathrm{d}x}-\frac{z}{x}=x^2$$

这已经是线性方程，利用公式得它的通解为

$$z=Cx+\frac{1}{2}x^3$$

将 $z=y^2$ 代入，得

$$y^2=Cx+\frac{1}{2}x^3$$

利用初始条件求出积分常数再解出 y，得原初值问题的解为

$$y=\sqrt{\frac{1}{2}(x+x^3)}$$

5.3　可分离变量的方程

这一节里，我们介绍另一类可以用初等积分法求解的方程——可分离变量的方程。如果一个一阶微分方程可以化为形如

$$y'=f(x)g(y) \tag{5.3.1}$$

的形式，则称该方程是**可分离变量的微分方程**，其中 $f(x)$，$g(y)$ 都是连续函数。可分离变量方程的特点是，方程的右边是两个一元函数的乘积。

5.3.1　可分离变量方程的求解

这类方程的解法是：首先把方程改写成

$$\frac{\mathrm{d}y}{g(y)}=f(x)\,\mathrm{d}x\quad (g(y)\neq 0)$$

这样变量 x 和变量 y 就被“分离”开来了，然后两边积分

$$\int\frac{\mathrm{d}y}{g(y)}=\int f(x)\,\mathrm{d}x+C \tag{5.3.2}$$

这里，我们把不定积分的任意常数明确写出来了，而把 $\int\frac{\mathrm{d}y}{g(y)}$ 和 $\int f(x)\,\mathrm{d}x$ 分别理解成 $\frac{1}{g(y)}$ 和 $f(x)$ 的原函数。由此确定的函数 $y=\varphi(x,C)$ 就是方程的通解。在许多情况下，不一定能从式(5.3.2) 明确地解出 $y=\varphi(x,C)$，这时式(5.3.2) 可

以理解成方程(5.3.1)的隐式解。

例 5.8 求微分方程$(y-1)\,dx-(xy-y)\,dy=0$的通解。

解 将方程分离变量为

$$\frac{y}{y-1}\,dy=\frac{1}{x-1}\,dx$$

两边积分得

$$\int\frac{y}{y-1}\,dy=\int\frac{1}{x-1}\,dx$$

$$y+\ln|y-1|=\ln|x-1|+C \quad (C\text{为任意常数})$$

这个解,就是方程的隐式通解,在此没有必要再进行化简。

注:在求方程(5.3.1)通解的表达式时,我们假定$g(y)\neq0$。在许多方程中,$g(y)$在某些点等于零,例如,在上面这个例子中,当$y=1$时,$g(y)=\frac{y-1}{y}=0$。此时,方程两边同除以$g(y)$时,会引起“丢根”现象。例如,$y=1$显然是上述微分方程的解,但是这个解无法通过在通解表达式中恰当选择常数C而得到,所以,还必须考虑$g(y)=0$的情况。

若$g(y^*)=0$,则容易验证,$y\equiv y^*$是方程(5.3.1)的解,我们称这种解为方程(5.3.1)的**常数解**。严格说来,在解方程(5.3.1)时还应该考虑它是否有常数解。

在以下的例子中,为了简单起见我们不再讨论$g(y)=0$的情形。求解过程都看作在$g(y)\neq0$的情况下求解。

例 5.9 求微分方程$\frac{dy}{dx}-y\sin x=0$的通解。

解 将方程分离变量,得到 $\frac{dy}{y}=\sin x\,dx$

两边积分,即得$\int\frac{dy}{y}=\int\sin x\,dx$

$$\ln|y|=\cos x+C_1\text{或}\ |y|=e^{\cos x+C_1},\text{所以}\ y=\pm e^{C_1}e^{\cos x}$$

即 $y=Ce^{\cos x}$ (令$C=\pm e^{C_1}$)

因而方程的通解为 $y=Ce^{\cos x}$ (C为任意常数)

例 5.10 求方程$\frac{dy}{dx}=\frac{y+1}{x-1}$的解。

解 分离变量后得 $\frac{dy}{y+1}=\frac{dx}{x-1}$

两边积分得 $\ln|y+1|=\ln|x-1|+C_1$

$$|y+1| = e^{C_1}|x-1|$$

$$y+1 = \pm e^{C_1}(x-1) \qquad (令\ C = \pm e^{C_1})$$

$$y = C(x-1)-1$$

为方便起见，以后在解微分方程的过程中，如果积分后出现对数，都可以作下述的处理，其结果是一样的。以例 5.10 为例叙述如下：

分离变量后得　$\dfrac{dy}{y+1} = \dfrac{dx}{x-1}$

两边积分得　$\ln|y+1| = \ln|x-1| + \ln|C|$

故解为　$y+1 = C(x-1)$

$$y = C(x-1)-1 \qquad (C\ 为任意常数)$$

这样就简便多了。

5.3.2　齐次方程

有的微分方程不是可分离变量的，但通过适当的变量变换后，得到关于新变量的可分离变量方程，然后用以上的方法求解这些方程。

形如

$$\frac{dy}{dx} = f\left(\frac{y}{x}\right) \tag{5.3.3}$$

的微分方程称为**齐次方程**。

例如：

$$y' = \frac{x+y}{x-y}, \qquad y' = \frac{y}{x} + \tan\frac{y}{x}$$

等都是齐次型方程。

现在介绍形如(5.3.3)的齐次型方程的解法。

引入新的变量 u，令 $u = \dfrac{y}{x}$（这样 u 就是关于 x 的函数），则 $y = ux$，两边同时对 x 求导数得

$$\frac{dy}{dx} = u + x\frac{du}{dx}$$

代入方程(5.3.3)得

$$u + x\frac{du}{dx} = f(u)$$

再分离变量，得

$$\frac{du}{f(u)-u} = \frac{1}{x}\,dx$$

两端分别积分后得

$$\int \frac{du}{f(u)-u} = \ln|x| + C$$

假设它的解表示为 $u=\varphi(x,C)$，再用 $\frac{y}{x}$ 代替 u，便得到方程(5.3.3) y 关于 x 的通解。

例 5.11　求微分方程 $xy'=y(1+\ln y-\ln x)$ 的通解。

解　将方程化为齐次方程的形式

$$\frac{dy}{dx}=\frac{y}{x}\left(1+\ln\frac{y}{x}\right)$$

令 $u=\frac{y}{x}$，则方程化为

$$u+x\frac{du}{dx}=u(1+\ln u)$$

分离变量后，得

$$\frac{du}{u\ln u}=\frac{1}{x}dx$$

两边积分，得

$$\ln\ln u=\ln x+\ln C$$

即　　$\ln u=Cx$，$u=e^{Cx}$　　（C 为任意常数）

代回原来的变量，得通解

$$y=xe^{Cx}$$

例 5.12　求方程 $x\frac{dy}{dx}+2\sqrt{xy}=y\,(x<0)$ 的通解。

解　首先将方程进行变形，化为比较熟悉的形式。方程的两边同时除以 x，得

$$\frac{dy}{dx}-2\sqrt{\frac{y}{x}}=\frac{y}{x}\ (x<0)$$

令 $u=\frac{y}{x}$，将 $\frac{dy}{dx}=u+x\frac{du}{dx}$ 代入以上方程，得 $x\frac{du}{dx}=2\sqrt{u}$

分离变量得　　$\frac{dx}{2\sqrt{u}}=\frac{1}{x}dx$

两边积分得　　$\sqrt{u}=\ln(-x)+\ln C$

即　　$u=\ln^2(-Cx)$

再代回原来的变量，得到原方程的解

$$y=x\ln^2(-Cx)，C>0 \text{ 为任意常数}$$

5.4　可降阶的微分方程

二阶及二阶以上的微分方程,统称为高阶微分方程。一般的高阶微分方程没有普遍的解法,对于一些特殊类型的高阶方程,可以设法将它们转化为较低阶的方程来求解。本节介绍几种特殊类型的高阶微分方程的解法。

5.4.1　$y^{(n)}=f(x)$型方程

形如

$$y^{(n)}=f(x) \tag{5.4.1}$$

的微分方程的右端是仅含 x 的函数,方程(5.4.1)只要通过连续 n 次积分就可以得到通解。

例 5.13　求微分方程 $y''=\ln x+x$ 的通解。

解　逐项积分,先第一次积分得

$$y'=\int(\ln x+x)\,\mathrm{d}x=x\ln x-\int x\mathrm{d}\ln x+\frac{1}{2}x^2+C_1=x\ln x-x+\frac{1}{2}x^2+C_1$$

再进行一次积分得

$$\begin{aligned}y&=\int\left(x\ln x-x+\frac{1}{2}x^2+C_1\right)\mathrm{d}x\\&=\frac{1}{2}\int\ln x\,\mathrm{d}x^2-\frac{1}{2}x^2+\frac{1}{6}x^3+C_1x\\&=\frac{1}{2}x^2\ln x-\frac{1}{2}\int x^2\mathrm{d}\ln x-\frac{1}{2}x^2+\frac{1}{6}x^3+C_1x\\&=\frac{1}{2}x^2\ln x-\frac{3}{4}x^2+\frac{1}{6}x^3+C_1x+C_2\quad(C_1,C_2\text{ 为任意常数})\end{aligned}$$

5.4.2　不显含未知函数 y 的方程

形如

$$y''=f(x,y') \tag{5.4.2}$$

的二阶微分方程,其特点是不显含未知函数 y。方程的解法如下:

令 $y'=p(x)$($p(x)$为新的未知函数),则 $y''=\frac{\mathrm{d}p}{\mathrm{d}x}$代入原方程得到一个关于变量 p 与 x 的一阶微分方程

$$\frac{\mathrm{d}p}{\mathrm{d}x}=f(x,p)$$

用一阶微分方程的解法求出它的解，假设它的通解为

$$p=\varphi(x,C_1)$$

再代回原来的变量，得

$$\frac{\mathrm{d}y}{\mathrm{d}x}=\varphi(x,C_1)$$

再对两边积分，便得方程(5.4.2)的通解

$$y=\int\varphi(x,C_1)\,\mathrm{d}x+C_2$$

例 5.14　求微分方程 $y''-y'=\mathrm{e}^x+1$ 的通解。

解　令 $y'=p$，则 $y''=p'$ 代入原方程有

$$p'-p=\mathrm{e}^x+1$$

这是 p 关于 x 的一阶线性非齐次方程，用前面的知识可以求出它的通解为

$$p=\mathrm{e}^x(x-\mathrm{e}^{-x}+C)$$

代回原变量，得

$$\begin{aligned}y&=\int\mathrm{e}^x(x-\mathrm{e}^{-x}+C)\,\mathrm{d}x\\&=x\mathrm{e}^x+C_1\mathrm{e}^x-x+C_2\quad(\text{其中 } C_1=C-1, C_2 \text{ 都是任意常数})\end{aligned}$$

例 5.15　求满足 $x^2y''-(y')^2=0$ 的过点(1,0)且在该点与直线 $y=x+1$ 相切的积分曲线 $y=f(x)$。

解　分析一下，根据题意，就是首先求方程的通解，它的几何意义就是平面上的积分曲线簇，再求满足初值条件的特解。$x^2y''-(y')^2=0$ 是不显含 y 的，故令 $y'=p$，将 $y''=p'$ 代入方程得：$x^2p'-p^2=0$，解得

$$p^{-1}=x^{-1}+C_1$$

又因为它和直线 $y=x+1$ 在(1,0)处相切，所以在该点处的导数等于 1，即有 $y'|_{x=1}=p|_{x=1}=1$ 的初值条件，从而可得 $C_1=0$。所以

$$y'=p=x$$

可解出

$$y=\frac{1}{2}x^2+C$$

又因为该曲线经过(1,0)点，所以可以解得 $C=-\frac{1}{2}$，即所求的曲线方程是

$$y=\frac{1}{2}x^2-\frac{1}{2}$$

5.4.3　不显含自变量 x 的方程

形如

$$y'' = f(y, y') \tag{5.4.3}$$

的二阶微分方程的特点是不明显含有自变量 x。其解法是：

令 $y' = p(y)$，并将 y 看作自变量，

则
$$y'' = \frac{\mathrm{d}y'}{\mathrm{d}x} = \frac{\mathrm{d}p}{\mathrm{d}x} = \frac{\mathrm{d}p}{\mathrm{d}y}\frac{\mathrm{d}y}{\mathrm{d}x} = p\frac{\mathrm{d}p}{\mathrm{d}y}$$

代回原方程后，得到 p 关于 y 的一阶微分方程

$$p\frac{\mathrm{d}p}{\mathrm{d}y} = f(y, p) \tag{5.4.4}$$

用一阶微分方程的解法便可以求得方程(5.4.4)的通解，并设它为

$$p = \varphi(y, C_1), \qquad 即\frac{\mathrm{d}y}{\mathrm{d}x} = \varphi(y, C_1)$$

分离变量，得

$$\frac{\mathrm{d}y}{\varphi(y, C_1)} = \mathrm{d}x$$

再积分，得方程(5.4.4)的通解为

$$\int\frac{\mathrm{d}y}{\varphi(y, C_1)} = x + C_2$$

例 5.16　求方程 $yy'' - 2(y')^2 = 0$ 的通解。

解　令 $y' = p(y)$，则 $y'' = p'\frac{\mathrm{d}p}{\mathrm{d}y}$ 代入原方程得：$yp\frac{\mathrm{d}p}{\mathrm{d}y} = 2p^2$，分离变量后得：$\frac{\mathrm{d}p}{p} = \frac{2}{y}\mathrm{d}y$，解得，$p = C_1 y^2$。

再代入原变量替换 $y' = p(y)$，得 $y' = C_1 y^2$，所以原方程的通解为

$$y = \frac{1}{3}C_1 y^3 + C_2$$

5.5　二阶线性微分方程解的结构

本节将讨论二阶线性微分方程的解法。

定义 5.4　形如

$$y'' + p(x)y' + q(x)y = f(x) \tag{5.5.1}$$

的微分方程，称为**二阶线性微分方程**。其中 $p(x)$，$q(x)$，$f(x)$是 x 的已知连续函数。

二阶线性微分方程(5.5.1)的特点是，方程左边的表达式关于 y，y'，y''都是一次的，所以称为线性微分方程。

若 $f(x)\equiv 0$，则方程变为

$$y''+p(x)y'+q(x)y=0 \tag{5.5.2}$$

称方程(5.5.2)为**二阶线性齐次微分方程**；若 $f(x)$ 不恒等于零，称方程(5.5.1)为**二阶线性非齐次微分方程**，并称方程(5.5.2)为对应于线性非齐次方程的线性齐次方程。如果系数 $p(x)$，$q(x)$ 都是常数，称方程(5.5.1)、(5.5.2)为**二阶常系数线性微分方程**。

5.5.1　二阶线性齐次微分方程解的结构

定理 5.1　若 y_1，y_2 是二阶线性齐次微分方程(5.5.2)的两个解，则 $y=y_1+y_2$ 也是方程(5.5.2)的解。

定理 5.2　若 y_1 是二阶线性齐次微分方程(5.5.2)的一个解，则 $y=Cy_1$ 也是方程(5.5.2)的解。

定理 5.3(叠加原理)　若 y_1，y_2 是二阶线性齐次微分方程(5.5.2)的两个解，则 $y=C_1y_1+C_2y_2$ 仍是方程(5.5.2)的解。

以上 C，C_1，C_2 均为任意常数。以上三个定理都可以通过代入法去进行验证，留给读者自己练习。但必须指出，定理 5.3 中 $y=C_1y_1+C_2y_2$ 是线性齐次方程(5.5.2)的解，又由于含有两个任意常数 C_1，C_2，它是不是方程(5.5.2)的通解呢？回答是否定的，因为根据通解的定义，只有当 C_1，C_2 这两个常数相互独立时才是方程(5.5.2)的通解。

例如，方程 $\frac{d^2y}{dx^2}+2\frac{dy}{dx}-1=0$ 有两个解 $y_1=e^x$，$y_2=2e^x$ 但是 $y=C_1e^x+2C_2e^x$ 是它的解而不是它的通解。

y_1，y_2 在满足什么样的条件下，才能使得 C_1，C_2 相互独立呢？也即是说使得 $y=C_1y_1+C_2y_2$ 是方程(5.5.2)的通解呢？为此引入两个函数线性相关与线性无关的概念。

定义 5.5　设函数 $y_1(x)$ 和 $y_2(x)$ 是定义在区间 (a,b) 内的函数，如果存在两个不全为零的常数 C_1，C_2，使得 $C_1y_1+C_2y_2\equiv 0$ 对 $\forall x\in(a,b)$ 都成立，则称函数 $y_1(x)$ 与 $y_2(x)$ 在区间 (a,b) 内**线性相关**，否则称函数 $y_1(x)$ 与 $y_2(x)$ 在区间 (a,b) 内**线性无关**。

例如，函数 $y_1=\cos x$，$y_2=2\cos x$，在任何区间内都是线性相关的；又如 $\cos^2 x$ 与 $\sin^2 x-1$ 在任何区间内也是线性相关的；函数 e^x 与 $\sin x$，函数 x 与 x^2 在任何区间内都是线性无关的。

由定义容易明白，两个函数 $y_1(x)$ 和 $y_2(x)$ 在区间 (a,b) 内线性无关的充要条

件是:在(a,b)内其中任何一个都不是另一个的倍数。这是判断两个函数在区间内是否线性相关的一种简便方法。

例如,函数 $y_1=e^{2x}$,$y_2=2e^x$,因为,$\frac{y_1}{y_2}=\frac{e^{2x}}{2e^x}=\frac{1}{2}e^x$ 不恒为常数,所以 y_1 与 y_2 在$(-\infty,+\infty)$内线性无关。

定理 5.4(通解结构定理)　若 y_1,y_2 是二阶线性齐次方程(5.5.2)的两个线性无关的解,则 $y=C_1y_1+C_2y_2$ 是该方程的通解,其中 C_1,C_2 为任意常数。

此定理的证明从略,由定理 5.4 可以看出,对于二阶线性齐次微分方程,只要求得它的两个线性无关的特解,就可以求得它的通解。例如方程 $y''-y=0$ 是一个二阶线性齐次方程,容易看出 $y_1=e^x$,$y_2=e^{-x}$都是它的解,且 $y_1/y_2=e^{2x}\neq$ 常数,即 y_1,y_2 是线性无关的,因此 $y=C_1e^x+C_2e^{-x}$是方程 $y''-y=0$ 的通解。

5.5.2　二阶线性非齐次微分方程解的结构

以上讨论了二阶线性齐次方程的通解结构,在 5.2 节也讨论了一阶线性非齐次微分方程的通解,是对应的齐次方程的通解和它本身一个特解的和。本节我们讨论关于二阶线性非齐次方程的通解结构问题。

首先给出两条性质:

性质 1　若 y 是方程(5.5.2)的解,而 y^* 是方程(5.5.1)的解,则 $y+y^*$ 也是方程(5.5.1)的解。

性质 2　若 y_1,y_2 都是方程(5.5.1)的解,则 y_1-y_2 是方程(5.5.2)的解。

以上两条性质可以表述成:**非齐次方程的解与对应的齐次方程的解的和仍然是非齐次方程的解;非齐次方程的两个解的差是对应的齐次方程的解。**

两条性质都可以用代入法去验证,留做练习。

定理 5.5　若 y^* 是二阶线性非齐次方程(5.5.1)的一个特解,$Y=c_1y+c_2y_2$ 是方程(5.5.1)对应的线性齐次方程(5.5.2)的通解,则 $y=Y+y^*$ 是方程(5.5.1)的通解。

证　因为 y^* 与 Y 分别是方程(5.5.1)和(5.5.2)的解,所以有

$$(y^*)''+p(x)(y^*)'+q(x)y^*=f(x)$$

$$Y''+p(x)Y'+q(x)Y=0$$

又因为　$y'=Y'+y^{*'}$,$y''=Y''+y^{*''}$,所以有

$$\begin{aligned}&y''+p(x)y'+q(x)y\\&=(Y''+y^{*''})+p(x)(Y'+y^{*'})+q(x)(Y+y^*)\\&=(Y''+p(x)Y'+q(x)Y)+(y^{*''}+p(x)y^{*'}+q(x)y^*)\end{aligned}$$

$$= f(x)$$

这说明 $y=Y+y^*$ 是方程(5.5.1)的解，又因为 Y 是方程(5.5.2)的通解，Y 中含有两个独立的任意常数，所以 $y=Y+y^*$ 中也含有两个独立的任意常数，从而它是方程(5.5.1)的通解。

定理 5.5 给出了二阶线性非齐次方程的通解结构，因此找二阶线性非齐次方程的一个特解成了求它通解的关键。

例 5.17　已知某个二阶线性非齐次微分方程的三个解为 $y_1=3$，$y_2=x+3$ 和 $y_3=e^x+x+3$，求它的通解。

解　因为 $y_2-y_1=x$ 和 $y_3-y_2=e^x$ 为原方程所对应的线性齐次微分方程的两个线性无关的解，由 $y_1=3$ 是原方程的一个特解，所以，原方程的通解为

$$y=3+C_1x+C_2e^x$$

在下节我们专门讨论二阶常系数线性微分方程的解法，为此在这里再介绍几个常用公式及性质。

欧拉(Euler)公式：

设 $K=\alpha+i\beta$ 是任意复数，α,β 是实数，而 t 是任意的实变量，则

$$e^{Kt}=e^{(\alpha+i\beta)t}=e^{\alpha t}(\cos\beta t+i\sin\beta t)$$

并可以推出

$$\cos\beta t=\frac{1}{2}(e^{i\beta t}+e^{-i\beta t})\ ,\sin\beta t=\frac{1}{2i}(e^{i\beta t}-e^{-i\beta t})$$

定理 5.6　若二阶线性非齐次方程为

$$y''+p(x)y'+q(x)y=f_1(x)+f_2(x)$$

而 y_1^*，y_2^* 分别是如下两个方程

$$y''+p(x)y'+q(x)y=f_1(x) \quad 和 \quad y''+p(x)y'+q(x)y=f_2(x)$$

的特解，则 $y_1^*+y_2^*$ 是该方程的特解。

定理 5.7　若方程

$$y''+p(x)y'+q(x)y=f_1(x)+if_2(x)$$

有复函数解 $y=y_1+iy_2$，其中 i 是虚数单位，$p(x)$，$q(x)$，y_1，y_2，$f_1(x)$，$f_2(x)$都是实值函数；则解的实部 y_1 与虚部 y_2 分别是方程

$$y''+p(x)y'+q(x)y=f_1(x) \quad 和 \quad y''+p(x)y'+q(x)y=f_2(x)$$

的解。

定理 5.6 和定理 5.7 都可用代入法去进行证明，证明从略。

5.6　二阶常系数线性微分方程

形如

$$y'' + py' + qy = f(x) \tag{5.6.1}$$

的方程称为**二阶常系数线性微分方程**(其中 p,q 均为常数,$f(x)$为连续函数)。

当 $f(x)\equiv 0$ 时,得

$$y'' + py' + qy = 0 \tag{5.6.2}$$

称为**二阶常系数线性齐次微分方程**。

当 $f(x)$不恒为零时,称方程(5.6.1)为**二阶常系数线性非齐次微分方程**,这里,$f(x)$称为自由项,或非齐次项。

5.6.1　二阶常系数齐次微分方程

我们讨论二阶常系数线性齐次微分方程(5.6.2)的求解方法。

首先,函数 $e^{\lambda x}$(λ 为常数)求任意阶导数都是 $e^{\lambda x}$ 的倍数,且方程(5.6.2)又具有线性和常系数的特点,因而有可能选择适当的 λ 值,使得 $e^{\lambda x}$ 满足方程(5.6.2)。故可设方程的解为 $y=e^{\lambda x}$ 的形式,代入方程(5.6.2),来确定 λ。

其次,根据齐次线性微分方程解的结构定理知道,只要找出方程(5.6.2)的两个线性无关的特解 y_1 与 y_2,即可得方程(5.6.2)的通解 $y=c_1y_1+c_2y_2$。如何求出方程(5.6.2)的两个线性无关的解呢?

为此我们试用 $y=e^{\lambda x}$ 作方程的解(λ 是待定常数),将它代入方程(5.6.2),看 λ 应满足什么样的条件?

将 $y=e^{\lambda x}$,$y'=\lambda e^{\lambda x}$,$y''=\lambda^2 e^{\lambda x}$ 代入方程得

$$e^{\lambda x}(\lambda^2+p\lambda+q)=0$$

由于对任意的 λ,总有 $e^{\lambda x}\neq 0$,从而有

$$\lambda^2 + p\lambda + q = 0 \tag{5.6.3}$$

也就是说,只要 λ 是代数方程(5.6.3)的根,那么 $y=e^{\lambda x}$ 就是微分方程(5.6.2)的解。于是微分方程(5.6.2)的求解问题,就转化为求代数方程(5.6.3)的根的问题,代数方程(5.6.3)称为微分方程(5.6.2)的**特征方程**。

特征方程(5.6.3)是一个关于 λ 的二次方程,我们把代数方程(5.6.3)的根称为微分方程的**特征根**。

根据特征方程(5.6.3)不同的特征根的情形,我们来讨论与它相应的微分方程(5.6.2)的解的不同情况。这样一来,我们将微分方程的求解问题就转化为代数问

题进行解决。

(1)当 $p^2-4q>0$ 时,特征方程有两个不相等的实根 λ_1 及 λ_2,即 $\lambda_1\neq\lambda_2$,此时方程(5.6.2)对应有两个特解为:$y_1=e^{\lambda_1 x}$ 与 $y_2=e^{\lambda_2 x}$。又因为

$$\frac{y_1}{y_2}=\frac{e^{\lambda_1 x}}{e^{\lambda_2 x}}=e^{(\lambda_1-\lambda_2)x}\neq\text{常数}$$

即 y_1,y_2 线性无关,根据齐次方程解的结构定理,方程(5.6.2)的通解为

$$y=C_1e^{\lambda_1 x}+C_2e^{\lambda_2 x}(C_1,,C_2\text{ 为任意常数})$$

(2)当 $p^2-4q=0$ 时,特征方程有两个相等的实根 $\lambda_1=\lambda_2=-\frac{p}{2}=\lambda$,这时只得到方程(5.6.2)的一个特解 $y_1=e^{\lambda x}$,还需要找与 y_1 线性无关的另一个解 y_2。为此设$\frac{y_2}{y_1}=u(x)$(不是常数),其中 $u(x)$为待定函数,假设 y_2 是方程(5.6.2)的解,则

$$y_2=u(x)y_1=u(x)e^{\lambda x}$$

因为
$$y_2{}'=e^{\lambda x}(u'+\lambda u)$$
$$y_2{}''=e^{\lambda x}(u''+2\lambda u'+\lambda^2u)$$

将 $y_2,y_2{}',y_2{}''$代入方程(5.6.2)得

$$e^{\lambda x}((u''+2\lambda u'+\lambda^2u)+p(u'+\lambda u)+qu)=0$$

对任意的 λ, $e^{\lambda x}\neq0$

即
$$u''+(2\lambda+p)u'+(\lambda^2+p\lambda+q)u=0$$

因为 λ 是特征方程的重根,故 $\lambda^2+p\lambda+q=0,2\lambda+p=0$,于是得 $u''=0$,取满足该方程的最简单的不为常数的函数 $u=x$,从而

$$y_2=xe^{\lambda x}$$

是方程(5.6.2)的一个与 $y_1=e^{\lambda x}$ 线性无关的解。所以方程(5.6.2)的通解为

$$y=(C_1+C_2x)e^{\lambda x}\quad(C_1,C_2\text{ 为任意常数})$$

(3)当 $p^2-4q<0$ 时,特征方程有一对共轭复根 $\lambda_1=\alpha+i\beta,\lambda_2=\alpha-i\beta$,这时方程(5.6.2)有两个复数形式的解为:$y_1=e^{(\alpha+i\beta)x},y_2=e^{(\alpha-i\beta)x}$。根据欧拉公式:$e^{ix}=\cos x+i\sin x$,可得

$$y_1=e^{\alpha x}(\cos\beta x+i\sin\beta x),\quad y_2=e^{\alpha x}(\cos\beta x-i\sin\beta x)$$

于是有: $\frac{1}{2}(y_1+y_2)=e^{\alpha x}\cos\beta x$, $\frac{1}{2i}(y_1-y_2)=e^{\alpha x}\sin\beta x$,由定理 5.3 知,函数 $e^{\alpha x}\cos\beta x$ 与 $e^{\alpha x}\sin\beta x$ 均为方程的解,且它们线性无关,因此方程(5.6.2)的通解为

$$y=e^{\alpha x}(C_1\cos\beta x+C_2\sin\beta x)\ (C_1,C_2\text{ 为任意常数})$$

例 5.18 求微分方程 $y''+4y'-5y=0$ 的通解。

解 特征方程为:$\lambda^2+4\lambda-5=0$,即,$(\lambda-1)(\lambda+5)=0$

得特征根为　　$\lambda_1=1,\lambda_2=-5$

故所求方程的通解为

$$y=C_1\mathrm{e}^{x}+C_2\mathrm{e}^{-5x}\quad (C_1,C_2\text{ 为任意常数})$$

例 5.19　求微分方程$\frac{\mathrm{d}^2s}{\mathrm{d}t^2}+2\frac{\mathrm{d}s}{\mathrm{d}t}+s=0$满足初始条件$s|_{t=0}=4,s'|_{x=0}=-2$的特解。

解　先求通解，再求它满足初始条件的特解。

特征方程为：$\lambda^2+2\lambda+1=0$，解得：$\lambda_1=\lambda_2=-1$

故方程的通解为　　$s=(C_1+C_2t)\mathrm{e}^{-t}$

代入初始条件，$s|_{t=0}=4,s'|_{x=0}=-2$

得　　$C_1=0,C_2=1$

所以原方程满足初始条件的特解为

$$s=t\mathrm{e}^{-t}$$

例 5.20　求微分方程$\frac{\mathrm{d}^2y}{\mathrm{d}x^2}-2\frac{\mathrm{d}y}{\mathrm{d}x}+5y=0$的通解。

解　原方程的特征方程为：$\lambda^2-2\lambda+5=0$，于是，$\lambda_{1,2}=1\pm 2\mathrm{i}$是一对共轭复根，因此方程的通解为：$y=\mathrm{e}^{x}(C_1\cos 2x+C_2\sin 2x)$。

综上所述，可以给出求二阶常系数线性齐次微分方程的通解步骤如下：

(1)写出微分方程的特征方程$\lambda^2+p\lambda+q=0$；

(2)求出特征方程的两个特征根λ_1,λ_2；

(3)根据两个根的不同情况，分别写出微分方程的通解：

特征方程的两个根 λ_1,λ_2	微分方程的通解
两个不相等的实根 $\lambda_1\neq\lambda_2$	$y=C_1\mathrm{e}^{\lambda_1 x}+C_2\mathrm{e}^{\lambda_2 x}$
两个相等的实根 $\lambda_1=\lambda_2=\lambda$	$y=(C_1+C_2x)\mathrm{e}^{\lambda x}$
一对共轭复根 $\lambda_{1,2}=\alpha\pm\beta\mathrm{i}$	$y=\mathrm{e}^{\alpha x}(C_1\cos\beta x+C_2\sin\beta x)$

5.6.2　二阶常系数非齐次微分方程

对二阶常系数线性非齐次微分方程

$$y''+py'+qy=f(x)$$

其中p,q为常数，$f(x)$称为自由项或非齐次项。如何求它的通解呢？根据二阶非齐次线性方程解的结构定理可知，只要求出它对应的齐次方程的通解Y和非齐次微分方程(5.6.1)的一个特解 y^* 就可以了。上节已经介绍了求齐次方程通解的方法,接下来我们讨论求非齐次方程特解 y^* 的方法。求特解的方法与方程的非齐次项 $f(x)$有关,故可根据函数 $f(x)$的特点确定求特解的方法。

本节对 $f(x)$的几种特殊情形介绍求方程特解的一种重要的方法——待定系数法。其基本思路是根据 $f(x)$的特点,可以确定方程特解的形式(其中有待定常数),代入方程后,确定其中的待定常数,从而求得方程的特解。这种方法的特点是不用积分,而只用代数方法就可以求得特解。

由于篇幅的限制,我们不加证明地给出当 $f(x)$为如下两种特殊形式时,微分方程待定特解的形式,并结合例子加以说明。

1. 非齐次项为多项式和指数函数之积的情形

设方程的自由项为:$f(x)=P_m(x)e^{\lambda x}$,其中 $P_m(x)$是 x 的 m 次多项式,λ 是实常数或复常数。在这种情形下,可以设方程(5.6.1)的特解形式为:$y^*=x^kQ(x)$,其中,$Q(x)=B_0+B_1x+\cdots+B_mx^m$ 是与 $P_m(x)$次数相同的待定多项式。

$$k=\begin{cases}0, & \text{当}\ \lambda\ \text{不是特征根时}\\ 1, & \text{当}\ \lambda\ \text{是单特征根时}\\ 2, & \text{当}\ \lambda\ \text{是二重特征根时}\end{cases}$$

例 5.21 求微分方程 $y''+2y'-3y=2x-1$ 的通解。

解 (1)先求对应齐次方程的通解

特征方程 $\lambda^2+2\lambda-3=0$ 的两个特征根是 $\lambda_1=1$,$\lambda_2=-3$,所以对应齐次方程的通解为:$\tilde{y}=C_1e^x+C_2e^{-3x}$;

(2)求非齐次方程的一个特解

因为右端非齐次项是 $f(x)=2x-1=(2x-1)e^{0\cdot x}$,且 $\lambda=0$ 不是特征方程的根,故设:$y^*=Q(x)=Ax+B$,代入原方程,得

$$-3Ax+2A-3B=2x-1$$

比较两端 x 同次幂的系数得 $\begin{cases}-3A=2\\ 2A-3B=-1\end{cases}$,故 $A=-\dfrac{2}{3}$, $B=\dfrac{1}{9}$

于是 $$y^*=-\frac{2}{3}x+\frac{1}{9}$$

(3)写出非齐次方程的通解

$$y=\tilde{y}+y^*=C_1e^x+C_2e^{-3x}-\frac{2}{3}x+\frac{1}{9}$$

例 5.22 求微分方程 $y''+6y'+9y=5xe^{-3x}$ 的通解。

解　(1)先求对应齐次方程的通解

特征方程式为 $r^2+6r+9=0$，特征根 $r_1=r_2=-3$，所以齐次方程的通解为

$$\tilde{y}=(C_1+C_2x)e^{-3x}$$

(2)求非齐次方程的一个特解

因为方程右端 $f(x)=5xe^{-3x}$，属 $P_1(x)e^{\lambda x}$ 型，其中 $P_1(x)=5x, \lambda=-3$，且 $\lambda=-3$是特征方程的二重根，故设特解为：$y^*=x^2(b_0x+b_1)e^{-3x}$。

因为　$y^{*\prime}=e^{-3x}(-3b_0x^3+(3b_1-3b_1)x^2+2b_1x)$

$$y^{*\prime\prime}=e^{-3x}(9b_0x^3+(-18b_0+9b_1)x^2+(6b_0-12b_1)x+2b_1)$$

将 $y^*, y^{*\prime}, y^{*\prime\prime}$代入原方程并整理，得 $6b_0x+2b_1\equiv 5x$，比较两端 x 同次幂的系数，得 $b_0=\dfrac{5}{6}, b_1=0$，于是，$y^*=\dfrac{5}{6}x^3e^{-3x}$

所以方程的通解为 $y=(C_1+C_2x+\dfrac{5}{6}x^3)e^{-3x}$

2. 非齐次项为多项式与指数函数、正余弦函数之积的情形

设方程(5.6.1)的自由项为

$$f(x)=e^{\alpha x}(p(x)\cos\beta x+q(x)\sin\beta x) \tag{5.6.4}$$

类型或 $f(x)=p(x)e^{\alpha x}\cos\beta x$ 或 $p(x)e^{\alpha x}\sin\beta x$ 的类型。其中 $p(x), q(x)$分别是 x 的 m，n 次多项式，常数 α,β 都为实数。

对于 $f(x)=e^{\alpha x}(p(x)\cos\beta x+q(x)\sin\beta x)$，解法如下：

设其特解为

$$y^*=x^ke^{\alpha x}(A(x)\cos\beta x+B(x)\sin\beta x)$$

其中 $A(x)$，$B(x)$是取 m,n 最大值作为次数的多项式，当 $\alpha+i\beta$ 不是特征根时 $k=0$；当 $\alpha+i\beta$ 是特征根时，$k=1$。将它代入原方程，用比较系数法，求出 $A(x)$，$B(x)$ 即可。

对于 $f(x)=p(x)e^{\alpha x}\cos\beta x$ 或 $p(x)e^{\alpha x}\sin\beta x$，可以看作方程(5.6.4)的特例。

例 5.23　求微分方程 $y''-y=e^{-x}\cos x$ 的一个特解。

解　首先求此方程的特征根，特征方程是：$\lambda^2-1=0$，特征根是 $\lambda_{1,2}=\pm 1$，下面求它的特解。

非齐次项可以写成 $f(x)=e^{-x}(\cos x+0\sin x)$

因为$-1\pm i$ 不是特征根，所以设特解为：$y^*=e^{-x}(A\cos x+B\sin x)$

则　$(y^*)'=e^{-x}(-A\sin x+B\cos x)-e^{-x}(A\cos x+B\sin x)$

$(y^*)''=e^{-x}(-A\cos x-B\sin x)-e^{-x}(-A\sin x+B\cos x)-e^{-x}(-A\sin x+B\cos x)+e^{-x}(A\cos x+B\sin x)$

将 y^*，$(y^*)'$，$(y^*)''$代入原方程得$(2A-B)\sin x-(A+2B)\cos x=\cos x$

$$\begin{cases}2A-B=0\\A+2B=-1\end{cases}\quad 得\ A=-\frac{1}{5},\ B=-\frac{2}{5}$$

所以方程的一个特解为 $y=-\frac{1}{5}e^{-x}\cos x-\frac{2}{5}e^{-x}\sin x$。

例 5.24　求 $y''+y=x^2+\cos x$ 满足初始条件 $y|_{x=0}=0$，$y'|_{x=0}=1$ 的特解。

解　首先分析一下此题，它的非齐次项是两种不同的形式，根据前面解的结构性质，可以把它分解为两个方程。

$$y''+y=x^2 \tag{a}$$

$$y''+y=\cos x \tag{b}$$

分别求它们的特解 y_1^*，y_2^*。

上述方程对应的特征方程为：$\lambda^2+1=0$，特征根为：$\lambda_{1,2}=\pm\ i$，对应的齐次方程的通解为 $\tilde{y}=c_1\cos x+c_2\sin x$，再分别设

$$y_1^*=Ax^2+Bx+C,\ y_2^*=x(A_1\cos x+B_1\sin x)$$

是(a)，(b)的特解，并代入方程，用比较系数法，分别可以求得

$$A=1\ ,\ B=0\ ,\ C=-2;A_1=0\ ,\ B_1=\frac{1}{2}$$

所以它们对应的特解是 $y_1^*=x^2-2$，$y_2^*=\frac{1}{2}x\sin x$

故原方程的通解为

$$y=\tilde{y}+y_1^*+y_2^*=C_1\cos x+C_2\sin x+x^2-2+\frac{1}{2}x\sin x$$

再把初始条件代入，求出积分常数 $C_1=2$，$C_2=1$

所以满足初始条件的特解为

$$y=2\cos x+\sin x+x^2+\frac{1}{2}x\sin x-2$$

5.7　几种重要的微分方程应用模型

5.7.1　一级速率过程模型

一般地，在某一变化过程中，如果一个量的变化速率与当时这个量的大小成正比，则称这种动力学过程为**一级速率过程**。放射性同位素衰变是典型的一级速率过程，我们以此为例，讨论一级速率过程的数学模型。

设放射性同位素的衰变速率与 t 时刻的元素的量 $R(t)$ 成正比，且已知 $t=0$ 时，元素的量为 R_0，则 $R(t)$ 满足

$$\frac{dR}{dt}=-kR,\quad R(0)=R_0 \tag{5.7.1}$$

解得

$$R(t)=R_0e^{-kt} \tag{5.7.2}$$

元素的量衰减到初始量的一半所经历的时间称为这种元素的半衰期。令 $R=\frac{R_0}{2}$，得半衰期 $T_{\frac{1}{2}}=\frac{\ln 2}{k}$。如果已知元素的半衰期，则 $k=\ln 2/T_{\frac{1}{2}}$，代入(5.7.2)得

$$R(t)=R_0\left(\frac{1}{2}\right)^{\frac{t}{T_{\frac{1}{2}}}} \tag{5.7.3}$$

^{14}C 测年法

利用放射性碳 ^{14}C 来测定考古发掘物的年龄是较精确的方法之一，其原理如下。在自然界存在着稳定的碳元素 ^{12}C 和它的同位素 ^{14}C，^{14}C 具有放射性，其半衰期为 5570 年。可以假定空气中 ^{14}C 的含量为常数，由于活着的植物不断地与空气交换，其体内的 ^{14}C 含量得以维持成一个常数。而当树木一旦被砍伐、埋葬，就无法从大气中补充 ^{14}C，其体内的 ^{14}C 就因放射性衰变而不断减少，其衰减过程是一级速率过程。如果测得考古发掘物的 ^{14}C 的放射速率 $R'(t)$，与活体树木 ^{14}C 的放射速率 $R'(0)$，则由一级速率过程的定义知，

$$\frac{R(t)}{R(0)}=\frac{R'(t)}{R'(0)} \tag{5.7.4}$$

由式(5.7.3)、(5.7.4)得

$$t=\frac{T_{\frac{1}{2}}}{\ln 2}\ln\left(\frac{R'(0)}{R'(t)}\right) \tag{5.7.5}$$

例 5.25　从 20 世纪 70 年代中期我国南方某处发掘的古墓中出土的木制品的 ^{14}C 的放射速率经测定是活体木材中 ^{14}C 放射速率的 78%，试估计该古墓的年代。

解　由公式(5.7.5)得

$$t=\frac{5570}{\ln 2}\ln\frac{100}{78}\approx 1996.6\text{ 年}$$

由此推断，该古墓距今大约 2000 年，是汉代墓葬。

5.7.2　药物动力学的房室模型

在用微分方程研究实际问题时，我们常常采取一种称为“房室系统”的观点来

考察问题。我们把研究对象看成一个整体(即所谓的单房室系统)或将其剖分成几个相互联系的系统(即所谓的多房室系统)。房室系统有如下特点:它由考察对象均匀分布而成,房室中考察对象的数量或浓度的变化率与外部环境有关,这种关系被称为“交换”,交换满足“总量守恒规律”。这里,我们用房室系统的方法研究药物在体内的分布问题。

我们假设:体内药物在任一时刻都是均匀分布的,设 t 时刻体内药物的总量为 $x(t)$;系统处于一种动态平衡中,即成立关系式

$$\frac{\mathrm{d}x}{\mathrm{d}t}=\left(\frac{\mathrm{d}x}{\mathrm{d}t}\right)_{\text{入}}-\left(\frac{\mathrm{d}x}{\mathrm{d}t}\right)_{\text{出}} \tag{5.7.6}$$

药物的分解与排泄(输出)速率通常被认为是与药物的当前浓度成正比的,即通常认为 $\left(\frac{\mathrm{d}x}{\mathrm{d}t}\right)_{\text{出}}=kx$($k$ 为消除速率常数),但药物的输入规律却与给药的方式有关。下面研究常见的几种给药方式下,体内药物浓度的变化规律。

1. 快速静脉推注

在快速静脉注射时,总量为 D 的药物在瞬间被注入体内,设机体的体积为 V,则我们可以近似地将系统看成是初始总量为 D,浓度为 $\frac{D}{V}$,只输出、不输入的房室,即认为系统近似地满足微分方程

$$\begin{cases}\frac{\mathrm{d}x}{\mathrm{d}t}+k\,t=0\\ x(0)=D\end{cases} \tag{5.7.7}$$

这是一个一级速率过程,其解为 $x(t)=D\mathrm{e}^{-kt}$,而体内的药物浓度为 $C(t)=\frac{D}{V}\mathrm{e}^{-kt}$,$C(t)$被称为血浆药物浓度,血浆药物浓度衰减一半所需的时间 $T_{\frac{1}{2}}$ 称为药物的血浆半衰期

$$T_{\frac{1}{2}}=\frac{\ln 2}{k}$$

2. 口服药或肌注

口服药或肌肉注射时,药物的吸收方式与静脉推注不同。药物虽然在很短时间内进入了体内,但它一般都集中于身体的某一部位,靠其表面与肌体接触而逐步被肌体吸收。假设药物被吸收的速率与存量药物的数量成正比,比例系数为 k_1,记时刻 t 存量药物的数量为 $y(t)$,则 $y(t)$满足

$$\begin{cases}\frac{\mathrm{d}y}{\mathrm{d}t}+k_1t=0\\ y(0)=D\end{cases}$$

因此 $y(t)=De^{-k_1t}$(D 为口服或肌注药物的总量),而

$$\begin{cases}\dfrac{dx}{dt}+kt=k_1De^{-k_1t}\\ x(0)=D\end{cases}$$

这是一个一阶线性非齐次微分方程,可解得

$$x(t)=\frac{k_1D}{k_1-k}(e^{-kt}-e^{-k_1t})$$

从而,血药浓度为

$$C(t)=\frac{k_1D}{V(k_1-k)}(e^{-kt}-e^{-k_1t}) \tag{5.7.8}$$

通常情况下,总有 $k_1>k$(药物未吸收完之前,输入速率通常总大于分解与排泄速率)。

3. 静脉恒速点滴

在这种情况下,药物以恒速点滴方式进入体内,即 $\left(\dfrac{dx}{dt}\right)_{入}=K_0$,由房室系统的假设,体内药物总量满足

$$\begin{cases}\dfrac{dx}{dt}+kt=K_0\\ x(0)=0\end{cases} \tag{5.7.9}$$

这是一个一阶线性非齐次微分方程,可以解得

$$x(t)=\frac{K_0}{k}(1-e^{-kt})\quad 或\quad C(t)=\frac{K_0}{Vk}(1-e^{-kt})$$

易见,$\lim\limits_{t\to\infty}C(t)=\dfrac{K_0}{Vk}$,$\dfrac{K_0}{Vk}$称为稳态血药浓度。虽然打点滴不可能无限期进行下去,但由于点滴时间通常较长,故当点滴终止时,血液中药物的浓度事实上已非常接近此值。

5.7.3　溶液连续稀释模型

例 5.26　容器内有 400 L 的盐水,含 25 kg 的盐。现在以每分钟 16 L 的均匀速率往容器内注入每升含有 1.5kg 盐的盐水(假定注入的瞬间立即调和),又以每分钟 8 L 的均匀速率从容器中抽出盐水,求 t 时刻容器内溶液的含盐量。

解　设 t 时刻容器内溶液的含盐量为 $C=C(t)$,根据题意,此问题可视为"房室系统"。由房室系统的模型得

$$\frac{dC}{dt}=16\times1.5-\frac{8C}{400+16t-8t}$$

即

$$\frac{dC}{dt}+\frac{1}{50+t}C=24$$

这是一个一阶线性方程，初始条件为 $C(0)=25$，解得

$$C(t)=\frac{12t^2+1200t+1250}{50+t}$$

5.7.4 牛顿(Newton)冷却模型

按照牛顿冷却定律，假定环境的温度不变，温度为 T 的物体在温度为 T_0 $(T_0<T)$ 的环境中冷却的速度与温差成正比。我们用这个定律分析如下问题。

例 5.27 某公安局于晚上 7:30 发现一具女尸，当晚 8:20 法医测得尸体温度为 32.6℃，1 小时后，尸体被抬走时又测得尸体温度为 31.4℃。假定室温在几小时内均为 21.1℃。确定死者的死亡时间。

解 我们以尸体被发现的时间（晚 7:30）为计时零点，以分钟为计时单位，由 Newton 冷却定律得

$$\frac{dT}{dt}=-k(T-21.1)$$

且 $T(50)=32.6$，$T(110)=31.4$，解得

$$T=11.5e^{\frac{50-t}{60}\ln\frac{115}{103}}+21.1$$

又正常人体温在 35℃到 37℃之间，设死者死亡时体温为 37℃，则由上式计算可得死亡时间 $t\approx-126.4$ min。于是可推知死者的死亡时刻大约为下午 5:24。

5.7.5 人口模型

设 $x(t)$ 表示 t 时刻的人口数量。严格说来，$x(t)$ 不是 t 的连续函数，但由于人口数量一般都很大，我们不妨近似地认为：$x(t)$ 是 t 的连续可微函数，$x(t)$ 的变化率与出生、死亡、迁出、迁入等因素有关。如果用 B,D,I 和 E 分别表示人口的出生率、死亡率、迁出率和迁入率，并假设它们为常数，则人口增长模型是

$$\begin{cases}\dfrac{dx}{dt}=(B-D+I-E)x\\ x(t_0)=x_0\end{cases}$$

1. 马尔萨斯模型

17 世纪末，英国神父马尔萨斯发现，人口增长率与当时的人口数量成正比（称比例常数 r 为人口自然增长率），得到马尔萨斯模型

$$\begin{cases}\dfrac{dx}{dt}=rx(t)\\ x(t_0)=x_0\end{cases} \tag{5.7.10}$$

是一个一级速率过程，容易解得

$$x(t)=x_0 e^{r(t-t_0)}$$

按马尔萨斯模型，人口增加一倍所需的时间是常数，$T=\dfrac{\ln 2}{r}$。比较历年人口数量的统计资料，可以发现人口的实际增长情况与马尔萨斯模型的计算结果基本符合，人口大约每 35 年增长一倍。但是，如果用此模型预测未来，人口数量将无限增加。这显然是不可能的。为了获得符合实际情况的模型，需要对此模型进行修改。

2. Logistic 模型

随着对人口增长问题的研究不断深入，人们发现：当一个环境中的人口比较稀少从而资源比较丰富时，人口增长得较快，在短期内增长率基本上是常数。但当人口数量增长到一定水平后，由于环境容量限制、人均资源减少、疾病瘟疫增加等因素，使得人口的增长率减少。根据统计规律，我们可以假设人口增长率为 $r(1-x/K)$，其中 r 为潜在的人口增长率，K 为环境可容纳的人口最大数量。由此得到的模型称为 Logistic 模型

$$\begin{cases}\dfrac{dx}{dt}=rx\left(1-\dfrac{x}{K}\right)\\ x(t_0)=x_0\end{cases} \tag{5.7.11}$$

是变量可分离方程，求解此方程可得

$$x(t)=\frac{K}{1-\left(\dfrac{K}{x_0}-1\right)e^{-r(t-t_0)}}$$

习　题　5

1. 用分离变量法求下列微分方程的解：

(1)$\frac{dy}{dx}=\frac{x}{y}$；　(2)$xdy-y\ln ydx=0$；

(3)$\frac{dy}{dx}=\frac{\sqrt{1-y^2}}{\sqrt{1-x^2}}$；　(4)$\frac{x}{1+y}dx-\frac{y}{1+x}dy=0, y|_{x=0}=1$；

(5)$y'=e^{2x-y}$；　(6)$\cos x\sin ydy=\cos y\sin xdx, y|_{x=0}=\frac{\pi}{4}$。

2. 求下列齐次微分方程的通解：

(1)$(2x^2-y^2)dx+3xydy=0$；(2)$xy'=y(\ln y-\ln x)$；

(3)$(x^3+y^3)dx-3xy^2dy=0$；(4)$y'=\frac{x}{y}+\frac{y}{x}$。

3. 求下列一阶线性微分方程的通解：

(1)$y'-2y=x+2$；　(2)$xy'-3y=x^4e^x$；

(3)$y'+y\tan x=\sin 2x$；　(4)$(x^2-1)y'+2xy-\cos x=0$；

(5)$y\ln y\,dx+(x-\ln y)=0$；　(6)$y'+y\cos x=\sin x\cos x, y|_{x=0}=1$。

4. 求下列微分方程的通解：

(1)$y'=\frac{1}{e^y+x}$；　(2)$y'=\sin^2(x-y+1)$；

(3)$yy'-y^2=x^2$；　(4)$y^2+x^2y'=xyy', y|_{x=1}=1$；

(5)$\frac{dy}{dx}-y=xy^5$；　(6)$\frac{dy}{dx}-xy=x^3y^2$。

5. 求下列微分方程的通解：

(1)$y''=\frac{x}{1+x^2}$；　(2)$y''=y'+x$；

(3)$y'''=xe^x$；　(4)$y''=2yy'$；

(5)$y''+y=0$；　(6)$yy''+1=(y')^2$。

6. 求下列微分方程的通解：

(1)$y''+y'-2y=0$；　(2)$y''-4y'+4y=0$；

(3)$y''-2y'=0$；　(4)$y''-5y'+6y=0, y|_{x=0}=\frac{1}{2}, y'|_{x=0}=1$；

(5)$y''+4y=0$；　(6)$y''+4y'+5y=0$。

7. 解下列二阶线性非齐次微分方程：

(1) $y''-8y'+15y=e^x$；　(2) $y''-5y'+6y=x+2$；

(3) $y''-y'+y=x^2e^x$；　(4) $y''+y'-2y=e^x(\cos x-7\sin x)$。

8. 已知某细菌的繁殖速率与细菌数量成正比，开始时细菌数量为 100 个，其繁殖周期 $T=20$ 分钟，求两小时后细菌的数量。

9. 设一个化工厂所排出的废水中盐酸的浓度为 3.08 kg/m^3，废水经过一条河流流入一个湖泊中，流入湖泊的速度是 20 m^3/h。开始时湖中有水 4×10^6 m^3，河流中流入湖泊的不含盐酸的水是 1000 m^3/h，湖泊中混合均匀的湖水流出的速度是1000 m^3/h。求该厂排污开始 1 年后，湖泊水中盐酸的含量。

10. 设肿瘤体积 V 随时间 t 增大的速率与 V^b 成正比。开始时肿瘤体积为 V_0，试分别求当 $b=\dfrac{2}{3}$ 与当 $b=1$ 时，V 随时间变化的规律，以及当 $b=1$ 时肿瘤体积增加一倍所需的时间。

11. 一尸体被发现泡在池塘中，池塘的温度是 15℃，尸体温度是 26℃。试用牛顿冷却定律推断此人的死亡时间，比例系数 $k=-2$℃/h，假定此人跌入水中时的温度为 37℃。

第6章

多元函数微积分

在医药学和其他实际问题中常常会遇到依赖于两个或两个以上自变量的函数,这类函数称为**多元函数**,因此需要讨论多元函数的微积分。多元函数微积分的基本概念、理论和方法是一元函数微积分中相应概念、理论和方法的推广和发展,它们有许多相似之处,又有很多本质上的差异。本章在一元函数微积分的基础上介绍多元函数的微积分及其应用。

6.1 空间解析几何简介

6.1.1 空间直角坐标系

为了确定平面上点的位置,我们建立了平面直角坐标系,使得平面上的任意一点 A 与一对有序实数 (x,y) 对应,得到点的坐标。现在,为了确定空间中点的位置,需要引进所谓的**空间直角坐标系**。

在空间中取定一点 O,过点 O 做三条相互垂直的数轴 Ox、Oy、Oz,并按右手系规定它们的正向,即将右手伸直,大拇指朝上为 Oz 的正方向,其余四指的指向为 Ox 的正方向,四指弯曲 90°后的指向为 Oy 的正方向。这样就构成了**空间直角坐标系** $O-xyz$。

点 O 称为坐标原点,直线 Ox、Oy、Oz 分别称为 x **轴**、y **轴**、z **轴**或**横轴**、**纵轴**、**竖轴**,统称为**坐标轴**。每两条坐标轴确定一个平面,称为坐标平面。由 x 轴和 y 轴确定的平面称为 xy 平面,由 y 轴和 z 轴确定的平面称为 yz 平面,由 z 轴和 x 轴确定的平面称为 zx 平面,如图 6.1 所示。通常,将 xy 平面配置在水平面上,z 轴放在铅垂位置,向上为 z 轴正方向。三个坐标面将空间分成 8 个部分,每个部分称为一个**卦限**。由 x 轴、y 轴与 z 轴正半轴确定的那个卦限称为第一卦限,其他第二、第三、第四卦限在 xy 平面的上方,按逆时针方向确定;

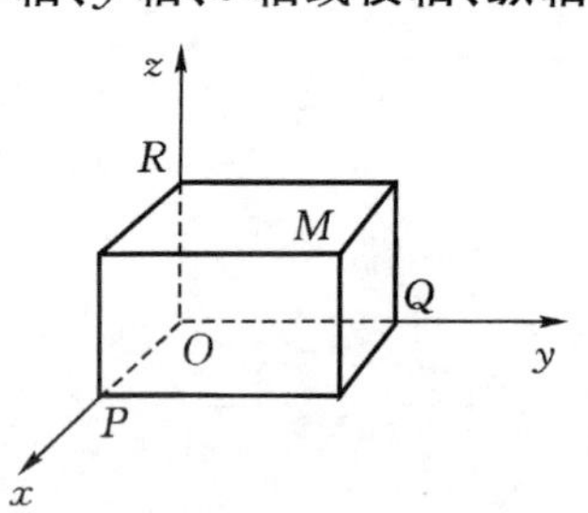

图 6.1

第五至第八卦限在 xy 平面的下方，由第一卦限下方的第五卦限开始，按逆时针方向依次确定。

建立了空间直角坐标系后，就可以建立空间中的点与三元有序数组之间的对应关系。设 P 为空间任意一点，过 P 点分别作垂直于三个坐标轴的平面，分别交 Ox、Oy、Oz 轴于 P、Q、R 三点，它们在 Ox、Oy、Oz 轴的坐标分别为 x、y、z，这样，空间中任意一点 M 就唯一确定了一个三元有序数组 (x,y,z)；反之，任一三元有序数组 (x,y,z) 也唯一确定了空间的一个点 M。换而言之，空间中的点与三元有序数组之间建立了一一对应关系，我们把这个三元有序数组称为点 M 的**坐标**，记为 $M(x,y,z)$。

显然，坐标原点的坐标为 $(0,0,0)$；Ox、Oy、Oz 轴上点的坐标分别为 $(x,0,0)$，$(0,y,0)$ 和 $(0,0,z)$；xy 平面、xz 平面和 yz 平面上点的坐标分别为 $(x,y,0)$，$(x,0,z)$ 和 $(0,y,z)$。

6.1.2　空间两点之间的距离

给定空间两点 $P_1(x_1,y_1,z_1)$ 和 $P_2(x_2,y_2,z_2)$，从图 6.2 可知，有

$$|P_1P_2| = \sqrt{|P_1A| + |AD| + |DP_2|}$$

即

$$|P_1P_2| = \sqrt{(x_1-x_2)^2+(y_1-y_2)^2+(z_1-z_2)^2} \tag{6.1.1}$$

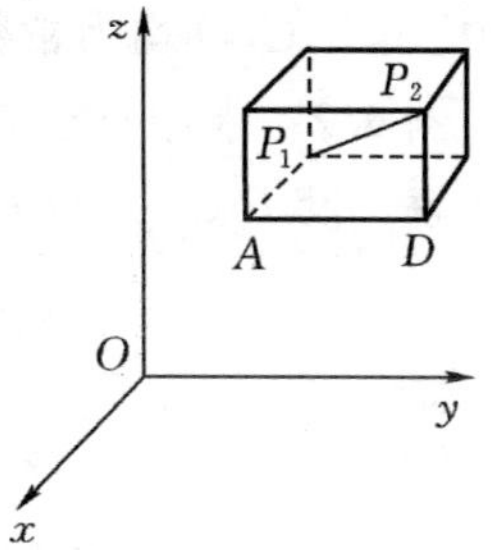

图 6.2

式(6.1.1)即为空间任意**两点间的距离公式**。

特别地，任一点 $P(x,y,z)$ 到坐标原点 O 的距离为

$$|OP| = \sqrt{x^2+y^2+z^2} \tag{6.1.2}$$

6.1.3　曲面与方程

与平面解析几何中建立曲线与方程的对应关系相似，可以建立空间曲面与包含三个变量的方程 $F(x,y,z)=0$ 之间的对应关系。

定义 6.1　如果曲面 S 上任意一点的坐标都满足方程 $F(x,y,z)=0$，而不在曲面 S 上的点的坐标都不满足 $F(x,y,z)=0$，那么方程 $F(x,y,z)=0$ 成为曲面 S 的方程，而曲面 S 称为方程 $F(x,y,z)=0$ 的图形，如图 6.3 所示。

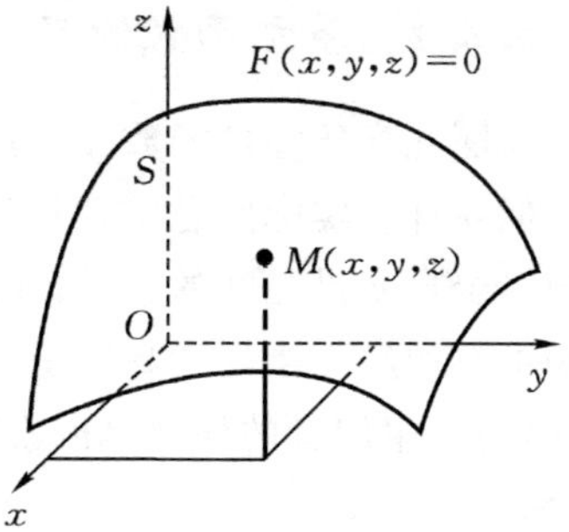

图 6.3

例 6.1 一动点 $M(x,y,z)$ 与两定点 $M_1(-1,0,1)$、$M_2(2,1,-1)$ 的距离相等，求动点 M 的轨迹方程。

解 依题意有 $|MM_1|=|MM_2|$
由两点之间的距离公式得

$$\sqrt{(x+1)^2+y^2+(z-1)^2}=\sqrt{(x-2)^2+(y-1)^2+(z+1)^2}$$

化简，得点 M 的轨迹方程为

$$3x+y-2z-2=0$$

由立体几何知道，动点 M 的轨迹是线段 M_1M_2 的垂直平分面，因此上述方程即为该平面的方程。

可以证明：空间中任意一个平面可以表示成某一个三元一次方程

$$Ax+By+Cz+D=0$$

其中，A,B,C,D 均为常数，且 A,B,C 不全为零。

例 6.2 求球心在点 $P_0(x_0,y_0,z_0)$，半径为 R 的球面方程。

解 设 $P(x,y,z)$ 为球面上任意一点，则有 $|PP_0|=R$，或

$$\sqrt{(x-x_0)^2+(y-y_0)^2+(z-z_0)^2}=R$$

即

$$(x-x_0)^2+(y-y_0)^2+(z-z_0)^2=R^2$$

特别地，当球心在坐标原点时，球面方程为 $x^2+y^2+z^2=R^2$。

$z=\sqrt{R^2-x^2-y^2}$ 表示球面的上半部分，$z=-\sqrt{R^2-x^2-y^2}$ 表示球面的下半部分。

6.2 多元函数的概念

6.2.1 多元函数的定义

前面几章研究的函数 $y=f(x)$，是因变量与一个自变量的关系，称为一元函数。但在许多实际问题中，因变量往往受到几个自变量的影响，从而需要研究因变量与多个自变量之间的关系，即因变量的值依赖于多个自变量。例如，圆柱体的侧面积由它的底面半径和高决定；某种口服药物在服用者体内的血药浓度与服用剂量、时间及服用者的体重等因素有关。要研究这样的问题，就需要引入多元函数的概念。

定义 6.2 设 D 是一个非空的二元数组的集合，如果按照对应法则 f，使得对

任意的$(x,y)\in D$,都确定了唯一的实数 z 与之对应,则称对应法则 f 是定义在 D 上的**二元函数**,记为

$$z=f(x,y),\quad (x,y)\in D$$

其中,x,y 称为**自变量**,z 称为**因变量**,集合 D 称为函数的**定义域**。

类似地,可以定义三元函数乃至一般的 n 元函数。二元及二元以上的函数统称为**多元函数**。本章主要以二元函数为代表来研究多元函数。

例 6.3　$z=f(x,y)=\ln(1-x^2-y^2)$是以 x,y 为自变量、z 为因变量的二元函数,其定义域为 $D(f)=\{(x,y)\mid x^2+y^2<1\}$,在$(0,0)$处的函数值为 $f(0,0)=\ln1=0$。

例 6.4　设圆柱体底面半径为 r,高为 h,则其体积为 $V=\pi r^2h$。$V=f(r,h)=\pi r^2h$ 是以 r,h 为自变量,V 为因变量的函数。定义域为 $D(f)=\{(r,h)\mid r>0,\ h>0\}$。

6.2.2　二元函数的定义域

二元函数 $z=f(x,y)$的定义域在几何上表示 xy 平面上的一个**平面区域**。所谓平面区域是指 xy 平面或 xy 平面上由几条曲线所界定的一部分。界定区域的曲线称为该区域的**边界**,边界上的点称为**边界点**。

包括边界在内的区域称为**闭区域**,不包括边界在内的区域称为**开区域**。如果区域可以包含在一个以原点为圆心,以一个足够大的数 R 为半径的圆域内,则称该区域是**有界区域**,否则称为**无界区域**。

例 6.5　求 $z=\sqrt{x}+y$ 的定义域。

解　函数的定义域为$\{(x,y)\mid x\geqslant0,-\infty<y<+\infty\}$,如图 6.4 所示。

例 6.6　求 $z=\sqrt{x^2+y^2-1}+\dfrac{1}{\sqrt{4-x^2-y^2}}$的定义域。

解　函数的定义域为$\{(x,y)\mid 1\leqslant x^2+y^2<4\}$,如图 6.5 所示。

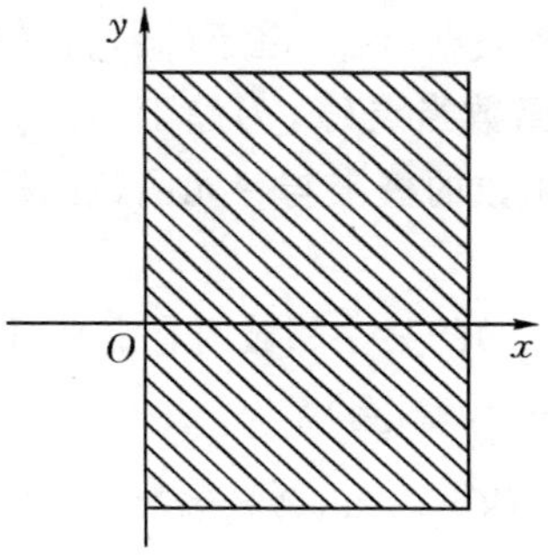

图 6.4

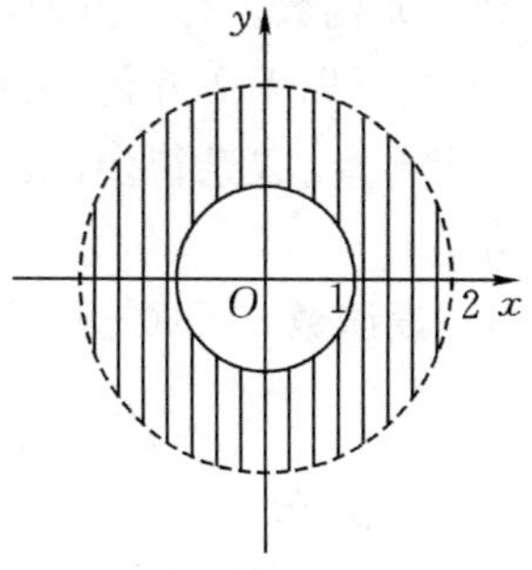

图 6.5

6.2.3　二元函数的几何意义

二元函数 $z=f(x,y),(x,y)\in D$ 的定义域 D 是 xy 平面的一个区域，对于 D 内的任何一个点 $P(x,y)$，按照对应法则 f，都可以确定对应的 z，从而确定空间的一个点 $M(x,y,z)$。当点 $P(x,y)$ 取遍定义域 D 内的所有点时，点 $M(x,y,z)$ 的轨迹形成一个空间曲面，如图 6.6 所示。因此，二元函数 $z=f(x,y),(x,y)\in D$ 一般表示一个空间曲面。

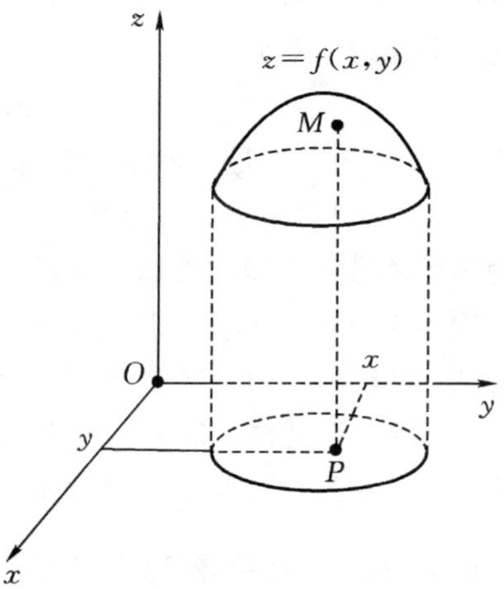

图 6.6

6.3　二元函数的极限与连续性

与一元函数的极限概念类似，可以引入二元函数极限的概念。二元函数的极限研究当自变量 (x,y) 无限趋近于 (x_0,y_0) 时，函数 $f(x,y)$ 值的变化趋势。

定义 6.3　设函数 $z=f(x,y)$ 在 $P_0(x_0,y_0)$ 的某一邻域内有定义(在 P_0 点可以无定义)，如果点 $P(x,y)$ 以任何方式趋近于 $P_0(x_0,y_0)$ 时，$f(x,y)$ 都与 A 无限接近，则称当 $f(x,y)$ 趋于 (x_0,y_0) 时，函数 $f(x,y)$ 以 A 为极限。记作

$$\lim_{(x,y)\to(x_0,y_0)} f(x,y)=A \quad 或 \quad \lim_{\rho\to 0} f(x,y)=A$$

其中 $\rho=\sqrt{(x-x_0)^2+(y-y_0)^2}$。

二元函数的极限是一元函数极限的推广，所以，一元函数极限的性质、运算法则可以推广到二元函数。另一方面，因为平面上点 (x,y) 趋于 (x_0,y_0) 的路径有无数条，趋近的方式可以千变万化，因此，二元函数当点 (x,y) 趋于 (x_0,y_0) 时，要比一元函数中 x 趋于 x_0 复杂得多，从而，二元函数的极限与一元函数的极限相比又有很大的差异。

定义 6.4　设函数 $z=f(x,y)$ 在 $P_0(x_0,y_0)$ 的某一邻域内有定义，且

$$\lim_{(x,y)\to(x_0,y_0)} f(x,y)=f(x_0,y_0)$$

则称函数 $z=f(x,y)$ 在 (x_0,y_0) 处**连续**；否则，称点 (x_0,y_0) 是函数的**间断点**。

如果函数 $f(x,y)$ 在平面区域 D 内的每一点都连续，则称函数 $f(x,y)$ 在区域 D 内连续。

初等函数在其有定义的区域内连续，则该区域内某点处的极限就等于该点处的函数值。

例 6.7　求极限 $I=\lim\limits_{(x,y)\to(0,1)}\sin(x^2+xy+y)$。

解　$I=\sin(0^2+0\times1+1)=\sin1$

二元连续函数与一元连续函数类似的性质：

(1)二元连续函数经过四则运算后仍为连续函数；

(2)如果 $f(x,y)$在有界闭区域 D 上连续，则 $f(x,y)$必在 D 上取到最大值和最小值；

(3)如果 $f(x,y)$在有界闭区域 D 上连续，$f(x,y)$在 D 上的最大值和最小值分别为 M 和 m，则对任意的 $c\in[m,M]$，一定存在点 $(\xi,\eta)\in D$，使得 $f(\xi,\eta)=c$。

6.4　偏导数与全微分

6.4.1　偏导数

在研究一元函数时，函数关于自变量的变化率是一个十分重要的概念，多元函数也有类似的问题。在本节中，我们研究二元函数变化率的问题。下面，先介绍关于二元函数改变量的几个概念。

设函数 $z=f(x,y)$在(x_0,y_0)的某个邻域中有定义，当 x 从 x_0 变化到 $x_0+\Delta x$ $(\Delta x\neq0)$，而 $y=y_0$ 不变时，函数 z 得到一个改变量

$$\Delta_x z=f(x_0+\Delta x,y_0)-f(x_0,y_0)$$

称为函数 $f(x,y)$关于 x 的**偏改变量**或**偏增量**。类似地，定义函数 $f(x,y)$关于 y 的偏改变量或偏增量为

$$\Delta_y z=f(x_0,y_0+\Delta y)-f(x_0,y_0)$$

当自变量 x,y 分别取得改变量 $\Delta x,\Delta y$ 时，函数 z 相应的改变量

$$\Delta z=f(x_0+\Delta x,y_0+\Delta y)-f(x_0,y_0)$$

称为函数 $f(x,y)$的**全改变量**或**全增量**。

定义 6.5　设函数 $z=f(x,y)$在(x_0,y_0)的某个邻域内有定义，如果极限

$$\lim_{\Delta x\to0}\frac{\Delta_x z}{\Delta x}=\lim_{\Delta x\to0}\frac{f(x_0+\Delta x,y_0)-f(x_0,y_0)}{\Delta x}$$

存在，则称此极限值为函数 $z=f(x,y)$在点(x_0,y_0)处对 x 的**偏导数**，记作

$$f_x(x_0,y_0),\quad \frac{\partial f(x_0,y_0)}{\partial x}\quad 或\ \left.\frac{\partial z}{\partial x}\right|_{\substack{x=x_0\\y=y_0}},\quad \left.z_x\right|_{\substack{x=x_0\\y=y_0}}$$

类似地，如果极限

$$\lim_{\Delta y\to 0}\frac{\Delta_y z}{\Delta y}=\lim_{\Delta y\to 0}\frac{f(x_0,y_0+\Delta y)-f(x_0,y_0)}{\Delta y}$$

存在，则称此极限值为函数 $z=f(x,y)$ 在点 (x_0,y_0) 处对 y 的偏导数，记作

$$f_y(x_0,y_0),\quad \frac{\partial f(x_0,y_0)}{\partial y}\quad 或\ \frac{\partial z}{\partial y}\bigg|_{\substack{x=x_0\\ y=y_0}},\quad z_y\big|_{\substack{x=x_0\\ y=y_0}}$$

如果函数 $z=f(x,y)$ 在平面区域 D 内处处对 x（或 y）的偏导数都存在，则称函数 $f(x,y)$ 在 D 内有对 x（或 y）的**偏导函数**，简称为**偏导数**，记作

$$f_x(x,y),\quad \frac{\partial f(x,y)}{\partial x}\quad 或\ \frac{\partial z}{\partial x},\quad z_x$$

$$f_y(x,y),\quad \frac{\partial f(x,y)}{\partial y}\quad 或\ \frac{\partial z}{\partial y},\quad z_y$$

一般地，可以定义 $n(n>2)$ 元函数的偏导数。例如，三元函数 $u=f(x,y,z)$ 在点 (x_0,y_0,z_0) 处对 x,y,z 的偏导数分别为

$$f_x(x_0,y_0,z_0)=\lim_{\Delta x\to 0}\frac{\Delta_x u}{\Delta x}=\lim_{\Delta x\to 0}\frac{f(x_0+\Delta x,y_0,z_0)-f(x_0,y_0,z_0)}{\Delta x}$$

$$f_y(x_0,y_0,z_0)=\lim_{\Delta y\to 0}\frac{\Delta_y u}{\Delta y}=\lim_{\Delta x\to 0}\frac{f(x_0,y_0+\Delta y,z_0)-f(x_0,y_0,z_0)}{\Delta y}$$

$$f_z(x_0,y_0,z_0)=\lim_{\Delta z\to 0}\frac{\Delta_z u}{\Delta z}=\lim_{\Delta z\to 0}\frac{f(x_0,y_0,z_0+\Delta z)-f(x_0,y_0,z_0)}{\Delta z}$$

由偏导数的定义可知，**求多元函数对某一个自变量的偏导数时，只需将其他自变量视为常数，用一元函数求导方法即可。**

例 6.8　设 $f(x,y)=x^3+2xy+ye^y$，求 $f_x(1,0)$，$f_y(1,0)$。

解　$f_x(x,y)=3x^2+2y$，$f_y(x,y)=2x+e^y+ye^y$

$f_x(1,0)=3\times 1^2+2\times 0=3$，$f_y(1,0)=2\times 1+e^0+0=3$

例 6.9　设 $r=\sqrt{(x-x_0)^2+(y-y_0)^2+(z-z_0)^2}$，求函数 $u=\dfrac{1}{r}$ 的三个偏导数。

解　把 y 和 z 都看成常数，对 x 求导，则有

$$\frac{\partial u}{\partial x}=\frac{\partial}{\partial x}\left(\frac{1}{r}\right)=-\frac{1}{r^2}\frac{\partial r}{\partial x}$$

$$=-\frac{1}{r^2}\cdot\frac{1}{2}\frac{2(x-x_0)}{\sqrt{(x-x_0)^2+(y-y_0)^2+(z-z_0)^2}}$$

$$=-\frac{x-x_0}{r^3}$$

由对称性，有

$$\frac{\partial u}{\partial y}=-\frac{y-y_0}{r^3},\quad \frac{\partial u}{\partial z}=-\frac{z-z_0}{r^3}$$

例 6.10　已知理想气体的状态方程 $pV=RT$（p,V,T 分别为气体的压强、体积和温度，R 为常数），求证

$$\frac{\partial p}{\partial V}\cdot\frac{\partial V}{\partial T}\cdot\frac{\partial T}{\partial p}=-1$$

证　因为

$$p=\frac{RT}{V}\quad \frac{\partial p}{\partial V}=-\frac{RT}{V^2}$$

$$V=\frac{RT}{p}\quad \frac{\partial V}{\partial T}=\frac{R}{p}$$

$$T=\frac{pV}{R}\quad \frac{\partial T}{\partial p}=\frac{V}{R}$$

所以

$$\frac{\partial p}{\partial V}\cdot\frac{\partial V}{\partial T}\cdot\frac{\partial T}{\partial p}=-\frac{RT}{V^2}\cdot\frac{R}{p}\cdot\frac{V}{R}=-\frac{RT}{V}\cdot\frac{1}{p}=-1$$

由此例可见，与一元函数导数符号不同，偏导数符号$\frac{\partial z}{\partial x}$是一个整体记号，不能像一元函数的导数符号$\frac{\mathrm{d}y}{\mathrm{d}x}$那样看成是两个微分的比。

二元函数偏导数的几何意义

由偏导数的定义可知，函数 $z=f(x,y)$ 在点 (x_0,y_0) 处对 x 的偏导数，就是一元函数 $z=f(x,y_0)$ 在 x_0 处的导数。我们知道，二元函数 $z=f(x,y)$ 在几何上表示空间的一个曲面，而函数 $z=f(x,y_0)$ 在平面 $y=y_0$ 上，表示平面 $y=y_0$ 与曲面 $z=f(x,y)$ 的交线

$$C_x:\begin{cases}z=f(x,y)\\ y=y_0\end{cases}$$

于是，由一元函数导数的几何意义可知 $f_x(x_0,y_0)$ 就是曲线 C_x 在点 $M(x_0,y_0,f(x_0,y_0))$ 处切线 T_x 的斜率。如图6.7所示。同理知 $f_y(x_0,y_0)$ 就是曲线 $C_y\begin{cases}z=f(x,y)\\ x=x_0\end{cases}$ 在点 M 处切线 T_y 的斜率。

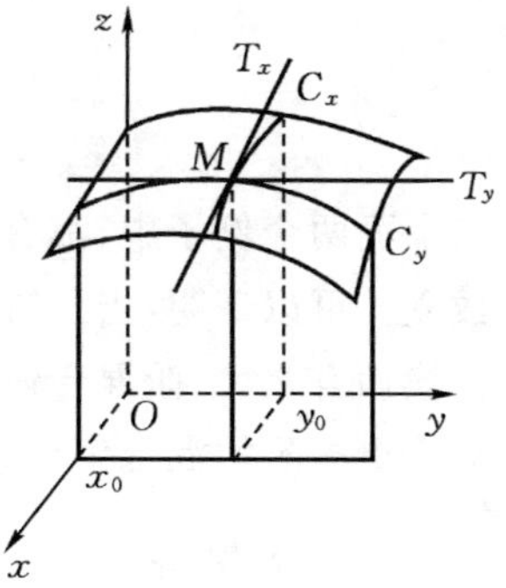

图 6.7

6.4.2　高阶偏导数

一般说来，函数 $z=f(x,y)$ 的两个偏导数 $f_x(x,y)$，$f_y(x,y)$ 还是 x,y 函数，如果它们对 x,y 的偏导数存在，则可以继续对它们求偏导数，所得到的函数称为 $f(x,y)$ 的二阶偏导数。记作

$$\frac{\partial^2 z}{\partial x^2}=\frac{\partial}{\partial x}\left(\frac{\partial z}{\partial x}\right)=f_{xx}(x,y)=z_{xx},\quad \frac{\partial^2 z}{\partial y^2}=\frac{\partial}{\partial y}\left(\frac{\partial z}{\partial y}\right)=f_{yy}(x,y)=z_{yy}$$

$$\frac{\partial^2 z}{\partial y\partial x}=\frac{\partial}{\partial y}\left(\frac{\partial z}{\partial x}\right)=f_{xy}(x,y)=z_{xy},\quad \frac{\partial^2 z}{\partial x\partial y}=\frac{\partial}{\partial x}\left(\frac{\partial z}{\partial y}\right)=f_{yx}(x,y)=z_{yx}$$

其中 $f_{xy}(x,y)$，$f_{yx}(x,y)$ 称为**二阶混合偏导数**。类似地，可以定义二元函数的更高阶的偏导数，例如，$\frac{\partial^3 z}{\partial x^2\partial y}=\frac{\partial^2}{\partial x^2}\left(\frac{\partial z}{\partial y}\right)$。二阶及二阶以上的偏导数统称为**高阶偏导数**。

例 6.11　求函数 $z=e^x\sin y$ 的各个二阶偏导数。

解

$$\frac{\partial z}{\partial x}=e^x\sin y,\quad \frac{\partial z}{\partial y}=e^x\cos y$$

$$\frac{\partial^2 z}{\partial x^2}=e^x\sin y,\quad \frac{\partial^2 z}{\partial y^2}=-e^x\sin y$$

$$\frac{\partial^2 z}{\partial y\partial x}=e^x\cos y,\quad \frac{\partial^2 z}{\partial x\partial y}=e^x\cos y$$

例 6.12　求 $z=x^2+y^3-2xy^2$ 的各个二阶偏导数。

解

$$z_x=2x-2y^2,\quad z_y=3y^2-4xy$$

$$z_{xx}=2,\quad z_{yy}=6y-4x$$

$$z_{xy}=-4y,\quad z_{yx}=-4y$$

在上面两个例子中，都有 $f_{xy}(x,y)=f_{yx}(x,y)$，但这个等式并不是对所有函数都成立。可以证明：当二阶导数 $f_{xy}(x,y)$ 和 $f_{yx}(x,y)$ 在区域 D 连续时，它们必相等。换而言之，**二阶混合偏导数如果在区域 D 连续，则求导结果与求导次序无关**。对于更高阶的混合偏导数也有类似的结论。

6.4.3　全微分

在一元函数中，如果函数 $y=f(x)$ 在 x 处的增量能表示成

$$\Delta y=f(x+\Delta x)-f(x)=A\cdot\Delta x+o(\Delta x)$$

其中 A 是与 Δx 无关的常数，即函数增量可以表示成自变量增量的线性函数加上自变量增量的高阶无穷小量，则称函数在 x 处可微分，$A\cdot\Delta x$ 称为微分，记为 $dy=A\cdot\Delta x$。并且有：$y=f(x)$ 在 x 处可微的充分必要条件是 $y=f(x)$ 在 x 处可导，且 $dy=f'(x)\,\Delta x$。函数在某点处可微本质上意味着函数在该点附近可以近似线性化。对于多元函数也有类似的问题。

定义 6.6　设 $z=f(x,y)$ 在 (x,y) 邻域内有定义，对于自变量在 (x,y) 处的改变量 $\Delta x,\Delta y$，函数相应的改变量为

$$\Delta z=f(x+\Delta x,y+\Delta y)-f(x,y)$$

如果，Δz 可以表示成

$$\Delta z=A\cdot\Delta x+B\cdot\Delta y+o(\rho)$$

其中 A,B 是与 $\Delta x,\Delta y$ 无关的数，$o(\rho)$ 是 $\rho=\sqrt{(\Delta x)^2+(\Delta y)^2}\to 0$ 的高阶无穷小量，则称函数 $z=f(x,y)$ 在 (x,y) 处可微分，称 $A\cdot\Delta x+B\cdot\Delta y$ 为函数 $z=f(x,y)$ 在 (x,y) 处的**全微分**，记作

$$dz=df(x,y)=A\cdot\Delta x+B\cdot\Delta y$$

二元函数中，可微与偏导数存在有什么关系，全微分与偏导数关系如何？我们不加证明地给出如下两个定理。

定理 6.1　设函数 $z=f(x,y)$ 在 (x,y) 处可微分，则函数 $z=f(x,y)$ 在 (x,y) 处的偏导数 $f_x(x,y)$，$f_y(x,y)$ 存在，而且有 $A=f_x(x,y)$，$B=f_y(x,y)$，即

$$dz=df(x,y)=f_x(x,y)\cdot\Delta x+f_y(x,y)\cdot\Delta y$$

当 x,y 是自变量时，我们规定 $dx=\Delta x$，$dy=\Delta y$，从而有

$$dz=f_x(x,y)\,dx+f_y(x,y)\,dy$$

定理 6.2　设函数 $z=f(x,y)$ 在 (x,y) 的邻域内有连续的一阶偏导数 $f_x(x,y)$ 和 $f_y(x,y)$，则函数 $z=f(x,y)$ 在 (x,y) 处可微。

由定理 6.1 和定理 6.2 可以知道，对于二元函数 $z=f(x,y)$，在点 (x,y) 处偏导数存在是在 (x,y) 处可微的必要而非充分条件，在 (x,y) 附近偏导数连续是在 (x,y) 处可微的充分而非必要条件。这与一元函数中的结论有明显差异。

全微分的概念可以推广到 n 元函数上去。例如，三元函数 $u=f(x,y,z)$ 在 (x,y,z) 处的全微分为

$$du=f_x(x,y,z)\,dx+f_y(x,y,z)\,dy+f_z(x,y,z)\,dz$$

例 6.13　求函数 $z=e^{xy}$ 的全微分，并计算函数在 $x=2,y=1,\Delta x=0.15,\Delta y=-0.1$ 时全微分的值。

解　由于 $z_x=ye^{xy}$，$z_y=xe^{xy}$，所以 $dz=ye^{xy}dx+xe^{xy}dy=e^{xy}(ydx+xdy)$

当 $x=2$，$y=1$，$\Delta x=0.15$，$\Delta y=-0.1$ 时，全微分

$$dz=e^2\times0.15+2\times e^2\times(-0.1)=-0.05e^2$$

例 6.14 求函数 $u=xyz+z\sin x+y\cos z$ 的全微分。

解 由于 $u_x=yz+z\cos x$，$u_y=xz+\cos z$，$u_z=xy+\sin x-y\sin z$
所以

$$du=(yz+z\cos x)dx+(xz+\cos z)dy+(xy+\sin x-y\sin z)dz$$

6.5 多元复合函数的微分法

6.5.1 复合函数的微分法

设函数 $z=f(u,v)$是变量 u,v 的函数，而 u,v 又是变量 x,y 的函数，$u=u(x,y)$，$v=v(x,y)$，因而

$$z=f(u(x,y),v(x,y))$$

是 x,y 的复合函数。

定理 6.3 如果函数 $u=u(x,y)$，$v=v(x,y)$在(x,y)处可微，函数 $z=f(u,v)$在对应的点(u,v)处可微，则复合函数 $z=f(u(x,y),v(x,y))$在(x,y)处可微，且其全微分为

$$dz=\left(\frac{\partial z}{\partial u}\frac{\partial u}{\partial x}+\frac{\partial z}{\partial v}\frac{\partial v}{\partial x}\right)dx+\left(\frac{\partial z}{\partial u}\frac{\partial u}{\partial y}+\frac{\partial z}{\partial v}\frac{\partial v}{\partial y}\right)dy \tag{6.5.1}$$

证明从略。

由式(6.5.1)可见，对复合函数 $z=f(u(x,y),v(x,y))$，求偏导数有如下链式法则

$$\begin{aligned}\frac{\partial z}{\partial x}&=\frac{\partial z}{\partial u}\frac{\partial u}{\partial x}+\frac{\partial z}{\partial v}\frac{\partial v}{\partial x}\\ \frac{\partial z}{\partial y}&=\frac{\partial z}{\partial u}\frac{\partial u}{\partial y}+\frac{\partial z}{\partial v}\frac{\partial v}{\partial y}\end{aligned} \tag{6.5.2}$$

注意式(6.5.2)的结构有如下特征：若函数 f 含有某个自变量的中间变量有几个，则 f 对该自变量的偏导数公式中就有几项之和，而且每一项的构成与一元函数的链式法则类似，即为“函数对中间变量的导数再乘以中间变量对自变量的导数”。

多元函数的复合可以有多种不同情况，要注意分析函数间的复合关系，弄清楚哪些是中间变量，哪些是自变量，灵活正确地使用链式法则。例如：

(1)设 $z=f(u,v)$，$u=\varphi(x)$，$v=\psi(x)$都可微，则由于复合函数 $z=f(\varphi(x),\psi(x))$是 x 的一元函数，应用公式(6.5.2)，得

$$\frac{\mathrm{d}z}{\mathrm{d}x}=\frac{\partial z}{\partial u}\frac{\mathrm{d}u}{\mathrm{d}x}+\frac{\partial z}{\partial v}\frac{\mathrm{d}v}{\mathrm{d}x} \tag{6.5.3}$$

它称为复合函数 z 对 x 的**全导数**。

(2)设 $w=f(u)$，$u=\varphi(x,y,z)$均可微，则由于复合函数 $w=f(\varphi(x,y,z))$可微，它有一个中间变量，三个自变量，应用公式(6.5.2)，得

$$\frac{\partial w}{\partial x}=\frac{\mathrm{d}w}{\mathrm{d}u}\frac{\partial u}{\partial x},\quad \frac{\partial w}{\partial y}=\frac{\mathrm{d}w}{\mathrm{d}u}\frac{\partial u}{\partial y},\quad \frac{\partial w}{\partial z}=\frac{\mathrm{d}w}{\mathrm{d}u}\frac{\partial u}{\partial z} \tag{6.5.4}$$

(3)设 $u=f(x,y,z)$，$z=\varphi(x,y)$均可微，则由于复合函数 $w=f(x,y,\varphi(x,y))$可微，它有三个中间变量，两个自变量，应用公式(6.5.2)，得

$$\frac{\partial u}{\partial x}=\frac{\partial f}{\partial x}+\frac{\partial f}{\partial z}\frac{\partial z}{\partial x},\quad \frac{\partial u}{\partial y}=\frac{\partial f}{\partial y}+\frac{\partial f}{\partial z}\frac{\partial z}{\partial y} \tag{6.5.5}$$

请注意，这里的复合关系是：一方面 u 直接依赖于 x 和 y，另一方面又通过中间变量 z 依赖于 x 和 y(见图 6.8)。因而在上述对 x 偏导公式中，左端的$\frac{\partial u}{\partial x}$表示复合之后的函数 u 对 x 的偏导数，而右端的$\frac{\partial f}{\partial x}$表示尚未复合之前 u 对 x 的偏导数，两个记号的含义不同，不可混为一谈。

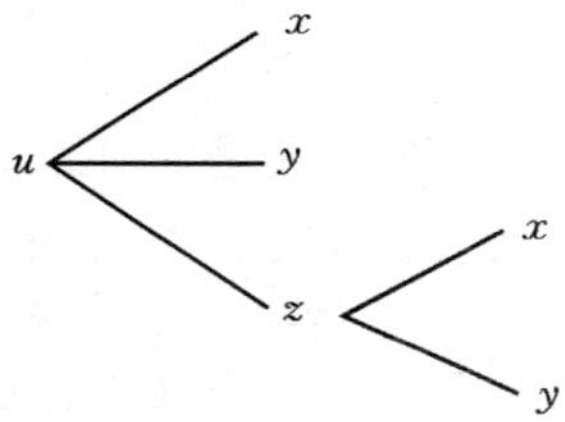

图 6.8

例 6.15　设 $z=f(x,xy)$，其中 $z=f(u,v)$可微，求$\frac{\partial z}{\partial x}$，$\frac{\partial z}{\partial y}$。

解　由于 $u=x$ 及 $v=xy$ 显然可微，故复合函数 $z=f(x,xy)$可微。应用公式(6.5.2)，得

$$\frac{\partial z}{\partial x}=\frac{\partial f}{\partial x}+\frac{\partial f}{\partial v}\frac{\partial v}{\partial x}=\frac{\partial f}{\partial x}+y\frac{\partial f}{\partial v}$$

$$\frac{\partial z}{\partial y}=\frac{\partial f}{\partial v}\frac{\partial v}{\partial y}=x\frac{\partial f}{\partial v}$$

把 $f(x,xy)$中的 x 看成是第一个变量，xy 看成是第二个变量，可采用下面的记号，使得表达更清晰

$$\frac{\partial z}{\partial x}=f_1+yf_2$$

其中 f_1 表示 f 对第一个变量的偏导数，f_2 表示 f 对第二个变量的偏导数。

例 6.16　设 $z=\varphi(x^2+y^2)$，其中 φ 可导，求证 $x\frac{\partial z}{\partial y}-y\frac{\partial z}{\partial x}=0$。

证 把 $z=\varphi(x^2+y^2)$看作是由函数 $z=\varphi(u)$及 $u=x^2+y^2$ 复合而成,分别对 x 和 y 求导得

$$\frac{\partial z}{\partial x}=\varphi'(u)\frac{\partial u}{\partial x}=\varphi'(u)\cdot 2x,\quad \frac{\partial z}{\partial y}=\varphi'(u)\frac{\partial u}{\partial y}=\varphi'(u)\cdot 2y$$

从而

$$x\frac{\partial z}{\partial y}-y\frac{\partial z}{\partial x}=2xy\varphi'(u)-2xy\varphi'(u)=0$$

例 6.17 设 $z=f(u,x,y)$,其中 f 对各个变量有二阶连续偏导数,且 $u=x\sin y$,求$\frac{\partial^2 z}{\partial y\partial x}$。

解 根据函数的复合关系及复合函数求导的链式规则,得

$$\frac{\partial z}{\partial x}=\frac{\partial f}{\partial u}\frac{\partial u}{\partial x}+\frac{\partial f}{\partial x}=f_1\sin y+f_2$$

注意,f_1 和 f_2 还是 u,x,y 的三元函数,再用链式规则求导,得

$$\begin{aligned}\frac{\partial^2 z}{\partial y\partial x}&=\frac{\partial}{\partial y}\left(\frac{\partial z}{\partial x}\right)=\frac{\partial f_1}{\partial y}\sin y+f_1\cos y+\frac{\partial f_2}{\partial y}\\&=(f_{11}x\cos y+f_{13})\sin y+f_1\cos y+f_{21}x\cos y+f_{23}\end{aligned}$$

6.5.2 一阶全微分形式不变性

在一元函数中,一阶微分具有形式不变性。多元函数的一阶全微分也具有形式不变性,以 $z=f(u,v)$为例,**一阶全微分形式不变性**是指:**无论 u,v 是自变量还是中间变量,总有**

$$\mathrm{d}z=\frac{\partial z}{\partial u}\mathrm{d}u+\frac{\partial z}{\partial v}\mathrm{d}v \tag{6.5.6}$$

事实上,设 $z=f(u,v)$, $u=u(x,y)$, $v=v(x,y)$均可微,则有

$$\frac{\partial z}{\partial x}=\frac{\partial z}{\partial u}\frac{\partial u}{\partial x}+\frac{\partial z}{\partial v}\frac{\partial v}{\partial x}$$

$$\frac{\partial z}{\partial y}=\frac{\partial z}{\partial u}\frac{\partial u}{\partial y}+\frac{\partial z}{\partial v}\frac{\partial v}{\partial y}$$

从而

$$\begin{aligned}\mathrm{d}z&=\frac{\partial z}{\partial x}\mathrm{d}x+\frac{\partial z}{\partial y}\mathrm{d}y\\&=\left(\frac{\partial z}{\partial u}\frac{\partial u}{\partial x}+\frac{\partial z}{\partial v}\frac{\partial v}{\partial x}\right)\mathrm{d}x+\left(\frac{\partial z}{\partial u}\frac{\partial u}{\partial y}+\frac{\partial z}{\partial v}\frac{\partial v}{\partial y}\right)\mathrm{d}y\end{aligned}$$

$$= \frac{\partial z}{\partial u}\left(\frac{\partial u}{\partial x}\mathrm{d}x + \frac{\partial u}{\partial y}\mathrm{d}y\right) + \frac{\partial z}{\partial v}\left(\frac{\partial v}{\partial x}\mathrm{d}x + \frac{\partial v}{\partial y}\mathrm{d}y\right)$$

$$= \frac{\partial z}{\partial u}\mathrm{d}u + \frac{\partial z}{\partial v}\mathrm{d}v$$

由一阶全微分形式不变性，容易得到全微分的**有理运算法则**：

(1) $\mathrm{d}(u \pm v) = \mathrm{d}u \pm \mathrm{d}v$；

(2) $\mathrm{d}(uv) = v\mathrm{d}u + u\mathrm{d}v$；

(3) $\mathrm{d}\left(\frac{u}{v}\right) = \frac{1}{v^2}(v\mathrm{d}u - u\mathrm{d}v)$，$v \neq 0$。

例 6.18　设 $z = f(u,v)$ 可微，求 $z = f(x+y, xy)$ 的偏导数。

解　利用一阶全微分形式不变性，得

$$\begin{aligned} \mathrm{d}z &= f_1\mathrm{d}(x+y) + f_2\mathrm{d}(xy) \\ &= f_1\,\mathrm{d}x + f_1\,\mathrm{d}y + yf_2\mathrm{d}x + xf_2\mathrm{d}y \\ &= (f_1 + yf_2)\mathrm{d}x + (f_1 + xf_2)\mathrm{d}y \end{aligned}$$

从而有

$$\frac{\partial z}{\partial x} = f_1 + yf_2 \quad \frac{\partial z}{\partial y} = f_1 + xf_2$$

关于多元隐函数的微分法与一元函数的情形相似，举例说明如下。

例 6.19　设方程 $\mathrm{e}^z - xyz = 0$ 确定了 z 是 x, y 的隐函数，求 $\frac{\partial z}{\partial x}$，$\frac{\partial z}{\partial y}$。

解　方程两边对 x 求偏导，得

$$\mathrm{e}^z\frac{\partial z}{\partial x} - yz - xy\frac{\partial z}{\partial x} = 0$$

所以

$$\frac{\partial z}{\partial x} = \frac{yz}{\mathrm{e}^z - xy}$$

同理

$$\frac{\partial z}{\partial y} = \frac{xz}{\mathrm{e}^z - xy}$$

例 6.20　设方程 $xyz + \sqrt{x^2+y^2+z^2} = \sqrt{2}$ 确定了 $z = z(x,y)$，求在点 $(1,0,-1)$ 处的全微分。

解　利用一阶全微分形式不变性，在方程两边求全微分，得

$$yz\mathrm{d}x + xz\mathrm{d}y + xy\mathrm{d}z + \frac{x\mathrm{d}x + y\mathrm{d}y + z\mathrm{d}z}{\sqrt{x^2+y^2+z^2}} = 0$$

将 $x=1, y=0, z=-1$ 代入上式得

$$-\mathrm{d}y+\frac{1}{\sqrt{2}}(\mathrm{d}x-\mathrm{d}z)=0$$

从而得

$$\mathrm{d}z\Big|_{(1,0,-1)}=\mathrm{d}x-\sqrt{2}\,\mathrm{d}y$$

6.6　多元函数的极值

在生产实践中，人们常常遇到诸如用料最省、用时最少、产量最大、收益最高、质量最好等所谓的最优化问题，这类问题常常归结为函数的最大、最小值问题。同一元函数的最值问题相似，多元函数的最值与多元函数的极值密切相关。本节利用多元函数的微分学知识建立多元函数取得极值的条件，进而讨论多元函数的最值问题。

6.6.1　多元函数极值

定义 6.7　设二元函数 $f(x,y)$ 在点 (x_0,y_0) 的某邻域内有定义，如果对该区域的任意的 (x,y)，总有

$$f(x,y)\leqslant f(x_0,y_0)\quad (f(x,y)\geqslant f(x_0,y_0))$$

则称 f 在点 (x_0,y_0) 处取得**极大(小)值** $f(x_0,y_0)$，点 (x_0,y_0) 称为 f 的**极大(小)值点**，极大值与极小值统称为**极值**，极大值点与极小值点统称为**极值点**。

例如，二元函数 $z=x^2+y^2$ 在点(0,0)取得极小值，$z=\sqrt{1-x^2-y^2}$ 在点(0,0)取得极大值。

6.6.2　极值存在的必要条件

定理 6.4　如果函数 $f(x,y)$ 在点 (x_0,y_0) 处取得极值，且在 (x_0,y_0) 处可偏导，则必有

$$f_x(x_0,y_0)=0,\quad f_y(x_0,y_0)=0 \tag{6.6.1}$$

证　如果取 $y=y_0$，则函数 $f(x,y_0)$ 是 x 的一元函数。因为 $x=x_0$ 是极值点，且 $\frac{\mathrm{d}}{\mathrm{d}x}f(x,y_0)|_{x=x_0}=f_x(x_0,y_0)$ 存在，所以，$f_x(x_0,y_0)=0$。同理，$f_y(x_0,y_0)=0$。

我们称使得 $f_x(x_0,y_0)=0$，$f_y(x_0,y_0)=0$ 的点 (x_0,y_0) 为 f 的**驻点**。因此定理 6.4 可以说成：可偏导函数 f 的极值点必是 f 的驻点。但是，同一元函数一样，驻点未必都是极值点。例如，对函数 $z=x^2-y^2$ 而言，点(0,0)是它的驻点，但点

(0,0)既不是极大值点，也不是极小值点。事实上，在点(0,0)处，函数值为零。在(0,0)的任意小的邻域中，既有使得 $f>0$ 的点，又有使得 $f<0$ 的点，所以，(0,0)不是函数的极值点。另外，极值点也可能是一阶偏导数不存在的点。例如，函数 $z=\sqrt{x^2+y^2}$ 表示顶点在坐标原点的圆锥面，显然在(0,0)取得极小值，但是，在(0,0)点，f_x，f_y 都不存在。

6.6.3　极值存在的充分条件

定理 6.5　设二元函数 $z=f(x,y)$ 在点 $P_0(x_0,y_0)$ 的某邻域内有二阶连续的偏导数，且 P_0 是函数的驻点，记

$$A=f_{xx}(P_0),\quad B=f_{xy}(P_0),\quad C=f_{yy}(P_0) \tag{6.6.2}$$

则有

(1) 若 $A>0$ 且 $AC-B^2>0$，则 $f(P_0)$ 为 f 的极小值；

(2) 若 $A<0$ 且 $AC-B^2>0$，则 $f(P_0)$ 为 f 的极大值；

(3) 若 $AC-B^2<0$，则 $f(P_0)$ 不是 f 的极值。

证明从略。

根据以上结论，可以得出求具有二阶连续偏导数的函数 $f(x,y)$ 的极值的步骤：首先求出 f 的所有驻点，然后根据定理 6.5 来判定各个驻点是否为 f 的极值点。

例 6.21　求二元函数 $f(x,y)=y^3-x^2+6x-12y+8$ 的极值。

解　由 $f_x(x,y)=-2x+6=0$，$f_y(x,y)=3y^2-12=0$，解得驻点 $M_1(3,2)$ 和 $M_2(3,-2)$，再求二阶偏导数，得

$$f_{xx}(x,y)=-2,\quad f_{xy}(x,y)=0,\quad f_{yy}=6y$$

在点 M_1 处，有

$$A=f_{xx}(3,2)=-2,B=f_{xy}(3,2)=0,\ C=f_{yy}(3,2)=12,\ AC-B^2=-24<0$$

故 M_1 不是函数的极值点。

在点 M_2 处，有 $A=f_{xx}(3,-2)=-2,B=f_{xy}(3,-2)=0,\ C=f_{yy}(3,-2)=-12,\ AC-B^2=24>0$

故 M_2 是极大值点，函数在点 M_2 处取得极大值 $f(3,-2)=33$。

需要指出的是，当 $AC-B^2=0$ 时，$f(P_0)$ 可能是 f 的极值，也可能不是 f 的极值，这时，定理 6.5 提供的方法不能判定，需要结合具体问题另行判定。

前面讨论的极值问题，对自变量只有定义域的限制，没有附加其他条件，称为**无条件极值**问题。但实际问题中会遇到有附加条件的极值，称为**条件极值**问题。条件极值问题常常可转化为无条件极值问题来解决，以下举例说明其方法。

例 6.22 要生产容积为常数 V 的无盖长方体盒子，问如何设计，可使盒子的表面积最小？

解 设盒子的长、宽、高分别为 x,y,z，则表面积为 $S=xy+2yz+2xz$，其附加条件是 $xyz=V$ 或 $z=V/xy$，将此条件代入 S，即可将条件极值转化为求

$$S=2x\cdot\frac{V}{xy}+2y\cdot\frac{V}{xy}+xy=\frac{2V}{y}+\frac{2V}{x}+xy$$

无条件极值问题。令

$$\frac{\partial S}{\partial x}=y-\frac{2V}{x^2}=0,\quad \frac{\partial S}{\partial y}=x-\frac{2V}{y^2}=0$$

解得 $x=y=\sqrt[3]{2V}$，$z=\frac{1}{2}\sqrt[3]{2V}$。由于体积 V 是常数，容易看出盒子的最小表面积是存在的，故当 $x=y=\sqrt[3]{2V}$，$z=\frac{1}{2}\sqrt[3]{2V}$ 时，也即盒子的底面为正方形、高等于底面边长的一半时，盒子的表面积最小。

*6.7 最小二乘法

6.7.1 最小二乘法

最小二乘法是测量工作和科学实验中常用的一种数据处理方法。例如，根据观测或实验得到两个变量 x，y 之间的一组数据 $(x_1,y_1),(x_2,y_2),\cdots,(x_n,y_n)$，要求寻找一个适当类型的函数 $y=f(x)$（如线性函数 $y=ax+b$），使它在观测点 x_1，x_2，…，x_n 处所取的值 $f(x_1),f(x_2),\cdots,f(x_n)$ 与观测值 y_1，y_2，…，y_n 在某种意义下最接近，从而可用函数 $y=f(x)$ 作为变量 x 与 y 之间函数关系的近似表达式。常用的方法是：确定函数 $f(x)$ 中的参数，使得在各点处偏差平方和

$$Q=\sum_{i=1}^{n}r_i^2=\sum_{i=1}^{n}\left(f(x_i)-y_i\right)^2 \tag{6.7.1}$$

最小。这种根据偏差平方和最小的条件来确定参数的方法称为**最小二乘法**。因此，这是一个（关于待定参数的）多元函数的最小值问题。工程技术和实验中有许多利用最小二乘法建立的经验公式。

从集合意义上讲，上述问题等价于确定一条平面曲线（类型先给定），使它和实验数据“最接近”（不要求曲线严格通过已知点）。故又称为**曲线拟合问题**。

6.7.2 用线性函数拟合数据

拟合数据时，如果选用的是线性函数 $y=ax+b$，由以上讨论可知，只要求出

使得

$$Q=\sum_{i=1}^{n}(y_i-(ax_i+b))^2 \tag{6.7.2}$$

最小的 a,b 值。

由二元函数取极值的必要条件知道，a,b 必须满足

$$\frac{\partial Q}{\partial a}=0,\quad \frac{\partial Q}{\partial b}=0$$

根据式(6.7.2)有

$$\begin{cases}-2\sum_{i=1}^{n}(y_i-(a+bx_i))=0\\-2\sum_{i=1}^{n}(y_i-(a+bx_i))x_i=0\end{cases}$$

整理后，得

$$\begin{cases}na+b\sum_{i=1}^{n}x_i=\sum_{i=1}^{n}y_i\\a\sum_{i=1}^{n}x_i+b\sum_{i=1}^{n}x_i^2=\sum_{i=1}^{n}x_iy_i\end{cases} \tag{6.7.3}$$

方程组(6.7.3)称为**正规方程组**，解此方程组可得

$$b=\frac{\sum_{i=1}^{n}x_iy_i-n\overline{x}\overline{y}}{\sum_{i=1}^{n}x_i^2-n\overline{x}^2}\triangleq\frac{S_{xy}}{S_{xx}} \tag{6.7.4}$$

$$a=\frac{1}{n}\left(\sum_{i=1}^{n}y_i-b\sum_{i=1}^{n}x_i\right)=\overline{y}-b\overline{x} \tag{6.7.5}$$

例 6.23　设某城镇某商品的价格 x 和经销商对这种商品的采购量 y 之间有如下观测数据：

x/元	100	110	120	130	140	150	160	170	180	190
y/件	45	51	54	61	66	70	74	78	85	89

求 y 与 x 的经验直线方程。

解　一般在求 a,b 时，先列表算出中间结果 $x_i^2,y_i^2,x_iy_i,\sum_{i=1}^{n}x_i,\sum_{i=1}^{n}y_i,\sum_{i=1}^{n}x_i^2$，

$\sum_{i=1}^{n} y_i^2, \sum_{i=1}^{n} x_i y_i$，然后用(6.7.4)、(6.7.5)式即可求出 $\hat{a}, \hat{b}$。在此例中，由所给数据计算有关数据如下表：

序号	x_i	y_i	x_i^2	y_i^2	$x_i y_i$
1	100	45	10000	2025	4500
2	110	51	12100	2601	5610
3	120	54	14400	2916	6480
4	130	61	16900	3721	7930
5	140	66	19600	4356	9240
6	150	70	22500	4900	10500
7	160	74	25600	5476	11840
8	170	78	28900	6084	13260
9	180	85	32400	7225	15300
10	190	89	36100	7921	16910
$\sum$	1450	673	218500	47225	101570

由上表可算得

$$S_{xx}=218500-\frac{1}{10}\times 1450^2=8250, S_{xy}=101570-\frac{1}{10}\times 1450\times 673=3985$$

故得

$$b=\frac{S_{xy}}{S_{xx}}=0.48303, a=\frac{1}{10}\times 673-\frac{1}{10}\times 1450\times 0.48303=-2.73935$$

于是可得到商品的价格和经销商对这种商品的采购量的回归直线方程为

$$\hat{y}=-2.73935+0.48303x$$

6.7.3　可线性化的曲线拟合

在许多实际问题中，变量之间的关系不一定是线性的。当变量之间存在着非线性关系时，要用到非线性函数拟合数据。通常是根据散点图所呈现出的形状与常见的已知函数的图形作比较，选择一条合适的曲线来拟和散点图。但直接求非线性曲线往往很困难，在某些情况下对一些特殊类型可以通过适当的变量替换，将其转化为线性函数问题来处理。下表列出了几种常见的可转化为一元线性函数的曲线模型。

曲线类型	变换	直线方程
函数 $y=ax^k$	$Y=\ln y,\ X=\ln x$	$Y=\ln a+bX$
指数函数 $y=ae^{bx}$	$Y=\ln y$	$Y=\ln a+bx$
双曲函数 $\frac{1}{y}=a+\frac{b}{x}$	$Y=\frac{1}{y},\ X=\frac{1}{x}$	$Y=a+bX$
S 型曲线 $y=\frac{1}{a+be^{-x}}$	$Y=\frac{1}{y},\ X=e^{-x}$	$Y=a+bX$

例 6.24　下表是 1957 年美国旧轿车价格的调查资料，今以 x 表示轿车的使用年限，y 表示相应的平均价格。求 y 关于 x 的回归方程。

x	1	2	3	4	5	6	7	8	9	10
y	2651	1943	1494	1087	765	538	484	290	226	204

解　做散点图如图 6.9 所示，由于 y 与 x 散点图呈指数曲线形状，于是采用指数函数模型，即

$$y=\alpha e^{\beta x}$$

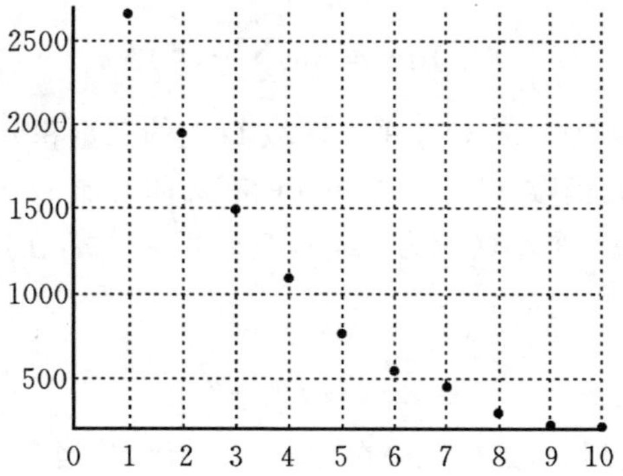

图 6.9

两端取对数，令

$$Y=\ln y, \ln\alpha=a, \beta=b, X=x$$

模型转化为线性模型

$$Y=a+bX$$

对所给数据进行变换得到

X	1	2	3	4	5	6	7	8	9	10
Y	7.8827	7.572	7.3092	6.9912	6.6399	6.2879	6.1821	5.6699	5.4205	5.3181

经计算得

$$b=-0.29768,\ a=8.164585$$

所以 Y 对 X 的方程为

$$Y=8.164585-0.29768X$$

代回原变量，得曲线方程

$$y=3514.26\ \mathrm{e}^{-0.29768x}$$

6.8 二重积分

6.8.1 二重积分的概念

本节中，我们把一元函数积分概念推广到二元函数上。一元函数 $y=f(x)$ 在区间 $[a,b]$ 上的定积分 $\int_a^b f(x)\mathrm{d}x$ 是下述的极限

$$\int_a^b f(x)\mathrm{d}x=\lim_{d\to 0}\sum_{i=1}^{n} f(\xi_i)\Delta x_i$$

类似地，对二元函数 $f(x,y)$ 在平面区域 D 上的二重积分作如下定义。

定义 6.8 设二元函数 $f(x,y)$ 在平面的有界闭区域 D 上有定义，将 D 分成 n 个小闭区域，记其中第 i 个小区域为 $(\Delta\sigma_i)$，其面积为 $\Delta\sigma_i$，在 $(\Delta\sigma_i)$ 上任取一点 (ξ_i,η_i)，作和式

$$\sum_{i=1}^{n} f(\xi_i,\eta_i)\Delta\sigma_i \tag{6.8.1}$$

如果不论区域 D 如何划分，点 (ξ_i,η_i) 在 $(\Delta\sigma_i)$ 上如何取，当各小区域直径的最大值 d 趋于零时，和式(6.8.1)总有确定的极限 I，则称二元函数 $f(x,y)$ 在区域 D 上二重积分存在，称极限 I 为二元函数 $f(x,y)$ 在区域 D 上的**二重积分**，记为

$$\iint_D f(x,y)\mathrm{d}\sigma=\lim_{d\to 0}\sum_{i=1}^{n} f(\xi_i,\eta_i)\Delta\sigma_i \tag{6.8.2}$$

其中 $f(x,y)$ 称为**被积函数**，$f(x,y)\mathrm{d}\sigma$ 称为**被积表达式**，$\mathrm{d}\sigma$ 称为**面积元素**，x,y 称为**积分变量**，D 称为**积分区域**，$\sum_{i=1}^{n} f(\xi_i,\eta_i)\Delta\sigma_i$ 称为**积分和**。

二重积分的几何意义

二元函数 $z=f(x,y)$ 的图形一般是空间的曲面。如果 $f(x,y)\geqslant 0$，由图 6.10 可以看出，乘积 $f(\xi_i,\eta_i)\Delta\sigma_i$ 表示以 $(\Delta\sigma_i)$ 为底面，以 $f(\xi_i,\eta_i)$ 为高的小柱体的体积，而积分和(6.8.1)表示以闭区域 D 为底，$z=f(x,y)$ 为顶的曲顶柱体体积 V 的近似值。当分割无限细时，积分和与 V 无限接近。从而，二重积分 $\iint\limits_D f(x,y)\mathrm{d}\sigma$ 表示以 D 为底，曲面 $z=f(x,y)$ 为顶的曲顶柱体的体积。

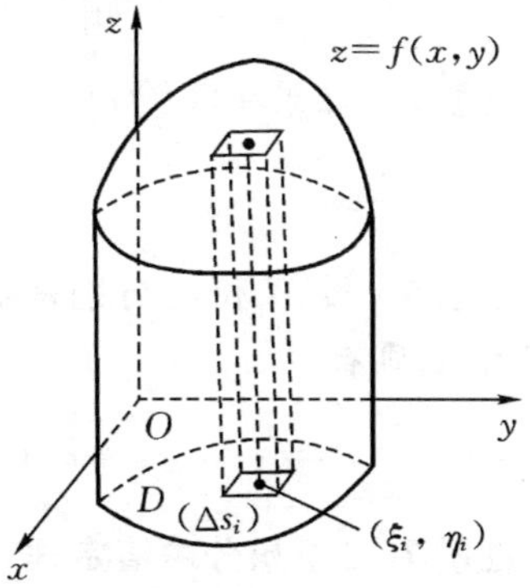

图 6.10

关于二重积分的存在性问题，有如下结论：**当二元函数 $z=f(x,y)$ 在 D 上连续时，二重积分 $\iint\limits_D f(x,y)\mathrm{d}\sigma$ 必定存在**。以后，我们总假定二元函数 $z=f(x,y)$ 在闭区域 D 上连续，所以，二重积分 $\iint\limits_D f(x,y)\mathrm{d}\sigma$ 总是存在的。

6.8.2　二重积分的性质

二重积分有与定积分类似的性质，叙述如下(证明从略)。下面论及的函数总假定在区域 D 上连续。

性质 1　常数因子可以提到积分号外面，即

$$\iint\limits_D kf(x,y)\mathrm{d}\sigma = k\iint\limits_D f(x,y)\mathrm{d}\sigma \quad (k\text{ 为常数})$$

性质 2　两个函数和的积分等于两个函数各自积分的和，即

$$\iint\limits_D (f(x,y)+g(x,y))\mathrm{d}\sigma = \iint\limits_D f(x,y)\mathrm{d}\sigma + \iint\limits_D g(x,y)\mathrm{d}\sigma$$

性质 3　二重积分对积分区域有可加性，即就是说：如果将积分区域 D 分为两个区域 D_1，D_2，并且 D_1，D_2 除了边界没有公共部分，则有

$$\iint\limits_D f(x,y)\mathrm{d}\sigma = \iint\limits_{D_1} f(x,y)\mathrm{d}\sigma + \iint\limits_{D_2} f(x,y)\mathrm{d}\sigma$$

性质 4 如果在区域 D 上，总有 $f(x,y)\leqslant g(x,y)$，则

$$\iint_D f(x,y)\mathrm{d}\sigma \leqslant \iint_D g(x,y)\mathrm{d}\sigma$$

特别地，由于 $-|f(x,y)|\leqslant f(x,y)\leqslant |f(x,y)|$，从而有

$$\left|\iint_D f(x,y)\mathrm{d}\sigma\right| \leqslant \iint_D |f(x,y)|\mathrm{d}\sigma$$

性质 5 如果在区域 D 上有 $f(x,y)\equiv 1$，记 D 的面积为 A，则有

$$\iint_D \mathrm{d}\sigma = A$$

性质 6 设 M 和 m 分别是函数 $z=f(x,y)$ 在区域 D 的最大值与最小值，D 的面积为 A，则有

$$mA \leqslant \iint_D f(x,y)\mathrm{d}\sigma \leqslant MA$$

性质 7(二重积分中值定理) 如果 $f(x,y)$ 在闭区域 D 上连续，D 的面积为 A，则在 D 内至少存在一点 (ξ,η)，使得

$$\iint_D f(x,y)\mathrm{d}\sigma = f(\xi,\eta)A$$

6.8.3 直角坐标系下二重积分的计算

当被积函数 $f(x,y)$ 在积分区域 D 上非负时，二重积分 $\iint_D f(x,y)\,\mathrm{d}\sigma$ 表示以 D 为底，以 $f(x,y)$ 为顶的曲顶柱体的体积。借助于几何意义，下面我们来说明直角坐标系下二重积分的计算方法。

我们假设 $f(x,y)$ 在 D 上连续，区域 D 可以表示为

$$D=\{(x,y)\,|\,a\leqslant x\leqslant b, y_1(x)\leqslant y\leqslant y_2(x)\}$$

其中，$y_1(x)$，$y_2(x)$ 在区间 $[a,b]$ 上连续。这样的区域 D 称为 x -**型区域**(见图 6.11)，其特点是：区域介于两条垂直于 x 轴的直线 $x=a$ 和 $x=b$ 之间；过 $[a,b]$ 上任一点 t，做平行于 y 轴的直线，与 D 的边界最多交于两点。

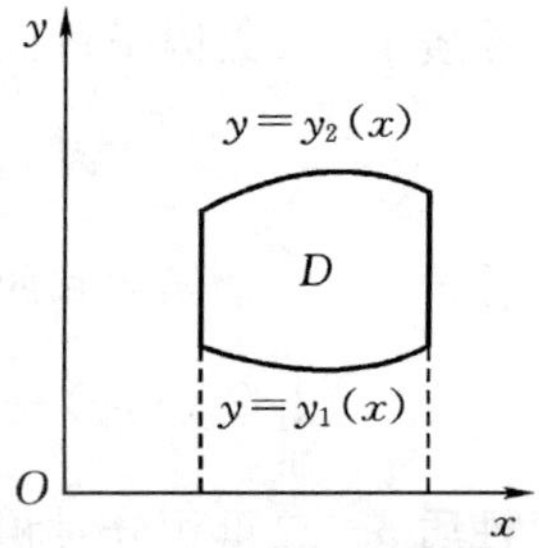

图 6.11

在定积分应用中，我们知道这种体积也可用已知平行截面面积求体积的方法来计算。为此，先计算立

体的平行截面的面积。在$[a,b]$上任意取定一点 t,考察曲顶柱体与平面 $x=t$ 的截面面积 $S(t)$。由图 6.12 可见,这一截面是以 $[y_1(t),y_2(t)]$ 为底,以曲线 $\begin{cases}z=f(x,y)\\x=t\end{cases}$为曲边的曲边梯形,它的面积可用定积分表示为

$$S(t)=\int_{y_1(t)}^{y_2(t)}f(t,y)\,\mathrm{d}y$$

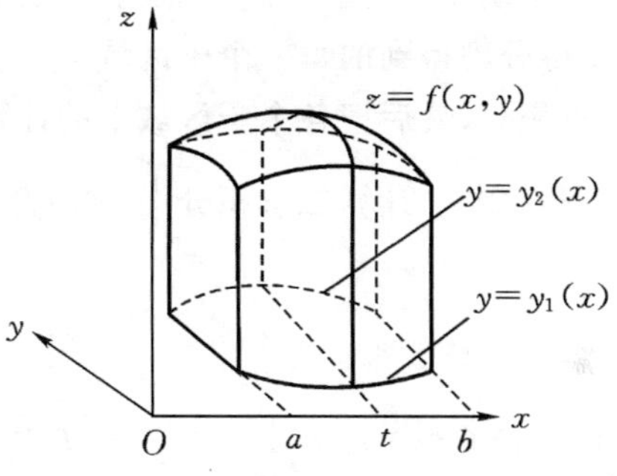

图 6.12

改记 t 为 x,并让它在 a 与 b 之间变动,截面面积 $S(x)$也将随之变化,即

$$S(x)=\int_{y_1(x)}^{y_2(x)}f(x,y)\,\mathrm{d}y$$

值得注意的是,求上述积分时,x 应看做常量,积分变量是 y。求得了 $S(x)$后,再利用定积分的微元法,得到所求的曲顶柱体的体积

$$V=\int_a^b S(x)\,\mathrm{d}x=\int_a^b\left(\int_{y_1(x)}^{y_2(x)}f(x,y)\,\mathrm{d}y\right)\mathrm{d}x$$

另一方面,根据二重积分的几何意义,又有

$$V=\iint_D f(x,y)\mathrm{d}\sigma$$

所以

$$\iint_D f(x,y)\mathrm{d}\sigma=\int_a^b\left(\int_{y_1(x)}^{y_2(x)}f(x,y)\,\mathrm{d}y\right)\mathrm{d}x \tag{6.8.3}$$

这样,二重积分的计算就化成了接连两个一元函数定积分的计算:先固定 x,把函数 $f(x,y)$看作是关于 y 的一元函数,对 y 从区域 D 的边界 $y_1(x)$到 $y_2(x)$作定积分;再将积分后所得到的一元函数 $S(x)$在区间$[a,b]$上关于 x 作定积分。于是,就把二重积分化成了由接连两次定积分所构成的**累次积分**,或称为**二次积分**,也可以写成如下形式

$$\int_a^b\int_{y_1(x)}^{y_2(x)}f(x,y)\,\mathrm{d}y\mathrm{d}x\quad 或\quad \int_a^b\mathrm{d}x\int_{y_1(x)}^{y_2(x)}f(x,y)\,\mathrm{d}y$$

同理,若积分区域 D 可以表示为

$$D=\{(x,y)\mid c\leqslant y\leqslant d,x_1(y)\leqslant x\leqslant x_2(y)\}$$

即 D 是所谓的 y -型区域,则有

$$\iint_D f(x,y)\mathrm{d}\sigma=\int_c^d\left(\int_{x_1(y)}^{x_2(y)}f(x,y)\,\mathrm{d}x\right)\mathrm{d}y \tag{6.8.4}$$

对于既非 x -型又非 y -型的区域，总可以用平行于坐标轴的直线把它进行分割，使得分割得到的每一个子区域是 x -型或 y -型的区域，在每个子区域上分别计算二重积分，最后把各个子区域上的计算结果相加即可。

例 6.25 计算二重积分$\iint\limits_D f_1(x)f_2(y)\,\mathrm{d}\sigma$，其中 $D=\{(x,y)\,|\,a\leqslant x\leqslant b, c\leqslant y\leqslant d\}$。

解 由公式得

$$\iint\limits_D f_1(x)f_2(y)\,\mathrm{d}\sigma=\int_a^b\left(\int_c^d f_1(x)f_2(y)\,\mathrm{d}y\right)\mathrm{d}x$$

$$=\int_a^b f_1(x)\mathrm{d}x\cdot\int_c^d f_2(y)\,\mathrm{d}y$$

此例表明，如果积分区域为矩形区域，且被积函数能表示成两个一元函数的乘积时，相应的二重积分等于关于 x,y 各自定积分的乘积。

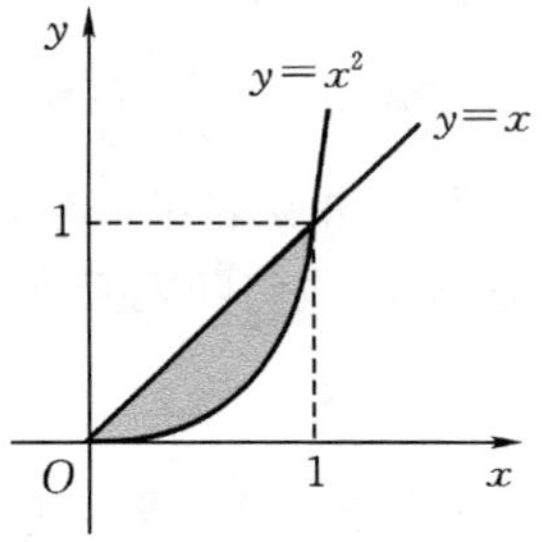

图 6.13

例 6.26 计算二重积分 $I=\iint\limits_D xy\,\mathrm{d}\sigma$，其中 D 由 $y=x$ 和 $y=x^2$ 围成。

解 积分区域 D 如图 6.13 所示，可以表示如下：$D=\{(x,y)\,|\,0\leqslant x\leqslant 1, x^2\leqslant y\leqslant x\}$，由公式得

$$I=\int_0^1\mathrm{d}x\int_{x^2}^x xy\,\mathrm{d}y=\frac{1}{2}\int_0^1(x^3-x^5)\,\mathrm{d}x=\frac{1}{24}$$

例 6.27 计算二重积分 $I=\iint\limits_D(2x-y)\mathrm{d}\sigma$，其中 D 由直线 $y=1, 2x-y+3=0$ 和 $x+y=3$ 围成，如图 6.14 所示。

解 如果先对 y 积分，则当 $-1\leqslant x\leqslant 0$ 时，y 从 1 变到 $2x+3$；当 $0\leqslant x\leqslant 2$ 时，y 从 1 变到 $3-x$。区域 D 要被分成两部分，需要分别计算积分，然后再相加。这样计算比较麻烦。

如果我们考虑另一种积分顺序，先对 x 积分，后对 y 积分，积分区域 D 就不必分开了。D 可以表示为

$$D=\{(x,y)\,|\,1\leqslant y\leqslant 3, \frac{1}{2}(y-3)\leqslant x\leqslant 3-y\}$$

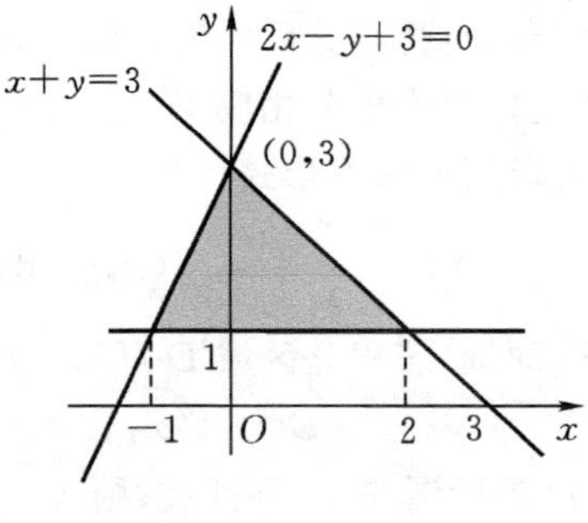

图 6.14

由公式(6.8.4)可得

$$I=\int_1^3 \mathrm{d}y \int_{\frac{1}{2}(y-3)}^{3-y} (2x-y)\,\mathrm{d}x$$

$$=\int_1^3 (x^2-xy)\Big|_{\frac{1}{2}(y-3)}^{3-y} \mathrm{d}y$$

$$=\frac{9}{4}\int_1^2 (y^2-4y+3)\,\mathrm{d}y$$

$$=\frac{9}{4}\left(\frac{1}{3}y^3-2y^2+3y\right)\Big|_1^3$$

$$=-3$$

例 6.28　计算二重积分 $I=\iint\limits_D \frac{\sin x}{x}\mathrm{d}\sigma$，其中 D 由 $y=x$ 和 $y=x^2$ 围成（见图 6.13）。

解　先对 y 积分，后对 x 积分，由公式得

$$I=\int_0^1 \mathrm{d}x \int_{x^2}^{x} \frac{\sin x}{x}\,\mathrm{d}y=\int_0^1 \frac{\sin x}{x}(x-x^2)\,\mathrm{d}x=1-\sin 1$$

如果先对 x 后对 y 积分，则有

$$\iint\limits_D \frac{\sin x}{x}\mathrm{d}\sigma=\int_0^1 \mathrm{d}y \int_y^{\sqrt{y}} \frac{\sin x}{x}\,\mathrm{d}x$$

由于 $\frac{\sin x}{x}$ 的原函数不能用初等函数表示，因而无法继续计算。

由例 6.27 和例 6.28 可以看出，即便积分区域既是 x-型又是 y-型区域，在计算二重积分时，积分次序的选择也是十分重要的问题。如果积分次序选择不当，不仅有可能引起计算上的麻烦，而且可能导致积分无法算出。

例 6.29　交换累次积分

$$I=\int_{-2}^{0} \mathrm{d}x \int_0^{\frac{2+x}{2}} f(x,y)\,\mathrm{d}y+\int_0^2 \mathrm{d}x \int_0^{\frac{2-x}{2}} f(x,y)\,\mathrm{d}y$$

的积分次序。

解　首先由此累次积分来确定二重积分的积分区域 D。由题中所给的上、下限可知，区域 D 可以表示为（见图 6.15）

$$D=\{(x,y)\mid 0\leqslant y\leqslant 1,2y-2\leqslant x\leqslant 2-2y\}$$

所以，原积分化为先对 x 后对 y 的累次积分

$$I=\int_0^1 \mathrm{d}y \int_{2y-2}^{2-2y} f(x,y)\,\mathrm{d}x$$

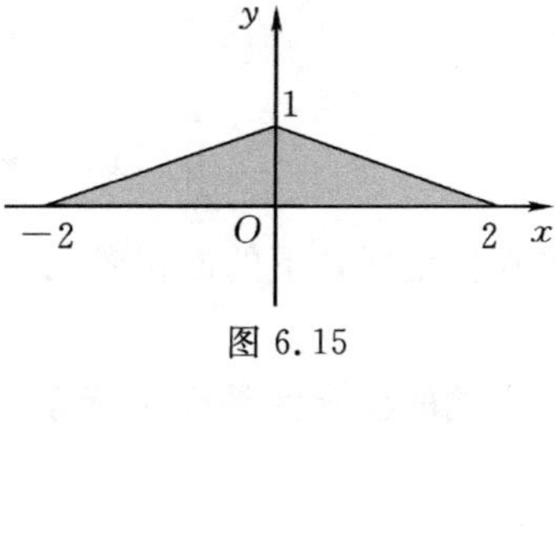

图 6.15

*6.8.4　极坐标系下二重积分的计算

我们在解析几何中知道，平面上点的坐标，既可以用直角坐标表示，也可以用极坐标表示。这样，平面中的曲线方程既可以在直角坐标系下给出，也可以写成极坐标系下的形式，而且，一些曲线方程在极坐标系下的形式更为简洁。

对于二重积分$\iint\limits_D f(x,y)\mathrm{d}\sigma$，设被积函数 $f(x,y)$ 在 D 上连续。如果积分区域 D 与积分函数 $f(x,y)$ 用极坐标表示更方便，则应考虑将其化为极坐标下的二重积分。为此，建立极坐标系：把直角坐标系中的坐标原点 O 取为极坐标的极点，Ox 轴取为极轴，且 Ox，Oy 轴单位长度相同，平面上任意一点的极坐标(ρ,φ)与它的直角坐标(x,y)的变换公式为

$$x=\rho\cos\varphi, y=\rho\sin\varphi\ (0\leqslant\rho<+\infty, 0\leqslant\varphi\leqslant 2\pi) \tag{6.8.5}$$

设通过原点的射线与区域 D 的边界的交点不多于两个。我们用一组同心圆($\rho=$常数)和一组通过极点的射线($\varphi=$常数)，将区域 D 分成许多小区域。容易看出，规则子区域(见图 6.16 阴影)$\Delta\sigma$ 的面积为

$$\Delta\sigma=\frac{1}{2}((\rho+\Delta\rho)^2\Delta\varphi-\rho^2\Delta\varphi)$$

$$=\rho\Delta\rho\Delta\varphi+\frac{1}{2}(\Delta\rho)^2\Delta\varphi$$

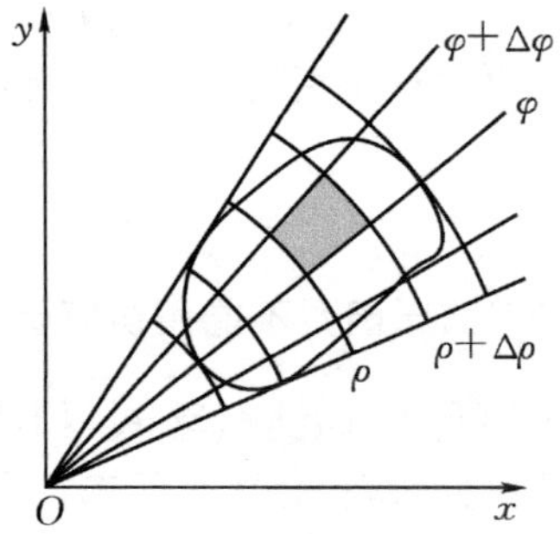

图 6.16

当 $\Delta\rho$，$\Delta\varphi$ 都充分小时，略去高阶项$\frac{1}{2}(\Delta\rho)^2\Delta\varphi$，得

$$\Delta\sigma\approx\rho\Delta\rho\Delta\varphi$$

从而

$$\iint\limits_D f(x,y)\mathrm{d}\sigma=\lim_{d\to 0}\sum_{i=1}^{n}f(\rho\cos\varphi,\rho\sin\varphi)\rho\Delta\rho\Delta\varphi$$

即

$$\iint\limits_D f(x,y)\mathrm{d}\sigma=\iint\limits_D f(\rho\cos\varphi,\ \rho\sin\varphi)\rho\mathrm{d}\rho\mathrm{d}\varphi \tag{6.8.6}$$

可见在极坐标系下的面积微元为

$$\mathrm{d}\sigma=\rho\mathrm{d}\rho\mathrm{d}\varphi$$

而式右端的积分就是极坐标系下的二重积分，其中 D 的边界曲线由极坐标方程给出。

计算极坐标系下的二重积分，也要将它化为累次积分，分下面三种情况予以说明。

(1)如果积分区域 D 介于两条射线 $\varphi=\alpha$，$\varphi=\beta$ 之间，而对 D 内任一点 (ρ,φ)，其极径总是介于曲线 $\rho=\rho_1(\varphi)$，$\rho=\rho_2(\varphi)$ 之间(见图 6.17)，则区域 D 的积分限为

$$\alpha\leqslant\varphi\leqslant\beta,\quad \rho_1(\varphi)\leqslant\rho\leqslant\rho_2(\varphi)$$

于是

$$\iint_D f(x,y)\mathrm{d}\sigma=\iint_D f(\rho\cos\varphi,\rho\sin\varphi)\rho\mathrm{d}\rho\mathrm{d}\varphi$$

$$=\int_\alpha^\beta \mathrm{d}\varphi\int_{\rho_1(\varphi)}^{\rho_2(\varphi)} f(\rho\cos\varphi,\rho\sin\varphi)\rho\mathrm{d}\rho\mathrm{d}\varphi \tag{6.8.7}$$

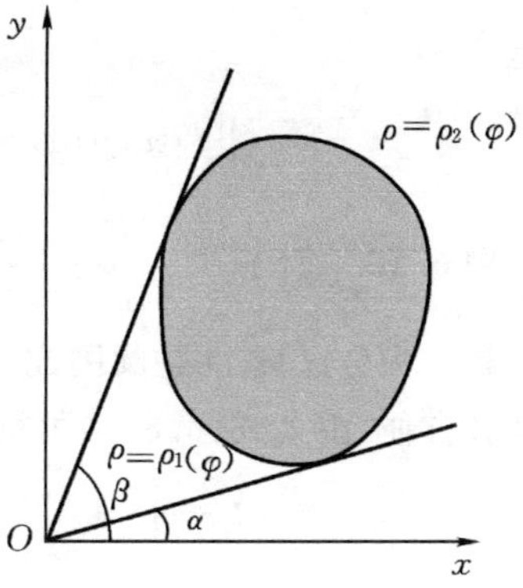

图 6.17

具体计算时，内层积分的上、下限可按如下方式确定：从极点出发在区间 (α,β) 上任意作一条极角为 φ 的射线穿透区域 D，则进入点与穿出点的极径 $\rho_1(\varphi)$，$\rho_2(\varphi)$ 就分别为内层积分的下限与上限。

(2)如果积分区域 D 是如图 6.18 所示的曲边扇形，此时，区域 D 的积分限为

$$\alpha\leqslant\varphi\leqslant\beta,\quad 0\leqslant\rho\leqslant\rho(\varphi)$$

$$\iint_D f(x,y)\mathrm{d}\sigma=\int_\alpha^\beta \mathrm{d}\varphi\int_0^{\rho(\varphi)} f(\rho\cos\varphi,\rho\sin\varphi)\rho\mathrm{d}\rho \tag{6.8.8}$$

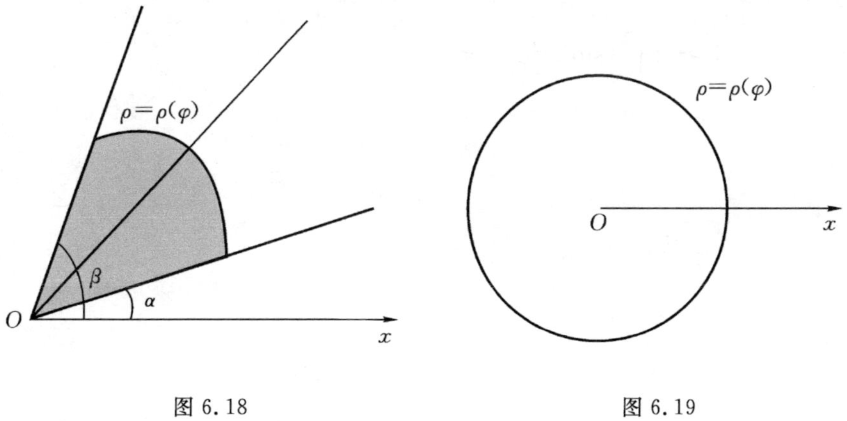

图 6.18　　图 6.19

(3)如果积分区域 D 如图 6.19 所示，极点位于 D 的内部，则可以把它看作是第二种情形中当 $\alpha=0$，$\beta=2\pi$ 的特例，此时，区域 D 的积分限 $0\leqslant\varphi\leqslant2\pi$，$0\leqslant\rho\leqslant\rho$

(φ)。
于是

$$\iint\limits_D f(x,y)\mathrm{d}\sigma = \int_0^{2\pi}\mathrm{d}\varphi\int_0^{\rho(\varphi)} f(\rho\cos\varphi,\rho\sin\varphi)\rho\mathrm{d}\rho \tag{6.8.9}$$

例 6.30 计算 $I=\iint\limits_D \dfrac{\mathrm{d}\sigma}{1+x^2+y^2}$，其中 D 是由 $x^2+y^2\leqslant 1$ 所确定的圆域。

解 积分区域 D 是圆围成的区域，被积函数用极坐标表示简单，所以用极坐标计算方便，由公式(6.8.9)可得

$$I=\int_0^{2\pi}\mathrm{d}\varphi\int_0^1\frac{\rho\mathrm{d}\rho}{1+\rho^2}=\pi\ln(1+\rho^2)\Big|_0^1=\pi\ln 2$$

例 6.31 计算 $I=\iint\limits_D \dfrac{\sin(\pi\sqrt{x^2+y^2})}{\sqrt{x^2+y^2}}\mathrm{d}\sigma$，其中积分区域 D 是由 $1\leqslant x^2+y^2\leqslant 4$ 所确定的圆环域。

解 $I=\displaystyle\int_0^{2\pi}\mathrm{d}\varphi\int_1^2\frac{\sin(\pi\rho)}{\rho}\rho\mathrm{d}\rho=-2\cos(\pi x)\Big|_1^2=-4$

例 6.32 计算 $I=\iint\limits_D \dfrac{y^2}{x^2}\mathrm{d}x\mathrm{d}y$，其中 D 是由曲线 $x^2+y^2=2x$ 所围成的平面区域。

解 曲线 $x^2+y^2=2x$ 的极坐标方程是：$\rho=2\cos\varphi\left(-\dfrac{\pi}{2}\leqslant\varphi\leqslant\dfrac{\pi}{2}\right)$，由公式得

$$I=\int_{-\frac{\pi}{2}}^{\frac{\pi}{2}}\mathrm{d}\varphi\int_0^{2\cos\varphi}\tan^2\varphi\,\rho\mathrm{d}\rho=\int_{-\frac{\pi}{2}}^{\frac{\pi}{2}}\tan^2\varphi\,\frac{\rho^2}{2}\Big|_0^{2\cos\varphi}\mathrm{d}\varphi$$

$$=2\int_{-\frac{\pi}{2}}^{\frac{\pi}{2}}\sin^2\varphi\mathrm{d}\varphi=\pi$$

习　题　6

1. 确定并画出下列函数的定义域：

(1) $z=\sqrt{x}+y$；　(2) $z=\sqrt{1-x^2}+\sqrt{1-y^2}$；

(3) $z=\ln(1-x^2-y^2)$；　(4) $u=\sqrt{R^2-x^2-y^2}+\sqrt{x^2+y^2-r^2}\,(R>r)$。

2. 设 $f(x+y,x-y)=\mathrm{e}^{x^2+y^2}(x^2-y^2)$，求函数 $f(x,y)$ 和 $f(\sqrt{2},\sqrt{2})$ 的值。

3. 设 $f(x,y)=x^2+y^2-xy\tan\dfrac{y}{x}$，求 $f(tx,ty)$。

4. 求下列函数的偏导数：

(1) $z=x^2y+xy^2$；　(2) $z=x\sin y+y\mathrm{e}^x$；

(3) $z=\dfrac{x+y}{x^2+y^2+1}$；　(4) $z=x^y$。

5. 求下列函数在指定点的偏导数：

(1) $z=x+2y+(y-1)\arcsin\sqrt{\dfrac{x}{y}}$ 在点 $(0,1)$；(2) $z=x\mathrm{e}^y$ 在点 $(-2,0)$。

6. 求下列函数的二阶偏导数：

(1) $z=x\ln(x+y)$，求 z_{xx},z_{xy},z_{xy}；

(2) $z=\arctan\dfrac{y}{x}$，求 z_{xx},z_{yy},z_{xy}。

7. 设 $z=\mathrm{e}^x\cos y$，验证：$z_{xy}=z_{yx}$。

8. (1) 设 $z=\ln(\mathrm{e}^x+\mathrm{e}^y)$，证明：$z_{xx}\cdot z_{yy}=(z_{xy})^2$；

(2) 设 $z=\dfrac{y}{x}\arcsin\dfrac{x}{y}$，证明：$xz_x+yz_y=0$。

9. 求下列函数的全微分：

(1) $z=xy+\dfrac{x}{y}$；　(2) $u=\sin(x^2+y^2+z^2)$。

10. 求函数 $z=\ln(1+x^2+y^2)$ 在点 $(1,2)$ 的全微分。

11. 求函数 $z=\dfrac{y}{x}$ 在点 $(2,1)$ 处当 $(\Delta x,\Delta y)=(0.1,-0.2)$ 时的改变量和全微分。

12. 求下列函数的导数或偏导数：

(1) $z=u^2\ln v$，其中 $u=xy,v=x+y$，求 z_x,z_y；

(2) $z=\dfrac{y}{x}$，其中 $x=\mathrm{e}^t,y=1-\mathrm{e}^{2t}$，求 $\dfrac{\mathrm{d}z}{\mathrm{d}t}$；

(3)$z=\frac{x^2-y}{x+y}$,其中 $y=2x-3$,求$\frac{\mathrm{d}z}{\mathrm{d}x}$;

(4)$z=u^v$,其中 $u=x+2y,v=x-y$,求 z_x,z_y。

13. 设函数 $z=f\left(xy,\frac{x}{y}\right)+g\left(\frac{y}{x}\right)$,$f$ 有二阶连续偏导数,g 有二阶连续导数,求 z_y,z_{yx}。

14. 验证函数 $z=\arctan\frac{u}{v}$,其中 $u=x+y,v=x-y$ 满足 $z_x+z_y=\frac{x-y}{x^2+y^2}$。

15. 设 $\mathrm{e}^z-xyz=0$ 确定 $z=f(x,y)$,求 z_x,z_y。

16. 设$\frac{x}{z}=\ln\frac{z}{y}$确定了 $z=f(x,y)$,求 z_x,z_{xx}。

17. 求函数 $f(x,y)=x^2-xy+y^2+9x-6y-20$ 的极值。

18. 求函数 $z=x^3+y^3-3xy$ 的极值。

19. 求函数 $z=xy(a-x-y)(a\neq 0)$的极值。

20. 三个正数之和为 12,当这三个数各取多少时,它们的乘积最大?

21. 欲围一个面积为 60 m^2 的矩形场地,正面所用材料每米造价 10 元,其余三面每米造价 5 元。求场地长、宽各为多少米时,所用材料费用最省?

22. 建造一个容积为 32 m^3的长方体无盖水池,应如何选择水池的尺寸,才能使水池的表面积最小?

23. 经研究,肺泡气体内氧分压与外界气压有着密切的关系,现测得数据如下:

外界气压 x/10 mmHg	5	6	8	11	13
氧分压 y/mmHg	5	7	10	16	22

用最小二乘法求外界气压 x 与肺泡气体内氧分压 y 的经验公式。

24. 对一癫痫病人一次静脉注射 300 mg 苯妥英纳,测得血药浓度 C 与时间 t 的数据如下:

时间 t /h	5	10	15	20	30	40	50
血药浓度 C/μg/mL	4.70	3.65	3.05	2.40	1.45	0.95	0.61

求 $C=C_0\mathrm{e}^{-kt}$型经验公式。

25. 计算下列二重积分:

(1)$\iint\limits_D xy^2\mathrm{d}x\mathrm{d}y$,其中 D 为矩形域:$0\leqslant x\leqslant 1,0\leqslant y\leqslant 1$;

(2)$\iint\limits_D \dfrac{x^2}{y^2}\mathrm{d}x\mathrm{d}y$,其中 D 是由 $xy=1,y=x,x=2$ 围成的区域;

(3)$\iint\limits_D (3x+2y)\mathrm{d}x\mathrm{d}y$,其中 D 是由两坐标轴及直线 $x+y=2$ 围成的区域。

26. 交换下列累次积分的顺序:

(1)$I=\int_0^1\mathrm{d}y\int_{\sqrt{y}}^{y+1}f(x,y)\,\mathrm{d}x$;

(2)$I=\int_0^1\mathrm{d}y\int_0^y f(x,y)\,\mathrm{d}x$;

(3)$I=\int_{\frac{1}{4}}^{\frac{1}{2}}\mathrm{d}y\int_{\frac{1}{2}}^{\sqrt{y}}f(x,y)\,\mathrm{d}x+\int_{\frac{1}{2}}^{1}\mathrm{d}y\int_y^{\sqrt{y}}f(x,y)\mathrm{d}y$。

27. 利用极坐标系计算下列积分:

(1)$\iint\limits_D \mathrm{e}^{x^2+y^2}\,\mathrm{d}x\mathrm{d}y$,其中 $D=\{(x,y)\mid a^2\leqslant x^2+y^2\leqslant b^2\}$;

(2)$\iint\limits_D \sqrt{x^2+y^2}\,\mathrm{d}x\mathrm{d}y$,其中 $D=\{(x,y)\mid 2x\leqslant x^2+y^2\leqslant 4,x\geqslant 0,y\geqslant 0\}$。

28. 求由曲线 $y^2=x,y^2=4x,x=4$ 所围成的平面图形的面积。

29. 求由 $z=x^2+y^2,x+y=4,x=0,y=0,z=0$ 所围成的立体的体积。

30. 求由 $z=x^2+y^2,z=1$ 所围成的立体的体积。

第 7 章

概率论基础

概率论是从数量上研究随机现象统计规律的数学学科。随着科学技术的发展以及人们对随机现象规律性认识的需要，概率统计的思想方法正日益渗透到自然科学和社会科学的众多领域中。在医药学研究中，概率论有着极其广泛的应用，是医药工作者必备的基础知识之一。本章将对概率论的基础知识作一些初步的介绍。

7.1　随机试验与随机事件

7.1.1　随机试验与随机事件

概率论研究的现象是随机现象。什么是随机现象？它是指一个随机的、偶然的自然现象或社会现象，它是与确定性现象相对应的。让我们先做两个简单的试验。

试验Ⅰ：一个盒子中有 10 个完全相同的白色乒乓球，搅匀后从中任意取一个。

试验Ⅱ：一个盒子中有 10 个乒乓球，其中 5 个是白色的，5 个是黄色的，搅匀后从中任意取一个。

对于试验Ⅰ，在球没取出之前，我们就能确定取出的球必定是白球。这种试验，根据试验的条件，就可确定试验的结果。这类试验称为确定性试验；这种类型的试验所对应的现象，称为确定性现象。确定性现象在自然界和社会生活中广泛存在，例如：

“在地球上，向空中抛一枚硬币一定落向地面”。

“在地球上，在标准大气压下，100℃的水必然沸腾”。

“半径为 R 的圆，其面积必为 πR^2”。

过去我们所学的各门数学课程基本上都是用来处理和研究这类确定性现象的。

对于试验Ⅱ，在球没取出之前，我们不能确定试验的结果(即取出的球是白色的还是黄色的)。这种试验，根据试验的条件，在试验之前不能确定试验的结果。

试验Ⅱ所代表的类型有两个显著特点：一是试验结果不止一个，二是在试验之前不能确定试验会出现哪一个结果。就一次试验而言，看不出有什么规律，但当大量地观察或重复该试验时，试验结果又具有规律性，这种规律称之为“统计规律”。这一类试验称为随机试验。随机试验所对应的现象称为随机现象。随机现象在自然界和社会生活中到处可见，例如：

“某地区的年降雨量”。

“联想牌电脑的使用寿命”。

“某种药物对一种疾病的治疗效果”。

“省人民医院口腔科 10 月 5 日接待的门诊病人数”。

概率论就是研究和揭示随机现象统计规律性的数学学科。

上面我们通过简单的例子对随机试验作了一般的介绍。下面就随机试验的概念给出一个明确的定义。如果一个试验具有以下特征：

1. 试验可在相同的条件下重复进行；

2. 每次试验的可能结果不止一个，并可事先明确试验的所有可能结果；

3. 每次试验之前不能确定哪一个结果会出现。

我们称这样的试验为随机试验，简称试验，常用字母 E 表示。

随机试验的每一个可能的结果称为基本事件，或称样本点，一般用字母 ω 表示。因为随机试验的所有可能结果是明确的，从而所有的基本事件也是明确的。随机试验的所有样本点组成的集合称为样本空间，通常用 Ω 表示。

在前述试验Ⅱ中，记 $\omega_1=\{$取得白球$\}$，$\omega_2=\{$取得黄球$\}$，则 $\Omega=\{\omega_1,\omega_2\}$。

例 7.1　掷一颗骰子，观察出现的点数，记 $\omega_i=\{$骰子出现 i 点$\}$，$i=1,2,\cdots,6$ 则 $\Omega=\{\omega_1,\omega_2,\cdots,\omega_6\}$。

例 7.2　观察某医院门诊部某天接待的病人数，则 $\Omega=\{0,1,2,\cdots\}$

例 7.3　袋中装有 2 个白球和 2 个黑球，今从袋中依次不放回地任意取出两球，设球是有编号的，白球编号为 1、2 号，黑球编号 3、4 号。用一有序数组 (i,j) 来表示可能出现的结果，i 表示第一次取到 i 号球，j 表示第二次取到 j 号球，则
$\Omega=\{(1,2),(1,3),(1,4),(2,1),(2,3),(2,4),(3,1),(3,2),(3,4),(4,1),(4,2),(4,3)\}$。

需要注意的是：

(1)样本空间中的元素可以是数也可以不是数。

(2)样本空间至少有两个样本点，仅含两个样本点的样本空间是最简单的样本空间。

在随机试验中，我们有时关心的是具有某些特征的事件是否发生，如在例 7.2

中，可以研究的问题是

$A=${某医院门诊部某天接待的病人数是 200 人}

$B=${某医院门诊部某天接待的病人数不超过 200 人}

$C=${某医院门诊部某天接待的病人数少于 200 人}

这些结果是否发生？其中 A 表示一个基本事件，而 B 和 C 则由多个基本事件所组成，相对于基本事件，称 B 和 C 为复杂事件。无论是基本事件还是复杂事件，它们在试验中发生与否都带有随机性，所以都称为随机事件，简称为事件。习惯上随机事件用大写字母 A、B、C 等表示。

在随机试验中，如果出现事件 A 中所包含的某一个样本点 ω，则称事件 A 发生，并记作 $\omega\in A$。由于样本空间 Ω 包含了随机试验的所有样本点，而在任何一次试验中，必然会出现 Ω 中的某一样本点 ω，即 $\omega\in\Omega$，也就是说，在任何一次试验中，Ω 必然会发生，所以又把 Ω 称为必然事件。我们用 $\varnothing$ 表示一个事件，$\varnothing$ 中不包含任何样本点，所以，在任何一次试验中出现的任何一个样本点 ω 都不属于 $\varnothing$，$\varnothing$ 也就永远不可能发生，所以称 $\varnothing$ 为不可能事件。必然事件和不可能事件的发生与否，已经失去了“不确定性”，本质上它们已经不属于随机事件，但为了讨论问题方便起见，我们还是把它们作为随机事件处理，必然事件和不可能事件可理解为随机事件的两个极端情形。

7.1.2 随机事件的关系和运算

在一个样本空间上显然可以定义不止一个随机事件。概率论的任务之一，就是研究随机事件的统计规律，通过对简单事件规律的研究去掌握更为复杂的事件的规律。为此需要研究事件之间的关系和事件之间的运算。

随机事件的关系和运算与布尔(Boole)代数中集合之间的关系和运算是完全类似的。20 世纪 30 年代初，冯 · 米泽斯(Von Mises)开始用集合论的观点来研究随机事件，由于这个概念的引进，使得之后概率论的研究走上了严格化的道路。为了便于比较事件的直观意义与集合论的定义，把各符号的两种解释列于表 7.1。

1. 包含关系

如果事件 A 发生必然导致事件 B 发生，则称事件 B 包含事件 A(或称事件 A 包含于事件 B)。记作 $A\subset B$(或 $B\supset A$)。

例如：在例 7.2 中，$A=${某医院门诊部某天接待的病人数是 200 人}，$B=${某医院门诊部某天接待的病人数不超过 200 人}，事件 A 发生必然导致事件 B 发生，所以，$A\subset B$。

表 7.1

符号	概率论解释	集合论解释
Ω	样本空间、必然事件	全集
$\varnothing$	不可能事件	空集
ω	样本点、基本事件	元素、点
A	事件 A	Ω 的子集 A
$\omega\in A$	事件 A 发生	ω 是 A 中的元素
$\omega\notin A$	事件 A 不发生	ω 不是 A 中的元素

2. 相等关系

若事件 B 包含事件 A，且事件 A 又包含事件 B，即 $A\subset B$ 且 $B\subset A$，则称事件 A 与事件 B 相等，记作 $A=B$。

例 7.4　掷一颗骰子，$A=\{$出现的点数是奇数$\}$，$B=\{$出现的点数是 1 或 3 或 5$\}$，显然，$A\subset B$ 且 $B\subset A$，所以事件 A 与事件 B 相等。

3. 事件的和

由“事件 A 与事件 B 中至少有一个发生”得到的事件，称为事件 A 与事件 B 的和事件，记作 $A\cup B$(或 $A+B$)。事件 $A\cup B$ 表示事件“或者 A 发生，或者 B 发生，或者 A、B 都发生”

在例 7.4 中，设 $C=\{$骰子出现的点数是 5 或 6$\}$，则 $B\cup C=\{$骰子出现的点数是 1,3,5 或 6$\}$。

一般地，“事件 $A_1,A_2,\cdots,A_n$ 中至少有一个发生”称为 n 个事件 $A_1,A_2,\cdots,A_n$ 的和事件，记作 $A_1\cup A_2\cup\cdots\cup A_n$(或 $A_1+A_2+\cdots+A_n$)，简记 $\bigcup\limits_{i=1}^{n}A_i$。

4. 事件的积

由“事件 A 和事件 B 同时发生”得到的事件，称为事件 A 和事件 B 的积事件，记作 $A\cap B$(或 AB)。

例如，在例 7.4 中，$A=\{$出现的点数是奇数$\}$，$C=\{$出现的点数是 5 或 6$\}$，则 $A\cap C=\{$出现的点数是 5$\}$。

一般地，“事件 $A_1,A_2,\cdots,A_n$ 同时发生”称为 n 个事件 $A_1,A_2,\cdots,A_n$ 的积事件，记作 $A_1\cap A_2\cap\cdots\cap A_n$(或 $A_1A_2\cdots A_n$)，简记 $\bigcap\limits_{i=1}^{n}A_i$。

若事件 A 与 B 不能同时发生，则称事件 A 与 B 互斥或互不相容，即 $AB=\varnothing$。

例如，在例 7.4 中，$A=\{$出现的点数是奇数$\}$，$D=\{$出现的点数是 4 或 6$\}$，则 $AD=\varnothing$，即事件 A 和事件 D 互斥。

若事件 $A_1, A_2, \cdots, A_n$ 中任意两个事件都互斥，即 $A_iA_j=\varnothing, i\neq j; i,j=1,2,\cdots,n$，则称此 n 个事件所组成的事件组两两互斥。

5. 事件的差

由"事件 A 发生而事件 B 不发生"得到的事件，称为事件 A 与事件 B 的差事件，记作 $A-B$。

例如，在例 7.4 中，$A=\{$出现的点数是奇数$\}$，$C=\{$出现的点数是 5 或 6$\}$，则 $A-C=\{$出现的点数是 1 或 3$\}$，$C-A=\{$出现的点数是 6$\}$。

6. 互逆事件

若两事件 A 和 B 中有且仅有一个发生，则称事件 A 与 B 互为逆事件（或对立事件）。A 的逆事件记作 $\overline{A}$，即 $B=\overline{A}$。A 的逆事件就是 A 不发生的事件。

由逆事件的定义，A 与 $\overline{A}$ 之间有下列关系：

$A\overline{A}=\varnothing, A\cup\overline{A}=\Omega, \overline{\overline{A}}=A$

例如，在例 7.4 中 $A=\{$出现的点数是奇数$\}$，$E=\{$出现的点数是偶数$\}$，此时 $A\cap E=\varnothing$ 且 $A\cup E=\Omega$，即事件 A 与事件 E 互逆。

特别要注意互逆事件与互斥事件的区别：两事件 A 与 B 互逆须满足两个关系式 $A\cup B=\Omega, A\cap B=\varnothing$，而两事件 A 与 B 互斥只需满足 $AB=\varnothing$ 即可。即当 A、B 互逆时，A、B 两事件不能同时发生，但二者必须有一个发生；而当 A、B 互斥时，仅要求两事件不能同时发生，也可能两者都不发生。互斥与互逆的关系是：若两事件互逆则它们一定互斥；反之，若两事件互斥则它们却未必互逆。

事件运算的基本性质

(1)交换律：$A\cup B=B\cup A$；$A\cap B=B\cap A$。

(2)结合律：$(A\cup B)\cup C=A\cup(B\cup C)$；$(A\cap B)\cap C=A\cap(B\cap C)$。

(3)分配律：$(A\cup B)\cap C=(A\cap C)\cup(B\cap C)$；

$(A\cap B)\cup C=(A\cup C)\cap(B\cup C)$。

(4)德·摩根律：$\overline{A\cup B}=\overline{A}\cap\overline{B}$；$\overline{A\cap B}=\overline{A}\cup\overline{B}$。

德·摩根律可以推广到任意多个事件的情形。

$\overline{\bigcup_{i=1}^{n}A_i}=\bigcap_{i=1}^{n}\overline{A_i}$；$\overline{\bigcap_{i=1}^{n}A_i}=\bigcup_{i=1}^{n}\overline{A_i}$。

例 7.5　设 A、B、C 为三个事件，试用 A、B、C 表示下列事件：

(1)A 与 B 发生而 C 不发生：$AB\overline{C}$ 或 $AB-C$；

(2)三个事件中至少有一个发生：$A\cup B\cup C$；

(3)三个事件同时发生：ABC；

(4)三个事件中恰好发生一个：$A\overline{B}\overline{C}\cup\overline{A}B\overline{C}\cup\overline{A}\overline{B}C$；

(5)三个事件中恰好发生两个：$AB\overline{C}\cup A\overline{B}C\cup\overline{A}BC$；

(6)三个事件中至少有两个发生：$AB\cup AC\cup BC$

(7)三个事件都不发生：$\overline{A}\,\overline{B}\,\overline{C}$或$\overline{A\cup B\cup C}$

(8)三个事件不全发生：$\overline{A}\cup\overline{B}\cup\overline{C}$。

7.2　概率的定义及计算

7.2.1　概率的定义

在这一节中，我们要给出概率的定义及计算方法，这是概率论中最基本的一个问题。在考察一个随机事件是否会发生时，人们常常关心的是它发生的可能性的大小。概率是用来度量随机事件发生的可能性大小的一个量。由前面知识可知，概率是随机事件自身的一个属性，是客观存在的。一个根本的问题是，对于一个给定的随机事件，它发生的可能性大小的度量——概率，究竟有多大？

在概率论发展的不同阶段，曾有过概率的古典定义、概率的几何定义、概率的统计定义等，这些定义各适合一类随机现象。那么如何给出适合一切随机现象的概率的最一般定义呢？1933 年苏联数学家柯尔莫哥洛夫(A. H. Колмогóров)首次提出了概率的公理化定义，这个定义既概括了历史上几种概率定义的共同特性，又避免了各自的局限性和含混之处，这一公理化体系迅速获得广泛认同。

概率的统计定义

下面先介绍频率的定义。

定义 7.1　在 n 次重复试验中，记 n_A 为随机事件 A 出现的次数，称

$$f_n(A)=\frac{n_A}{n} \tag{7.2.1}$$

为随机事件 A 在 n 次重复试验中出现的频率。

事件的频率反映事件在 n 次试验中发生的可能性的大小。频率越大，事件 A 在 n 次试验中发生的可能性就越大；频率越小，事件 A 在 n 次试验中发生的可能性就越小。频率会随着试验次数的不同而不同，亦即对同一试验及同一事件 A，不同的 n 次重复试验一般会得到不同的频率。因此，频率具有波动性。

从频率的定义可知，频率具有如下性质：

(1)对任一事件 A，有 $0\leqslant f_n(A)\leqslant 1$；

(2)对必然事件 Ω,有 $f_n(\Omega)=1$;

(3)若事件 A、B 互斥,则 $f_n(A\cup B)=f_n(A)+f_n(B)$

虽然频率具有波动性,但人们经过长期的实践和观察发现:随着试验重复次数 n 的增加,频率 $f_n(A)$ 又稳定地在某一常数附近波动,偏离这个常数的可能性很小。频率的这种稳定性,说明了刻画事件 A 发生的可能性大小的指标具有一定的客观存在性,这也是概率统计定义的基础。历史上曾有许多著名的统计学家做过抛一枚均匀硬币的试验,其结果见表:

表 7.2

试验者	试验次数	出现正面次数	频率
德·摩根	2048	1039	0.5073
蒲丰	4040	2048	0.5069
皮尔逊	12000	6019	0.5016
皮尔逊	24000	12012	0.5005

从表中数据可以看出,当试验次数相当大时,出现正面的频率稳定地在 0.5 附近波动,并且逐渐趋近此常数。我们将常数 0.5 称为频率 $f_n(A)$的稳定值,它能反映正面出现的可能性的大小。大量实验表明,每个随机事件的频率都具有这种稳定值,因此频率的这种稳定性反映了随机现象的必然规律性,可以用频率的稳定值定量描述随机事件发生的可能性大小。因而可将频率 $f_n(A)$在 n 充分大时逐渐稳定的这个常数定义为事件 A 发生的概率。

定义 7.2　设有随机试验 E,在相同条件下进行大量独立重复试验时,若事件 A 发生的频率 $f_n(A)$稳定地在某一常数 p 附近波动,并随着试验次数的增大逐渐稳定于 p,则称常数 p 为事件 A 发生的概率,记作:$P(A)=p$。

定义 7.2 就是随机事件概率的统计定义。此定义给出了确定随机事件概率的近似计算法,即当试验次数充分大时,可用频率作为某事件概率的近似值。在许多实际问题中,当事件的概率不容易计算时,往往就用频率近似代替概率。例如,临床上在计算某种早期癌症病患者经手术治疗治愈率时,就是根据多年临床统计资料算出的治愈频率估计治愈概率。

概率的古典定义

在概率论发展的初期,人们最先是对具有如下特点的随机试验进行研究的:

随机试验所有可能结果(即基本事件)只有有限个;

每个试验结果在一次试验中发生的可能性相等。

上述两个特点分别称为有限性和等可能性。具有这两个特点的随机试验称为古典概型。古典概型也称等可能概型。概率的古典定义就是针对古典概型引入的。

定义 7.3　设古典概型试验 E 的样本空间为 $\Omega=\{\omega_1,\omega_2,\cdots,\omega_n\}$，若事件 A 含有其中的 m 个基本事件，则事件 A 的概率为

$$P(A)=\frac{m}{n} \tag{7.2.2}$$

其中 n 是样本空间包含的基本事件总数，m 是 A 包含的基本事件数。

在求古典概型中的随机事件 A 的概率时，主要是计算 A 中包含的基本事件数和 Ω 中包含的基本事件总数，因而在计算中经常要用到排列组合的知识。

例 7.6　某单位一科室 21 人去做身体常规检查。其中男同志 17 人，女同志 4 人。检查结果发现仅有一人有异常情况，需进一步复查。求需复查的是女同志的概率？

解　设 A 表示事件"需复查的是女同志"。样本空间包含的基本事件总数 $n=C_{21}^1=21$，事件 A 包含的基本事件个数 $m=C_4^1=4$。由公式(7.2.2)

$$P(A)=\frac{C_4^1}{C_{21}^1}=\frac{4}{21}=0.1905$$

例 7.7　集装箱内装有 100 台 CT 检测仪，其中有 4 台是次品。为检查该批产品的质量，从中任取 5 台产品，求所取 5 台产品中恰有 2 台次品的概率？

解　设 A 表示事件"取出的 5 台产品中恰有 2 台次品"。在 100 台产品中任取 5 台产品，共有 C_{100}^5 种取法，即 $n=C_{100}^5$。事件 A 包含的基本事件个数为 $m=C_{96}^3C_4^2$，由公式(7.2.2)

$$P(A)=\frac{C_{96}^3C_4^2}{C_{100}^5}=0.0114$$

例 7.8　将三个球随机地放入 4 个杯子中去，求杯子中球的最大个数分别为 1,2,3 的概率？

解　每个球都有 4 种放法，故样本空间中基本事件总数 $n=4^3$。

(1)杯子中球的最大个数为 1，也就是三个球放入 4 个杯子中的 3 个之中，故所求事件包含的基本事件数为 $4\times3\times2$。于是

$$P=\frac{4\times3\times2}{4^3}=\frac{3}{8}$$

(2)杯子中球的最大个数为 2，则放 2 个球的杯子的选法有 C_4^1 种，球的选法有 C_3^2 种；剩下 1 个球有 3 种放法，故所求事件包含基本事件数为 $3C_4^1C_3^2$。于是

$$P=\frac{3C_4^1C_3^2}{4^3}=\frac{9}{16}$$

(3)杯子中球的最大个数为 3，而放 3 个球的杯子有 4 种选法，故所求事件包含基本事件数为 C_4^1。于是

$$P=\frac{4}{4^3}=\frac{1}{16}$$

概率的公理化定义

定义 7.4 设 Ω 是随机试验 E 的样本空间，A 为其中的任意一随机事件，规定一个实数，记作 $P(A)$，若 $P(A)$ 满足下列三条公理：

(1)非负性：$P(A)\geqslant 0$；

(2)规范性：$P(\Omega)=1$；

(3) 可列可加性：事件 $A_1,A_2,\cdots,A_n,\cdots$ 两两互斥，即 $A_iA_j=\varnothing(i\neq j)$，则有：$P(\bigcup\limits_{i=1}^{\infty}A_i)=\sum\limits_{i=1}^{\infty}P(A_i)$；

则称 $P(A)$ 为事件 A 发生的概率。

概率的公理化定义实际给出了概率的三个基本特征，即给出了一个度量指标是否有资格作为概率的评价标准。但概率的公理化定义没有解决具体的随机事件 $P(A)$ 的计算方法。前面给出的概率的统计定义、概率的古典定义都是在一定的条件下，有着各自确定概率的方法。用概率的公理化定义的三条公理去验证概率的统计定义、概率的古典定义所确定的随机事件概率计算结果都是满足的。下面在概率公理化定义的基础上给出概率的基本性质。

7.2.2 概率的基本性质与计算

性质 1 $P(\varnothing)=0$

证 因为 $\Omega=\Omega\cup\varnothing\cup\varnothing\cup\cdots$，由定义 7.4 公理(3)有

$$P(\Omega)=P(\Omega)+P(\varnothing)+P(\varnothing)+\cdots$$

由定义 7.4 公理(2)和公理(1)有 $P(\varnothing)=0$。

性质 2 设 $A_1,A_2,\cdots,A_n$ 为 n 个两两互斥的事件，即当 $i\neq j$ 时，有 $A_iA_j=\varnothing$，则 $P\left(\bigcup\limits_{i=1}^{n}A_i\right)=\sum\limits_{i=1}^{n}P(A_i)$

证 若取 $A_{n+1}=A_{n+2}=\cdots=\varnothing$，对 $A_1,A_2,\cdots,A_n,A_{n+1},\cdots$，应用定义 7.4 公理(3) 和性质 1，得 $P\left(\bigcup\limits_{i=1}^{n}A_i\right)=P\left(\bigcup\limits_{i=1}^{\infty}A_i\right)=\sum\limits_{i=1}^{\infty}P(A_i)=\sum\limits_{i=1}^{n}P(A_i)$

该性质称为概率的有限可加性。

性质 3　设 A、B 为两个随机事件，且 $A\subset B$，则

$P(B-A)=P(B)-P(A)$；

$P(A)\leqslant P(B)$

证　因 $A\subset B$，所以 $B=A\cup(B-A)$，且 $A(B-A)=\varnothing$

由性质 2 有 $P(B)=P(A)+P(B-A)$

故 $P(B-A)=P(B)-P(A)$

由定义 7.4 公理(1)知 $P(B-A)\geqslant 0$，即 $P(B)\geqslant P(A)$

性质 4　对于任一事件 A，有 $P(A)+P(\overline{A})=1$

证　因 $A\cup\overline{A}=\Omega$，$A\overline{A}=\varnothing$，由性质 2，得

$$P(A\cup\overline{A})=P(A)+P(\overline{A})=P(\Omega)=1$$

性质 5　对于任意两个随机事件 A、B 有

$$P(A\cup B)=P(A)+P(B)-P(AB)$$

证　因 $A\cup B=A\cup(B-AB)$ 且 $A\cap(B-AB)=\varnothing$

由性质 2 和性质 3 得

$$\begin{aligned}P(A\cup B)&=P(A\cup(B-AB))=P(A)+P(B-AB)\\&=P(A)+P(B)-P(AB)\end{aligned}$$

性质 5 还可推广到三个事件的情形。设 A,B,C 为任意三个事件，则有

$$P(A\cup B\cup C)=P(A)+P(B)+P(C)-P(AB)-P(AC)-P(BC)+P(ABC)$$

一般地，若 A_i，$i=1,2,\cdots,n$ 为任意 n 个事件，则有

$$P\left(\bigcup_{i=1}^{n}A_i\right)=\sum_{i=1}^{n}P(A_i)-\sum_{1\leqslant i<j\leqslant n}P(A_iA_j)+\sum_{1\leqslant i<j<k\leqslant n}P(A_iA_jA_k)-\cdots+(-1)^{n-1}P(A_1A_2\cdots A_n)$$

例 7.9　设事件 A、B、$A\cup B$ 的概率分别为 p、q、r，求 $P(AB)$，$P(A\overline{B})$，$P(\overline{A}B)$，$P(\overline{A}\,\overline{B})$。

解　由性质 5，$P(A\cup B)=P(A)+P(B)-P(AB)$得

$$P(AB)=P(A)+P(B)-P(A\cup B)=p+q-r$$

$$A\overline{B}=A-B=A-AB，又\ AB\subset A$$

由性质 3 有，$P(A\overline{B})=P(A-AB)=P(A)-P(AB)=p-(p+q-r)=r-q$

同理 $P(\overline{A}B)=r-p$

由 $\overline{A\cup B}=\overline{A}\overline{B}$ 及性质 4 得

$$P(\overline{A}\overline{B})=1-P(A\cup B)=1-r$$

或

$$P(\overline{AB})=P(\overline{A})+P(\overline{B})-P(\overline{A}\cup\overline{B})$$

$$= P(\overline{A})+P(\overline{B})-P(\overline{AB})$$
$$= 1-P(A)+1-P(B)-(1-P(AB))$$
$$= 1-p+1-q-(1-(p+q-r))$$
$$= 1-r$$

例 7.10　在 15 个病理切片中，有 4 个确诊为胃癌。现随机抽取 5 个，试求：

(1)恰有 2 个确诊为胃癌的概率？

(2)5 个全正常的概率？

(3)至少有 1 个确诊为胃癌的概率？

解　设 A_i 表示"抽取的 5 个切片中有 i 个确诊为胃癌"$i=0,1,2,\cdots,4$，

(1)$P(A_2)=\dfrac{C_4^2C_{11}^3}{C_{15}^5}=0.3297$

(2)$p(A_0)=\dfrac{C_{11}^5}{C_{15}^5}=0.1538$

(3)$P(A_1+A_2+A_3+A_4)=1-P(A_0)=0.8462$

例 7.11　乳腺癌患者接受过手术(A)、化疗(B)、中药治疗(C)的各有 45%，35%，30%；同时接受过手术与化疗、手术与中药治疗、化疗与中药治疗的各有 10%，8%，5%；三种治疗都接受过的有 3%，求下列事件的概率？

(1)只接受手术治疗；　　(2)只接受一种治疗；

(3)至少接受一种治疗；　　(4)因误诊等原因未得到治疗。

解　(1)$P(A\overline{B}\overline{C})=P(A\,\overline{B\cup C})=P(A-B\cup C)=P(A-A(B\cup C))$

$$=P(A)-P(A(B\cup C))=P(A)-P(AB\cup AC)$$
$$=P(A)-P(AB)-P(AC)+P(ABC)$$
$$=0.30$$

(2)同上

$$P(\overline{A}B\overline{C})=P(B\,\overline{A\cup C})=P(B-A\cup C)=P(B-B(A\cup C))$$
$$=P(B)-P(B(A\cup C))=P(B)-P(BA\cup BC)$$
$$=P(B)-P(AB)-P(BC)+P(ABC)$$
$$=0.23$$

同理，$P(\overline{A}\,\overline{B}C)=0.20$

故 $P(A\overline{B}\overline{C}+\overline{A}B\overline{C}+\overline{A}\overline{B}C)=0.30+0.23+0.20=0.73$

(3)$P(A\cup B\cup C)=P(A)+P(B)+P(C)-P(AB)-P(AC)-P(BC)+P(ABC)$

$$=0.45+0.35+0.30-0.10-0.08-0.05+0.03$$

$=0.90$

(4)$P(\overline{A}\overline{B}\overline{C})=1-P(A\cup B\cup C)=1-0.90=0.10$

7.2.3　条件概率

条件概率的定义

在许多实际问题中，除了要知道事件 A 的概率 $P(A)$ 外，往往还要知道"在事件 B 已经发生的条件下事件 A 发生的概率"，这个概率记为 $P(A|B)$。因为附加了新的条件"事件 B 已经发生"，所以 $P(A|B)$ 与 $P(A)$ 是不同的两类概率，称 $P(A|B)$ 为条件概率。下面用一个例子来说明条件概率的定义。

例 7.12　在美国某大学高血压研究中心就诊的 306 名有末端器官损害的高血压病人，按严重程度和有无心绞痛分类为：有心绞痛史轻型 18 人，重型 7 人；无心绞痛史轻型 243 人，重型 38 人。以 A 表示"任选一名高血压病人是重型患者"，以 B 表示"高血压病人无心绞痛史"。求 $P(A)$，$P(B)$，$P(AB)$。

解　由已知可知 $P(A)=\frac{45}{306}$，$P(B)=\frac{281}{306}$，$P(AB)=\frac{38}{306}$

如果已知一名病人无心绞痛史，则这名病人是重型患者的概率是多少？由于 B 已经发生，则这名病人属于 281 个无心绞痛史中的一个，在这些无心绞痛史的病人中，重型患者占 38 人，故 $P(A|B)=\frac{38}{281}$。

对于这个条件概率也可以用另一种方法计算，即

$$P(A|B)=\frac{P(AB)}{P(B)}=\frac{38/306}{281/306}=\frac{38}{281}$$

这个关系式具有一般性，即条件概率是两个无条件概率之商。

定义 7.5　设 A 与 B 是随机试验 E 中的两个事件，若 $P(B)>0$，则称

$$P(A|B)=\frac{P(AB)}{P(B)}$$

为"在事件 B 发生的条件下事件 A 发生的条件概率"，简称条件概率。

可以验证，条件概率满足概率的三条公理，即：

(1)非负性：对于每一事件 A，$P(A|B)\geqslant 0$；

(2)规范性：对于必然事件 Ω，$P(\Omega|B)=1$；

(3) 可列可加性：若事件 $A_1,A_2,\cdots,A_n,\cdots$ 两两互斥，即 $A_iA_j=\varnothing(i\neq j)$，则有：$P(\bigcup_{i=1}^{\infty}A_i|B)=\sum_{i=1}^{\infty}P(A_i|B)$。

这说明对概率已证明的性质都适用于条件概率。例如，对于任意事件 A_1,A_2，

有 $P(A_1 \cup A_2 | B) = P(A_1 | B) + P(A_2 | B) - P(A_1 A_2 | B)$

对于任意事件 A，有 $P(\overline{A} | B) = 1 - P(A | B)$。

例 7.13　某制药厂有职工 180 人，男职工 100 人，女职工 80 人。男、女职工中非熟练工人分别有 20 人和 5 人。现从该厂中任选一名职工，已知被选出的是女职工，她是非熟练工人的概率是多少？

解　设 A 表示"选出的是女职工"，B 表示"选出的是非熟练工人"

$$P(A) = \frac{80}{180},\ P(AB) = \frac{5}{180}$$

由条件概率公式得

$$P(B|A) = \frac{P(AB)}{P(A)} = \frac{5/180}{80/180} = \frac{1}{16}$$

例 7.14　某种疾病导致心肌受损害，若第一次患该病，心肌受损害的概率为 0.3；第一次患病心肌未受损害而第二次再患该病时心肌受损害的概率为 0.6。试求某人患该病两次而心肌未受损害的概率。

解　设 A 表示"第一次患病心肌未受损害"，

设 B 表示"第二次患病心肌未受损害"，

则由已知得　$P(A) = 0.7, P(B|A) = 0.4$

由条件概率公式　$P(AB) = P(A)P(B|A) = 0.7 \times 0.4 = 0.28$

7.2.4　事件的独立性

设 A、B 表示两个随机事件，若 $P(B) > 0$，则可以定义条件概率 $P(A|B)$。在一般情况下，$P(A|B) \neq P(A)$，也就是说事件 B 的发生或多或少对事件 A 发生的概率都有所影响。但在有些情况下事件 B 的发生与否对事件 A 发生的概率无影响，即 $P(A|B) = P(A)$，将满足这种关系的事件 A 和 B 称为独立事件。

由条件概率公式可知，当 $P(B) > 0$ 时，$P(A|B) = \dfrac{P(AB)}{P(B)}$，由此得 $P(A|B) = P(A)$ 等价于 $P(AB) = P(A)P(B)$。同理，当 $P(A) > 0$ 时，$P(B|A) = P(B)$ 等价于 $P(AB) = P(A)P(B)$。下面给出事件独立性的定义。

定义 7.6　设 A、B 是任意两个随机事件，若

$$P(AB) = P(A)P(B)$$

成立，则称事件 A 与 B 相互独立，简称 A 与 B 独立。

例 7.15　临床试验统计某种新药能够治疗某种胃肠感染疾病。现有该病患者 700 人，其中有 410 人服用了此新药，经过一周时间服用后有 370 人痊愈；有 290 人未服用此新药，经过同样长时间的其他方法治疗有 230 人痊愈。试分析这

种新药对该胃肠感染疾病有无特殊疗效。

解　我们可以从分析服用此药与痊愈之间是否相互独立着手，若两者相互独立，说明痊愈和服药间没有关系，这就表明此新药对该胃肠感染疾病无特殊疗效。

设事件 A 表示“服用此新药”，事件 B 表示“痊愈”。由于临床试验的病例数比较大，所以可以用频率近似代替概率。

$$P(B)=\frac{n_B}{n_\Omega}=\frac{600}{700}=0.8571$$

$$P(B|A)=\frac{n_{AB}}{n_A}=\frac{370}{410}=0.9024$$

因为 $P(B|A)$ 远远大于 $P(B)$，所以可以认为事件 A 与事件 B 不相互独立，这就表明此新药对该胃肠感染疾病有特殊疗效。

关于两个事件的相互独立性，有以下重要结论。

定理 7.1　如果事件 A 与 B 相互独立，则 A 与 $\overline{B}$、$\overline{A}$ 与 B、$\overline{A}$ 与 $\overline{B}$ 也是相互独立的。

证　若 A、B 相互独立，则 $P(AB)=P(A)P(B)$

$$\begin{aligned}P(\overline{A}B) &= P(B-AB)=P(B)-P(AB)\\ &= P(B)-P(A)P(B)\\ &= P(B)(1-P(A))=P(B)P(\overline{A})\end{aligned}$$

所以 $\overline{A}$、B 相互独立，同理可证其他情形。

关于两个事件的相互独立性，可以推广到三个事件以至多个事件的情形。下面就三个事件相互独立性给出定义。

定义 7.7　设 A、B、C 是三个随机事件，若有

$$\begin{cases}P(AB)=P(A)P(B)\\ P(AC)=P(A)P(C)\\ P(BC)=P(B)P(C)\end{cases}$$

成立，则称事件 A、B、C 两两独立。若还有

$$P(ABC)=P(A)P(B)P(C)$$

成立，则称事件 A、B、C 相互独立。

例 7.16　统计表明，一家综合医院的挂号处，新到者是一急诊病人的概率为 1/6。求第 r 个到达的病人为首例急诊病人的概率。设各到达的病人是否为急诊病人相互独立。

解　设 A_r 表示事件“第 r 个到达的病人为首例急诊病人”，

B_i 表示事件“第 i 个到达的病人为急诊病人”，$i=1,2,\cdots$

则 $$A_r=\overline{B_1}\cap\overline{B_2}\cap\cdots\cap\overline{B_{r-1}}\cap B_r$$

由题意可知，$B_1,B_2,\cdots,B_r$ 相互独立，从而 $\overline{B_1},\overline{B_2},\cdots,\overline{B_{r-1}},B_r$ 也相互独立。故 $P(A_r)=P(\overline{B_1})P(\overline{B_2})\cdots P(\overline{B_{r-1}})P(B_r)=\left(1-\frac{1}{6}\right)^{r-1}\times\frac{1}{6}=\frac{5^{r-1}}{6^r}$。

7.2.5　全概率公式和逆概率公式

全概率公式

对于一些简单的随机事件，可以利用概率性质计算其概率。对于较复杂的随机事件概率计算，往往先把该事件分解为若干个互斥的较简单事件的和，求出这些简单事件的概率，再利用有限可加性及乘法公式得到所求事件的概率，这就是全概率公式的思想。先看一个例子。

例 7.17　某厂的两个生产车间生产同种类型的医疗器械。据以往抽查数据，第 1 车间的次品率为 0.15，第 2 车间的次品率为 0.12。两个车间生产的成品混合堆放在一个仓库里且无区分标志，假设第 1、2 车间生产的成品比例为 2∶3。在仓库中随机抽取一台成品，求该成品是次品的概率？

解　设 A 表示“从仓库中随机地取出的一台是次品”，

B_i 表示“取出的一台是第 i 个车间生产的”$(i=1,2)$

由已知可得，$P(B_1)=\frac{2}{5},P(B_2)=\frac{3}{5},P(A|B_1)=0.15,P(A|B_2)=0.12$

因为　$\Omega=B_1\cup B_2,B_1B_2=\varnothing$。

从而　$A=AB_1\cup AB_2,(AB_1)(AB_2)=\varnothing$

$$\begin{aligned}P(A)&=P(AB_1\cup AB_2)=P(AB_1)+P(AB_2)\\&=P(B_1)P(A|B_1)+P(B_2)P(A|B_2)\\&=\frac{2}{5}\times0.15+\frac{3}{5}\times0.12\\&=0.132\end{aligned}$$

本例的解题思路是：将 A 分解成 $AB_1\cup AB_2$，即将复杂事件 A 分解成两个互斥的简单事件 AB_1 与 AB_2 的和，再利用加法公式和乘法公式求出复杂事件的概率。将这个做法一般化，就得到全概率公式。

定理 7.2(全概率公式)　设 $B_1,B_2,\cdots,B_n$ 为随机试验 E 的样本空间 Ω 的一个划分(见图 7.1)，即 $B_1,B_2,\cdots,B_n$ 互斥，且 $\bigcup\limits_{i=1}^{n}B_i=\Omega$，如果 $P(B_i)>0,i=1,2,\cdots,n$，则对 E 中的任一事件 A 有 $P(A)=\sum\limits_{i=1}^{n}P(B_i)P(A|B_i)$。

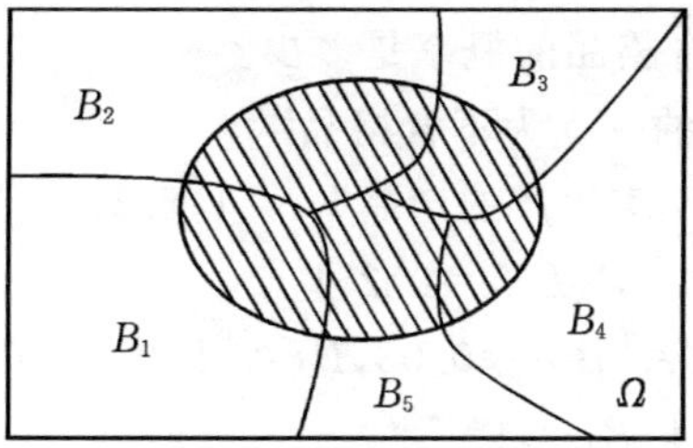

图 7.1

证　因为 $A = A\Omega = A(\bigcup\limits_{i=1}^{n} B_i) = \bigcup\limits_{i=1}^{n}(AB_i)$

且 $AB_1, AB_2, \cdots, AB_n$ 互斥，所以由可加性得

$$P(A) = P(\bigcup_{i=1}^{n}(AB_i)) = \sum_{i=1}^{n} P(AB_i) = \sum_{i=1}^{n} P(B_i)P(A \mid B_i)$$

例 7.18（摸彩模型）　设在 n 张彩票中有一张奖券，求第二个人摸到奖券的概率？

解　设 A_i 表示事件"第 i 个人摸到奖券"，$i=1,2,\cdots,n$。要求 $P(A_2)$。

因为 A_1 是否发生直接关系到 A_2 发生的概率，即

$P(A_2 \mid A_1) = 0$，$P(A_2 \mid \overline{A_1}) = \dfrac{1}{n-1}$，又 A_1 与 $\overline{A_1}$ 的概率为 $P(A_1) = \dfrac{1}{n}$，$P(\overline{A_1}) = \dfrac{n-1}{n}$

于是由全概率公式得

$$\begin{aligned} P(A_2) &= P(A_1A_2 + \overline{A_1}A_2) = P(A_1)P(A_2 \mid A_1) + P(\overline{A_1})P(A_2 \mid \overline{A_1}) \\ &= \frac{1}{n} \cdot 0 + \frac{n-1}{n} \cdot \frac{1}{n-1} = \frac{1}{n} \end{aligned}$$

用同样的方法可得

$$P(A_3) = P(A_4) = \cdots = P(A_n) = \frac{1}{n}$$

如果设 n 张彩票中有 $k\,(k \leqslant n)$ 张奖券，则可得

$$P(A_1) = P(A_2) = \cdots = P(A_n) = \frac{k}{n}$$

这说明购买彩票时，不论先买后买，中彩机会是均等的。

例 7.19　设仓库有 100 箱同样规格的药品。已知这 100 箱药品中，第一个厂家的生产量是第二个厂家的 2 倍，第二个厂家与第三个厂家的生产量相等，且三个

厂家生产的药品的次品率依次为 0.02,0.03,0.04。现从该批产品中随机抽取一箱并取出一支,则取到不合格品的概率是多少?

解 设 A 表示"取到的一支为不合格品",

B_i 表示"取到第 i 个厂家生产的产品",$i=1,2,3$。

$P(B_1)=0.5,P(B_2)=P(B_3)=0.25$,

$P(A|B_1)=0.02,P(A|B_2)=0.03,P(A|B_3)=0.04$,

B_1,B_2,B_3 互斥且 $B_1\cup B_2\cup B_3=\Omega$。

由全概率公式可得

$$\begin{aligned}P(A)&=P(A(B_1\cup B_2\cup B_3))\\&=P(B_1)P(A|B_1)+P(B_2)P(A|B_2)+P(B_3)P(A|B_3)\\&=0.5\times0.02+0.25\times0.03+0.25\times0.04\\&=0.0275\end{aligned}$$

逆概率公式

全概率公式是已知引起事件 A(结果)发生有 n 个互不相容的原因 $B_1,B_2,\cdots,B_n$,则 A 发生的概率 $P(A)$ 就等于各原因 B_i 引起事件 A 发生的概率 $P(AB_i)$ $(i=1,2,\cdots,n)$ 的总和,其思路是由原因推结果。与全概率公式所求解的概率问题相反,若在随机试验中,事件 A 已经发生,问在此条件下,诸原因 B_i 分别发生的概率 $P(B_i|A)$ 有多大?这即是由结果推原因问题,可用下述逆概率公式来解决。

定理 7.3(逆概率公式) 设 $B_1,B_2,\cdots,B_n$ 为随机试验 E 的样本空间 Ω 的一个划分,即 $B_1,B_2,\cdots,B_n$ 互不相容,且 $\bigcup\limits_{i=1}^{n}B_i=\Omega$,如果 $P(A)>0,P(B_i)>0,i=1,2,\cdots,n$,则

$$P(B_i|A)=\frac{P(B_i)P(A|B_i)}{\sum\limits_{j=1}^{n}P(B_j)P(A|B_j)},i=1,2,\cdots,n$$

证 由条件概率的定义 $P(B_i|A)=\dfrac{P(AB_i)}{P(A)}$,

由乘法公式及全概率公式

$$P(AB_i)=P(B_i)P(A|B_i),$$

$$P(A)=\sum_{j=1}^{n}P(B_j)P(A|B_j)$$

即得

$$P(B_i|A)=\frac{P(B_i)P(A|B_i)}{\sum\limits_{j=1}^{n}P(B_j)P(A|B_j)},i=1,2,\cdots,n$$

例 7.20　根据以往的临床记录，诊断某种疾病的试验具有如下效应：以 A 表示事件“试验结果为阳性”，以 B 表示事件“被试验者患有该病”，则 $P(A|B)=0.95$，$P(\overline{A}|\overline{B})=0.96$。现在某一地区进行普查，并已知被普查的所有人中患有该病的人占千分之三，即 $P(B)=0.003$。试求 $P(B|A)$。

解　由已知得 $P(A|B)=0.95$，$P(A|\overline{B})=1-P(\overline{A}|\overline{B})=1-0.96=0.04$

$P(B)=0.003$，$P(\overline{B})=0.997$，且显然 B，$\overline{B}$ 是一个划分，故由逆概率公式得

$$P(B|A)=\frac{P(B)P(A|B)}{P(B)P(A|B)+P(\overline{B})P(A|\overline{B})}$$

$$=\frac{0.003\times 0.95}{0.003\times 0.95+0.997\times 0.04}$$

$$=0.067$$

本题的结果表明，虽然 $P(A|B)=0.95$，$P(\overline{A}|\overline{B})=0.96$，即这两个条件概率都较大，但将此试验用来普查这一地区的所有人时，则不能只凭试验结果为阳性就诊断被试验者患有该病，因为 $P(B|A)=0.067$，$(B|A)$是一个小概率事件。

本题中的 $P(A|B)$，$P(\overline{A}|\overline{B})$可以根据以往的资料或临床记录进行分析后得到，故通常称为先验概率。而 $P(B|A)$则是诊断时的依据之一，故可称为后验概率。逆概率公式是由先验概率来计算后验概率的一个方法。

例 7.21(吸烟与肺癌问题)　1950 年某地区曾对 50～60 岁的男性公民进行调查，患肺癌病人中吸烟的比例是 99.7%，无肺癌人中吸烟的比例是 95.8%。如果整个人群中肺癌发病率是 0.0001，求吸烟人群中肺癌发病率和不吸烟人群中肺癌发病率。

解　设 A 表示事件“整个人群中患肺癌病”，B 表示事件“吸烟”，则 $P(A)=0.0001$，

$$P(B|A)=0.997,\ P(B|\overline{A})=0.958$$

利用逆概率公式可得

$$P(A|B)=\frac{P(A)P(B|A)}{P(A)P(B|A)+P(\overline{A})P(B|\overline{A})}$$

$$=\frac{0.0001\times 0.997}{0.0001\times 0.997+0.9999\times 0.958}$$

$$=1.0407\times 10^{-4}$$

$$P(A|\overline{B})=\frac{P(A)P(\overline{B}|A)}{P(A)P(\overline{B}|A)+P(\overline{A})P(\overline{B}|\overline{A})}$$

$$= \frac{0.0001 \times 0.003}{0.0001 \times 0.003 + 0.9999 \times 0.042}$$
$$= 7.1438 \times 10^{-6}$$

于是 $\frac{\text{吸烟人群的发病率}}{\text{不吸烟人群的发病率}} = \frac{P(A|B)}{P(A|\overline{B})} = 14.57$。

此式表明：吸烟人群的肺癌发病率是不吸烟人群的肺癌发病率的14.57倍。

7.2.6 伯努利概型

伯努利概型是对一类随机试验的概括。

若随机试验的内容是进行 n 次重复试验，任何一次试验中各结果发生的概率不受其他各次试验结果的影响，则称此 n 次试验为 n 次独立试验。

若随机试验满足：进行 n 次独立试验每次试验只有两个结果：A 与 $\overline{A}$，其中 $P(A)=p$，$P(\overline{A})=1-p$，$0<p<1$，则称该试验为 n 重伯努利试验(Bernoulli-trials)，简称伯努利试验，也称伯努利概型。分析 n 重伯努利试验中，事件 A 发生 k 次的概率的计算：

先看 n 次试验中前 k 次 A 发生，后 $n-k$ 次 $\overline{A}$ 发生的概率。

设 $A_i=\{$第 i 次 A 发生$\}(i=1,2,\cdots,n)$，显然 $A_1,A_2,\cdots,A_n$ 相互独立，且事件$\{$前 k 次 A 发生，后 $n-k$ 次 $\overline{A}$ 发生$\}=A_1A_2\cdots A_k\overline{A_{k+1}}\cdots\overline{A_n}$，于是

$$P(A_1A_2\cdots A_k\overline{A_{k+1}}\cdots\overline{A_n}) = P(A_1)P(A_2)\cdots P(A_k)P(\overline{A_{k+1}})\cdots P(\overline{A_n})$$
$$= p^k q^{n-k}$$

其中 $q=1-p$。

n 次中任意 k 次 A 发生，其他 $n-k$ 次 $\overline{A}$ 发生，都为 A 发生 k 次，共有 C_n^k 种，所以

$$P(A\text{发生}k\text{次})=C_n^k p^k q^{n-k}\text{，其中 }q=1-p\text{。}$$

例 7.22 某中药厂生产的气管炎片治疗气管炎的有效率为80%，现用该药物治疗气管炎病人5例，问：(1)恰有3例治疗有效的概率是多少？(2)至少有3例治疗有效的概率是多少？

解 本题属伯努利概型问题。

设 A 表示"治疗有效"，B 表示"恰有3例治疗有效"，C 表示"至少有3例治疗有效"。已知

$$P(A)=0.8, P(\overline{A})=0.2$$

则(1) $P(B)=C_5^3\,(P(A))^3\,(P(\overline{A}))^{5-3}=C_5^3\,(0.8)^3\times(0.2)^2=0.2048$

(2) $P(C)=C_5^3\,(P(A))^3\,(P(\overline{A}))^2+C_5^4\,(P(A))^4\,(P(\overline{A}))^1+C_5^5\,(P(A))^5\,(P(\overline{A}))^0$

$$=C_5^3\ (0.8)^3\times(0.2)^2+C_5^4\ (0.8)^4\times(0.2)+C_5^5\ (0.8)^5\times(0.2)^0$$
$$=0.94208$$

例 7.23　20 mL 微生物溶液中含微生物的浓度是 0.3 只/mL,从中任意抽取 1 mL 的溶液,试求它含多于一只微生物的概率。

解　这是测定微生物分布常常遇到的一类问题。

20 mL 溶液中含有微生物 $20\times0.3=6$ 只,任意一只微生物都可能游动于这 20 mL 溶液中的任 1 mL 溶液中,即一只微生物可能游入抽出的这 1mL 溶液内(设该事件为 A),也可能没有游入抽出的这 1 mL 溶液内(设该事件为 $\overline{A}$)。于是此问题就成为求 6 重伯努利试验中事件 A 至少发生 2 次的概率。由已知得:

$P(A)=\dfrac{1}{20},P(\overline{A})=\dfrac{19}{20}$, 设 B 表示所求事件,则

$$P(B)=1-P(\overline{B})=1-\sum_{k=0}^{1}C_6^k\ \left(\frac{1}{20}\right)^k\times\left(\frac{19}{20}\right)^{6-k}$$
$$=1-C_6^0\ \left(\frac{1}{20}\right)^0\times\left(\frac{19}{20}\right)^6-C_6^1\ \left(\frac{1}{20}\right)^1\times\left(\frac{19}{20}\right)^5$$
$$\approx0.0328$$

例 7.24　设有一大批注射针剂,其中一级品率为 0.9,随机取 10 支,求恰有 6 支一级品的概率?

解　设 A 表示"抽取的 10 支针剂中恰有 6 支一级品"

则　$P(A)=C_{10}^6\,(0.9)^6\times(0.1)^4=0.01116$

7.3　随机变量及其分布

7.3.1　随机变量

仅用文字描述随机试验的结果,数学工具难以发挥作用,对随机现象的研究也就难以深入,为此引入随机变量的概念。随机变量的引入,为描述随机试验的各种结果,研究它们的性质、规律等带来了极大的方便,它使得概率论的研究由古典概率跨到分析概率,开辟了概率论史的新阶段。

在给出随机变量严格的定义之前,先看下面一些例子:

有些随机试验 E,观察到的各种可能结果本身就是数量,例如:

例 7.25　掷骰子,观察朝上的点数,结果是数量。设朝上的点数为 X,X 的所有可能取值构成样本空间 $\Omega=\{1,2,3,4,5,6\}$。

例 7.26　n 重伯努利试验,观察事件 A 发生的次数 Y,Y 的所有可能取值构成

样本空间 $\Omega=\{0,1,2,\cdots,n\}$。

例 7.27 记录 120 急救站一个小时内接到的呼叫次数 Z，Z 的所有可能取值构成样本空间 $\Omega=\{0,1,2,\cdots\}$。

例 7.28 已知某药品的年市场需求量最小值和最大值分别为 a 和 b，考察今年该药品的年市场需求量 U，U 的所有可能结果是 a，b 之间的实数。因此该随机试验的样本空间 $\Omega=[a,b]$；

在此，称 X,Y,Z,U 为随机变量顺理成章：是量；取值不唯一，是变量；变量的取值具有随机性，是随机变量。

也有随机试验的结果不是数量，但可以转化为数量，举例如下。

例 7.29 掷硬币，结果为正面或反面。可令出现正面为 1，出现反面为 0，则试验结果可以表现为随机变量。

例 7.30 化验血用以检查某种疾病，化验结果可用“阳性”和“阴性”来表示。可令结果“阳性”为 1，结果“阴性”为 0，则试验结果可以表现为随机变量。

下面给出随机变量比较严格的定义。

定义 7.8 设 E 是随机试验，它的样本空间为 $\Omega=\{\omega\}$，如果对于每一个样本点 $\omega\in\Omega$，都有唯一确定的实数 $X(\omega)$ 与之对应，则称 $X(\omega)$ 是定义在样本空间 Ω 上的随机变量，简记为 X。

随机变量常用大写字母 X,Y,Z 来表示，而随机变量具体的取值则用小写字母 x,y,z 来表示。

由随机变量的定义可见，随机变量是随着试验结果不同而变化的变量，从某种意义上说，它是定义在样本空间 Ω 上的单值实函数。但是它不同于一般的实函数，因为一般实函数无需做试验便可依据自变量的值确定函数值，而随机变量的取值在试验前是无法确切预知的，只知道它可能取值的范围，只有在试验后，根据试验结果才知道它的确切取值。由于试验的结果具有随机性，各个结果的出现有一定的概率规律，因此随机变量的取值也就有随机性，并有一定的概率规律。

引入随机变量后，随机试验中的各种随机事件就可以通过随机变量的取值范围来描述了。例如，例 7.25 中事件“出现 5 点”可用“$X=5$”来描述，事件“点数不超过 3”可用“$X\leqslant 3$”来描述；例 7.26 中事件“A 发生的次数超过 25 次”可用“$Y\geqslant 26$”来描述；例 7.27 中事件“120 急救站 1 小时内收到的呼叫次数不多于 10 次”可用“$Z\leqslant 10$”来描述。反过来，给定随机变量的一个取值或取值范围，它就表示某个随机事件。特别地，对于任意实数 x，规定 $\{X\leqslant x\}$ 是一个随机事件。

一般地，将 X 在某实数集 L 上取值写成 $X\in L$，它表示事件 $A=\{\omega|\omega\in\Omega;X(\omega)\in L\}$，即 A 是由 Ω 中使得 $X(\omega)\in L$ 的所有样本点组成的事件。

若考虑事件 A 的概率,则有

$$P(A)=P\{X\in L\}$$

由此看到,引入随机变量可以把对事件的研究转化为对随机变量的研究。而研究数量化的随机变量,就可以更充分地利用数学方法,全面地研究随机现象的统计规律,从而对它进行更本质、更抽象意义上的理论分析。

引入随机变量后,我们对随机事件概率的研究转化成了对随机变量在某范围内取值的概率的研究。不失一般性,考虑随机变量在区间$(x_1,x_2]$上取值的概率:$P\{x_1<X\leqslant x_2\}$,由于$\{x_1<X\leqslant x_2\}=\{X\leqslant x_2\}-\{X\leqslant x_1\}$,而$\{X\leqslant x_2\}\supset\{X\leqslant x_1\}$,由概率的性质有

$$P\{x_1<X\leqslant x_2\}=P\{X\leqslant x_2\}-P\{X\leqslant x_1\}$$

因此只要对任意实数 x,知道了概率 $P\{X\leqslant x\}$就够了,这个概率具有累积特性。另外这个概率与 x 有关,不同的 x,此累积概率的值也不同。因此,下面给出分布函数的定义。

定义 7.9　设 X 是一个随机变量,x 是任意实数,记函数

$$F(x)=P\{X\leqslant x\}$$

称 $F(x)$为 X 的**分布函数**。

由分布函数的定义可知,$F(x)$是定义在$(-\infty,+\infty)$上、取值于$[0,1]$的一个实函数。如果将 X 看成是数轴上的随机点的坐标,那么,分布函数 $F(x)$在 x 处的函数值就表示随机点 X 落在区间$(-\infty,x]$上的概率。

用分布函数来刻画随机事件的概率不但实现了求概率的函数化,而且用分布函数可以表示随机变量落入任意区间内的概率。对于任意实数 $x_1,x_2(x_1<x_2)$,有

$$\begin{aligned}
&P\{x_1<X\leqslant x_2\}=P\{X\leqslant x_2\}-P\{X\leqslant x_1\}=F(x_2)-F(x_1);\\
&P\{x_1\leqslant X\leqslant x_2\}=P\{X\leqslant x_2\}-P\{X\leqslant x_1\}+P\{X=x_1\}\\
&\qquad\qquad\qquad\;\;=F(x_2)-F(x_1)+P\{X=x_1\};\\
&P\{X>x\}=1-P\{X\leqslant x\}=1-F(x);\\
&P\{X<x\}=P\{X\leqslant x\}-P\{X=x\}=F(x)-P\{X=x\}。
\end{aligned}$$

分布函数具有以下性质:

性质 1　对任意实数 x,$0\leqslant F(x)\leqslant 1$,且

$$F(-\infty)=\lim_{x\to-\infty}F(x)=0,\quad F(+\infty)=\lim_{x\to+\infty}F(x)=1。$$

性质 2　$F(x)$是单调不减函数。这是因为,对于任意实数 x_1、x_2,若 $x_1<x_2$,则

$$F(x_2)-F(x_1)=P\{X\leqslant x_2\}-P\{X\leqslant x_1\}=P\{x_1<X\leqslant x_2\}\geqslant 0。$$

性质 3 $F(x)$是右连续函数,即对任意的 $x=x_0$,有 $\lim\limits_{x\to x_0^+}F(x)=F(x_0)$。

例 7.31 设随机变量 X 的分布函数为$F(x)=A(\arctan x+B)$,试求常数 A、B 的值?

解 由分布函数的性质 1 知

$$\lim_{x\to-\infty}F(x)=A\left(-\frac{\pi}{2}+B\right)=0,\ \lim_{x\to+\infty}F(x)=A\left(\frac{\pi}{2}+B\right)=1$$

解方程可得
$$A=\frac{1}{\pi},B=\frac{\pi}{2}$$

7.3.2 离散型随机变量及其分布

我们经常遇到的随机变量有两种,一种是随机变量只取有限个或至多可列无穷个值,如本节例 7.25、例 7.26 和例 7.27 中的随机变量;另一种随机变量的所有可能取值无法一一列举出来,如本节例 7.28 中的随机变量。按照随机变量的可能取值特点将它们进行分类,最常见的有离散型随机变量和连续型随机变量。下面先讨论离散型随机变量。

定义 7.10 设 X 为随机变量,如果它的所有可能取值是有限个或至多可列无穷个,则称 X 为**离散型随机变量**。

概率论关心的是随机试验结果发生的可能性大小,对一个离散型随机变量所描述的随机试验,如果掌握了随机变量的所有可能取值及取每一个值的概率,也就掌握了随机试验的统计规律。为此,我们引入离散型随机变量分布律的概念。

定义 7.11 设离散型随机变量 X 的所有可能取值为 $x_1,x_2,\cdots,x_n,\cdots$,若 X 取各可能值的概率为 p_i,称

$$p_i=P\{X=x_i\},\ i=1,2,3,\cdots$$

为 X 的**概率分布律**,简称为 X 的**分布律**。

显然,分布律具有如下性质:

(1) $p_i\geqslant 0,\ i=1,2,\cdots$;

(2) $\sum\limits_{i=1}^{\infty}p_i=1$。

由此看到,X 的分布律给出了其可能取值集合上概率的分布情况,因此也将上式叫做随机变量 X 的**概率分布**。

由离散型随机变量 X 的分布律,可得 X 的分布函数为

$$F(x) = P\{X \leqslant x\} = \sum_{x_i \leqslant x} P\{X = x_i\} = \sum_{x_i \leqslant x} p_i$$

其中和式是对所有满足 $x_i \leqslant x$ 的 i 求和。

离散型随机变量分布函数的图形是一条上升的非连续的阶梯形曲线，如图7.2所示。间断点就是随机变量的可能取值，函数值在此处的跳跃值恰好是随机变量取这个值的概率。

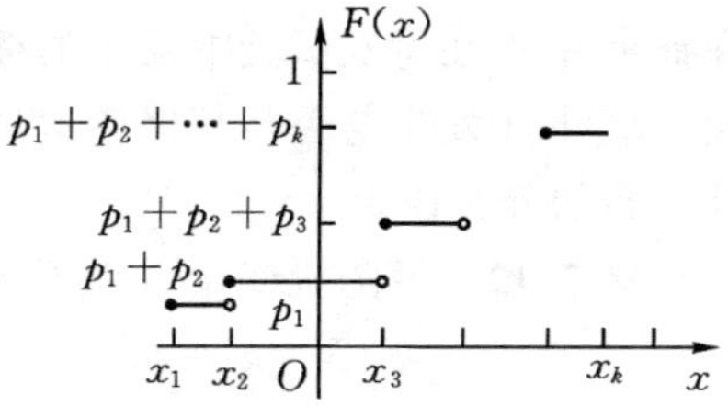

图 7.2

例 7.32　某省级医院心脏外科做"心脏搭桥手术"成功的概率为 0.8，本年度第一个月已经做了 3 例这种手术。用 X 表示 3 例手术中手术成功的次数，求 X 的分布律及分布函数。

解　假定各例手术是否成功相互独立。本题属于 3 重伯努利试验。因此

$$P\{X=0\}=C_3^0\ (0.8)^0\times(0.2)^3=0.008$$

$$P\{X=1\}=C_3^1\ (0.8)^1\times(0.2)^2=0.096$$

$$P\{X=2\}=C_3^2\ (0.8)^2\times(0.2)^1=0.384$$

$$P\{X=3\}=C_3^3\ (0.8)^3\times(0.2)^0=0.512$$

X 的分布律为：

X	0	1	2	3
P	0.008	0.096	0.384	0.512

X 的分布函数为

$$F(x)=P\{X\leqslant x\}=\begin{cases} 0, & x<0 \\ 0.008, & 0\leqslant x<1 \\ 0.104, & 1\leqslant x<2 \\ 0.488, & 2\leqslant x<3 \\ 1, & x\geqslant 3 \end{cases}$$

下面介绍两种常见的离散型随机变量。

二项分布

二项分布的背景是 n 重伯努利试验(本章 7.2.6)。若试验 E 只有两个试验结果 A 及 $\overline{A}$，$P(A)=p$，$P(\overline{A})=1-p(0<p<1)$。把试验 E 独立重复 n 次，这种试

验就是 n 重伯努利试验。n 重伯努利试验要求有两点：一是各次试验的条件相同，以保证事件 A 在每次试验中发生的概率相同；二是各次试验独立，以保证在每次试验中事件 A 发生与否与其他各次试验的结果相互独立。由 7.2.6 的内容可得二项分布的分布律。

定义 7.12 设随机变量 X 的分布律为

$$P\{X=k\}=C_n^k p^k (1-p)^{n-k},\quad k=0,1,2,\cdots,n$$

其中 $0<p<1$，称 X 服从参数为 n,p 的**二项分布**，记为：$X\sim B(n,p)$。

若令 $q=1-p$，二项分布也可写为

$$P\{X=k\}=C_n^k p^k q^{n-k},\quad k=0,1,2,\cdots,n$$

二项分布的分布律具有这样的规律：对 $0<p<1$，当 k 增加时，$C_n^k p^k q^{n-k}$ 先是随之单调增加，直至达到最大值，随后单调减小。何时达到最大值要视参数 n、p 的取值，可以证明，当 $(n+1)p$ 是整数时，$P\{X=(n+1)p\}$ 或 $P\{X=(n+1)p-1\}$ 达到最大。当 $(n+1)p$ 不是整数时，$P\{X=[(n+1)p]\}$ 达到最大。

例 7.33 据临床统计，有 10% 的人服用一种胃药后有不良反应。为进一步检验该药品的质量，现在临床上任意挑选 5 人服用此药，试求有不良反应人数的分布律。

解 设 X 为试验中有不良反应的人数，则 $X\sim B(5,0.1)$

$$P\{X=k\}=C_5^k (0.1)^k\times(0.9)^{5-k},k=0,1,2,3,4,5$$

X	0	1	2	3	4	5
p	0.59049	0.32805	0.07290	0.00810	0.00045	0.00001

例 7.34 某大型医药超市销售一种特种药品，光临者有 2% 的可能性实际购买此种药品。计算一日 400 个相互独立的顾客中至少有两位购买此种药品的概率。如果这一天此种药品的库存为 5 盒，问这天该药品短缺的可能性有多大？

解 考察 400 人是否购买此种药品是一个 400 重伯努利试验，设购买人数为 X，则 $X\sim B(400,0.02)$。X 的分布律为：

$$P\{X=k\}=C_{400}^k(0.02)^k\times(0.98)^{400-k},k=0,1,\cdots,400$$

至少有两位顾客实际购买的概率为

$$\begin{aligned}P\{X\geqslant 2\}&=1-P\{X=0\}-P\{X=1\}\\&=1-(0.98)^{400}-400\times 0.02\times(0.98)^{399}\approx 0.9972\end{aligned}$$

由此可见，虽然每个人购买的可能性只有 0.02，但 400 个光临者中至少有两个实际购买却几乎是必然事件。

如果这一天此种药品的库存为 5 盒，则这天该药品短缺的可能性为

$$\begin{aligned}P\{X>5\}&=1-P\{X\leqslant 5\}\\&=1-\sum_{k=0}^{5}C_{400}^{k}(0.02)^{k}\times(0.98)^{400-k}\\&=1-(0.0003+0.0025+0.0103+0.0279+0.0564+0.0911)\\&=1-0.1885=0.8115\end{aligned}$$

所以库存 5 盒而脱销的可能性将达到 81.15%。

二项分布计算概率时有些情况下运算量比较大。由于二项分布很常见，所以人们不断研究二项分布概率近似计算的方法，下面给出近似计算二项分布概率的泊松(Poisson)定理。

定理 7.4(泊松定理)　设随机变量 X 服从二项分布，即 $X\sim B(n,p_n)(n=1,2,\cdots)$，其中 p_n 与 n 有关且满足 $\lim\limits_{n\to\infty}np_n=\lambda>0$，则

$$\lim_{n\to\infty}C_n^k p_n^k(1-p_n)^{n-k}=\frac{\lambda^k e^{-\lambda}}{k!}\quad(k=0,1,2,\cdots)$$

证　(略)

该定理是 1837 年法国数学家泊松(S. D. Poisson)首先引入的。由于泊松定理是在 $np_n\to\lambda$ 条件下得到的，故在计算二项分布 $B(n,p)$ 时，当 n 很大($n\geqslant 50$)，p 很小($p\leqslant 0.1$)，而乘积 $\lambda=np$ 大小适中时，可以用泊松定理作近似，即

$$P\{X=k\}=C_n^k p^k(1-p)^{n-k}\approx\frac{(np)^k}{k!}e^{-np},k=0,1,2,\cdots$$

例 7.35　已知某种疾病的发病率为 0.001，某单位共有 5000 人。问该单位患有这种疾病的人数不超过 5 人的概率为多少?

解　设该单位患有这种疾病的人数为 X，则 $X\sim B(5000,0.001)$，所求的概率为

$$P\{X\leqslant 5\}=\sum_{k=0}^{5}C_{5000}^{k}(0.001)^{k}\times(0.999)^{5000-k}$$

这个概率的计算量很大。由于 n 很大，p 很小，且 $\lambda=np=5$. 所以由泊松定理可得

$$P\{X\leqslant 5\}\approx\sum_{k=0}^{5}\frac{5^k}{k!}e^{-5}=0.616$$

泊松分布

定义 7.13　设随机变量 X 的所有可能取值为 $0,1,2,\cdots$，分布律为

$$P\{X=k\}=\frac{\lambda^k e^{-\lambda}}{k!},k=0,1,2,\cdots$$

其中 $\lambda>0$ 是常数，则称 X 服从参数为 λ 的**泊松分布**，记为 $X\sim P(\lambda)$。

由于 $p_k=\dfrac{\lambda^k e^{-\lambda}}{k!}>0$, $k=0,1,2,\cdots$，由麦克劳林公式有

$$\sum_{k=0}^{\infty}P(X=k)=\sum_{k=0}^{\infty}\frac{\lambda^k e^{-\lambda}}{k!}=e^{-\lambda}\cdot e^{\lambda}=1$$

因而上式确是随机变量的分布律。

泊松分布是概率论中最重要的分布之一，有着重要的理论价值。一般来说，泊松分布常用来描述在大量试验中，稀有事件(即在一次试验中发生可能性很小的事件)在某段时间内出现的次数。例如一块放射性物质在某段时间内放射出的粒子数，医院门诊碰到的罕见病例数，医院妇产科在一年中遇到分娩三胞胎的次数等。

例 7.36 据权威组织统计，人类患有“大脑黑瘤”这种恶性疾病的人数可以用参数 $\lambda=1$ 的泊松分布来描述。问某三甲医院在一年中遇到 2 例这种病例的概率是多少？

解 设 X 表示某三甲医院在一年中遇到的这种病例数，则 $X\sim P(1)$，故所求概率为

$$P\{X=2\}=\frac{1^2\cdot e^{-1}}{2!}=\frac{1}{2e}=0.1819$$

7.3.3 连续型随机变量及其分布

定义 7.14 设随机变量 X 的分布函数为 $F(x)$，如果存在非负可积函数 $f(x)$，使得对于任意实数 x，$F(x)$可表示为

$$F(x)=\int_{-\infty}^{x}f(t)\mathrm{d}t$$

则称 X 为连续型随机变量，非负函数 $f(x)$称为随机变量 X 的**概率密度函数**，简称为**概率密度**。

由定义可知，概率密度 $f(x)$具有以下性质：

性质 1 $f(x)\geqslant 0$, $-\infty<x<+\infty$；

性质 2 $\int_{-\infty}^{+\infty}f(x)\mathrm{d}x=1$。

通常我们称 $y=f(x)$的图形为分布密度曲线。性质 1 的几何意义是分布密度曲线总是位于 x 轴的上方；性质 2 的几何意义是分布密度曲线与 x 轴所围成的图形的面积为 1，如图 7.3 所示。

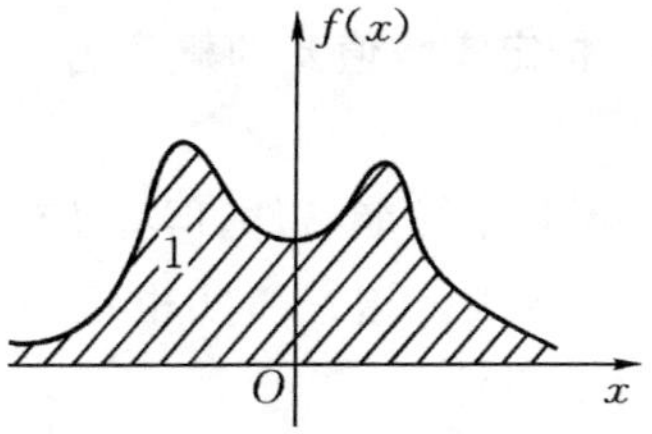

图 7.3

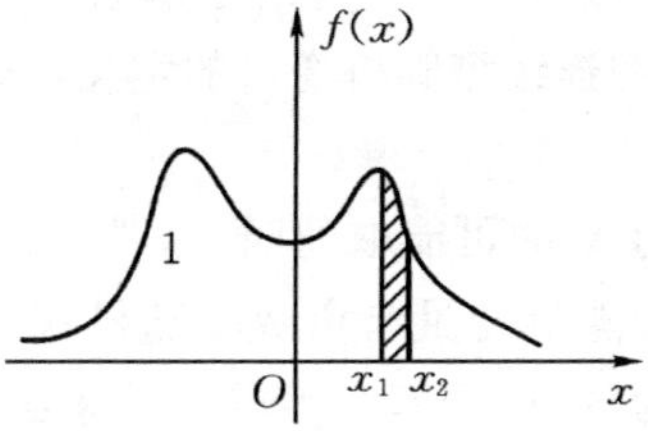

图 7.4

由连续型随机变量的定义,对任意的实数 $x_1, x_2(x_1<x_2)$,有

$$P\{x_1 < X \leqslant x_2\} = F(x_2) - F(x_1) = \int_{x_1}^{x_2} f(x)\mathrm{d}x$$

上式的几何意义表示 X 落在区间$(x_1, x_2]$的概率 $P\{x_1<X\leqslant x_2\}$等于区间$(x_1, x_2]$上曲线 $y=f(x)$之下的曲边梯形的面积值,如图 7.4 所示。

例 7.37　设随机变量 X 的密度函数为 $f(x)=\begin{cases} k\mathrm{e}^{-3x}, & x>0 \\ 0, & x\leqslant 0 \end{cases}$,试求:(1)常数 k;(2)X 的分布函数;(3)$P\{X>0.1\}$。

解　(1)由密度函数的性质有

$$\int_{-\infty}^{+\infty} f(x)\mathrm{d}x = \int_{-\infty}^{0} 0\mathrm{d}x + \int_{0}^{+\infty} k\mathrm{e}^{-3x}\mathrm{d}x = -\frac{1}{3}k\int_{0}^{+\infty} \mathrm{e}^{-3x}\mathrm{d}(-3x)$$

$$= -\frac{k}{3}\mathrm{e}^{-3x}\Big|_{0}^{+\infty} = \frac{k}{3} = 1$$

所以 $k=3$。

(2)设 X 的分布函数为 $F(x)$。

当 $x\leqslant 0$ 时,$F(x)=\int_{-\infty}^{x} 0\mathrm{d}t = 0$;

当 $x>0$ 时,$F(x)=\int_{-\infty}^{x} f(t)\mathrm{d}t = \int_{0}^{x} 3\mathrm{e}^{-3t}\mathrm{d}t = -\mathrm{e}^{-3t}\Big|_{0}^{x} = 1-\mathrm{e}^{-3x}$。

X 的分布函数为

$$F(x)=\begin{cases} 0, & x\leqslant 0 \\ 1-\mathrm{e}^{-3x}, & x>0 \end{cases}$$

(3)$P\{X>0.1\}=1-P\{X\leqslant 0.1\}=1-F(0.1)=1-(1-\mathrm{e}^{-3\times 0.1})=\mathrm{e}^{-0.3}$

对于连续型随机变量,需要注意下面几点。

(1)当密度函数 $f(x)$按段连续时,分布函数 $F(x)$在$(-\infty, +\infty)$上连续,若 x 是 $f(x)$的连续点,有 $F'(x)=f(x)$,这说明概率密度是分布函数的导数,而分布函数是密度函数的一个特定的原函数。

(2)按照连续型随机变量的定义，X 取任一指定实数值 a 的概率为 0，即 $P(X=a)=0$。

当 a 为 X 的可能取值时，事件 $\{X=a\}$ 并不是不可能事件，但有 $P(X=a)=0$，这是连续型随机变量与离散型随机变量的重要区别。这一事实也说明：不可能事件的概率为零，但概率为零的事件未必是不可能事件。

(3)对于连续型随机变量 X，以下事实成立：

$$P\{x_1 \leqslant X \leqslant x_2\} = P\{x_1 < X < x_2\} = P\{x_1 \leqslant X < x_2\} = P\{x_1 < X \leqslant x_2\}$$
$$= \int_{x_1}^{x_2} f(x)\mathrm{d}x = F(x_2) - F(x_1)$$

例 7.38 设连续型随机变量 X 的概率密度函数为

$$f(x)=\begin{cases} x, & 0\leqslant x\leqslant 1 \\ 2-x, & 1<x\leqslant 2 \\ 0, & \text{其他} \end{cases}$$

求 X 的分布函数 $F(x)$ 及 $P\{X<1.5\}$。

解 因 $f(x)$ 是分段定义的，所以求分布函数也应分段讨论。由于 $F(x) = \int_{-\infty}^{x} f(t)\mathrm{d}t$，所以

当 $x<0$ 时 $\qquad F(x) = \int_{-\infty}^{x} 0\mathrm{d}t = 0$；

当 $0\leqslant x\leqslant 1$ 时 $\qquad F(x) = \int_{-\infty}^{0} 0\mathrm{d}t + \int_{0}^{x} t\mathrm{d}t = \dfrac{x^2}{2}$；

当 $1<x\leqslant 2$ 时

$$F(x) = \int_{-\infty}^{0} 0\mathrm{d}t + \int_{0}^{1} t\mathrm{d}t + \int_{1}^{x} (2-t)\mathrm{d}t = 2x - \frac{x^2}{2} - 1;$$

当 $x>2$ 时 $\qquad F(x) = \int_{-\infty}^{0} 0\mathrm{d}t + \int_{0}^{1} t\mathrm{d}t + \int_{1}^{2} (2-t)\mathrm{d}t + \int_{2}^{+\infty} 0\mathrm{d}t = 1$。

综上得

$$F(x) = \begin{cases} 0, & x<0 \\ \dfrac{x^2}{2}, & 0\leqslant x<1 \\ 2x-\dfrac{x^2}{2}-1, & 1\leqslant x<2 \\ 1, & x\geqslant 2 \end{cases}$$

$$P\{X<1.5\} = P\{X\leqslant 1.5\} = F(1.5) = \frac{7}{8}$$

下面介绍三种常见的连续型随机变量的概率分布。

均匀分布

定义 7.15　若连续型随机变量 X 的密度函数为

$$f(x)=\begin{cases}\dfrac{1}{b-a}, & a\leqslant x\leqslant b\\ 0, & 其他\end{cases}$$

称 X 在区间 $[a,b]$ 上服从均匀分布，记为 $X\sim U[a,b]$。

X 的分布函数为

$$F(x)=\begin{cases}0, & x<a\\ \dfrac{x-a}{b-a}, & a\leqslant x<b\\ 1, & x\geqslant b\end{cases}$$

若随机变量 X 在区间 $[a,b]$ 上服从均匀分布，则对于 $[a,b]$ 区间内任一长度为 l 的子区间 $(x,x+l)$，$a\leqslant x<x+l\leqslant b$，有

$$P\{x<X\leqslant x+l\}=\int_x^{x+l}f(t)\mathrm{d}t=\int_x^{x+l}\frac{1}{b-a}\mathrm{d}t=\frac{l}{b-a}$$

X 落在区间 $[a,b]$ 内任意长度相等的子区间内的概率是相同的，这一概率与子区间所在的位置无关，只与子区间的长度成正比。可见，X 的概率分布在 $[a,b]$ 区间内是均匀的。

例 7.39　设随机变量 X 服从 $(0,10)$ 上的均匀分布，现对 X 进行 4 次独立观测，试求至少有 3 次观测值大于 5 的概率。

解　设随机变量 Y 表示 4 次独立观测中观测值大于 5 的次数，则 $Y\sim B(4,p)$，其中 $p=P(X>5)$。由 $X\sim U(0,10)$，得 X 的密度函数为

$$f(x)=\begin{cases}\dfrac{1}{10}, & 0<x<10\\ 0, & 其他\end{cases}，所以\quad p=P\{X>5\}=\int_5^{10}\frac{1}{10}\mathrm{d}x=\frac{1}{2}$$

于是　$P\{Y\geqslant 3\}=\mathrm{C}_4^3p^3(1-p)+\mathrm{C}_4^4p^4=4\left(\dfrac{1}{2}\right)^4+\left(\dfrac{1}{2}\right)^4=\dfrac{5}{16}$

指数分布

定义 7.16　若连续型随机变量 X 的密度函数为

$$f(x)=\begin{cases}\lambda\mathrm{e}^{-\lambda x}, & x>0\\ 0, & 其他\end{cases}$$

其中 $\lambda>0$ 为常数，称 X 服从**参数为 λ 的指数分布**，记为 $X\sim \mathrm{Exp}(\lambda)$。

X 的分布函数为

$$F(x)=\begin{cases}1-e^{-\lambda x}, & x>0\\ 0, & 其他\end{cases}$$

指数分布是一个包含单参数的分布，通过调整参数 λ，可以模拟很多随机现象的分布。指数分布的最大特点是"无记忆性"，即对任意 $s,t>0$，有

$$P\{X>s+t\mid X>s\}=P\{X>t\}$$

事实上

$$\begin{aligned}P\{X>s+t,\mid X>s\}&=\frac{P\{X>s+t,X>s\}}{P\{X>s\}}\\&=\frac{P\{X>s+t\}}{P\{X>s\}}\\&=\frac{1-F(s+t)}{1-F(s)}=\frac{e^{-\lambda(s+t)}}{e^{-\lambda s}}\\&=e^{-\lambda t}=P\{X>t\}\end{aligned}$$

若令 X 是某种产品的寿命，则上述性质表明在它已使用了 s 小时后，还可以使用 t 小时以上的概率与开始使用的 s 小时无关。也就是说，产品对于它已使用过 s 小时没有记忆，不会因此影响到后来的使用寿命。

例 7.40　某些生化制品中的有效成分如活性酶，其含量会随时间而衰减。当有效成分的含量降至实验室要求的有效剂量以下时，该制品便被视为失效。制品能维持其有效剂量的时间为该制品的有效期，它显然是随机变量，记为 X。多数情况下，可以认为 X 服从指数分布。设它的密度函数为：$f(x)=\begin{cases}\lambda e^{-\lambda x}, & x\geq 0\\ 0, & x<0\end{cases}$，($x$ 的单位为月)

求：(1)若从一批产品中抽出样品，测得有 50% 的样品有效期大于 34 个月，求参数 λ 的值。

(2)若一件产品出厂 12 个月后还有效，再过 12 个月后它还有效的概率有多大？

(3)若说明书上标定的有效期 t 内有 70% 的产品未失效，此有效期 t 为多长时间？

解　由于 X 服从参数为 λ 的指数分布，所以 X 的分布函数为

$$F(x)=\begin{cases}1-e^{-\lambda x}, & x\geq 0\\ 0, & x<0\end{cases}$$

(1) $P\{X>34\}=1-F(34)=e^{-34\lambda}=0.5$，解得 $\lambda=-\frac{1}{34}\ln\left(\frac{1}{2}\right)\approx 0.02$；

(2) $P\{X>24 \mid X>12\}=P\{X>12+12 \mid X>12\}=P\{X\geqslant 12\}=\mathrm{e}^{-0.24}$
$=0.787$

(3)所求 t 满足 $P\{X>t\}\geqslant 0.7$，即 $P\{X>t\}=\mathrm{e}^{-0.02t}\geqslant 0.7$，解出 $t<17.83$（月）有效期约一年半。

正态分布

正态分布是概率论与数理统计中最重要的一个分布。在自然现象和社会现象中，有许多随机变量都服从或近似服从正态分布。例如，新生婴儿的身高和体重；某地区居民的人均寿命；某城市的用电量；某地区的年降雨量等。这些随机变量的共同特点是对称地集中在某常数附近取值，远离这个数值的可能性相对较小。实际经验和理论研究表明，当一个量可以看成为由许多微小的独立的随机因素作用的叠加结果时，这个量就服从或近似服从正态分布。

定义 7.17　若连续型随机变量 X 的密度函数为

$$f(x)=\frac{1}{\sqrt{2\pi}\sigma}\mathrm{e}^{-\frac{(x-\mu)^2}{2\sigma^2}},-\infty<x<\infty$$

其中 $\mu,\sigma(\sigma>0)$ 是两个常数，则称 X **服从参数为 μ,σ^2 的正态分布**，记为 $X\sim N(\mu,\sigma^2)$。

可以验证，正态分布的密度函数满足密度函数的两条基本性质：$f(x)$ 的非负性是显然的，为证明 $\int_{-\infty}^{+\infty}f(x)\mathrm{d}x=1$，作变量替换 $t=\frac{x-\mu}{\sigma}$，从而

$$\int_{-\infty}^{+\infty}f(x)\mathrm{d}x=\frac{1}{\sqrt{2\pi}\sigma}\int_{-\infty}^{+\infty}\mathrm{e}^{-\frac{x-\mu^2}{2\sigma^2}}\mathrm{d}x=\frac{1}{\sqrt{2\pi}}\int_{-\infty}^{+\infty}\mathrm{e}^{-\frac{t^2}{2}}\mathrm{d}t$$

在微积分中利用二重积分的极坐标计算法求解过 $\int_{-\infty}^{+\infty}\mathrm{e}^{-\frac{t^2}{2}}\mathrm{d}t$ 的计算：$\int_{-\infty}^{+\infty}\mathrm{e}^{-\frac{t^2}{2}}\mathrm{d}t=\sqrt{2\pi}$，所以 $\frac{1}{\sqrt{2\pi}\sigma}\int_{-\infty}^{+\infty}\mathrm{e}^{-\frac{(x-\mu)^2}{2\sigma^2}}\mathrm{d}x=1$。

正态分布密度函数的图形是一条钟形曲线，称为正态曲线，如图 7.5 所示。

X 的分布函数为

$$F(x)=\frac{1}{\sqrt{2\pi}\sigma}\int_{-\infty}^{x}\mathrm{e}^{-\frac{(t-\mu)^2}{2\sigma^2}}\mathrm{d}t$$

正态曲线 $y=f(x)$ 具有以下性质：

(1)曲线关于 $x=\mu$ 对称，即对于任意 $h>0$，有

$$P\{\mu-h<X\leqslant\mu\}=P\mu<x\leqslant\mu+h\}$$

(2)当 $x=\mu$ 时，$f(x)$ 取得最大值：$f(\mu)=\frac{1}{\sqrt{2\pi}\sigma}$；

(3)曲线以 x 轴为水平渐近线；

(4)当 $x=\mu\pm\sigma$ 时，曲线有拐点；

(5)如果 σ 不变只改变 μ 时，曲线的形状不变，只沿 x 轴平移，如图 7.6 所示，可见正态曲线的位置完全由参数 μ 所确定，将 μ 称为**位置参数**；

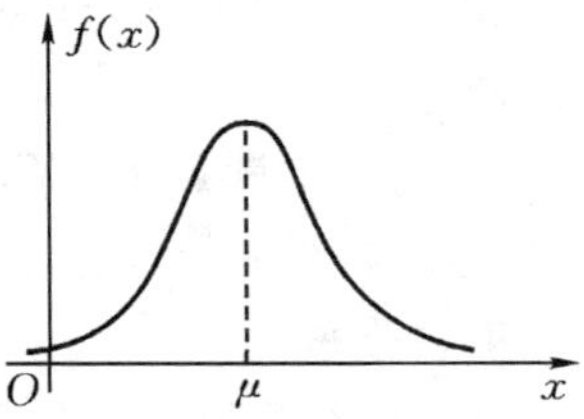

图 7.5

(6)如果 μ 不变只改变 σ，则最大值 $f(\mu)=\dfrac{1}{\sqrt{2\pi}\sigma}$ 会随之改变，σ 越小曲线变得越陡峭，σ 越大曲线变得越平坦，可见正态曲线的形状完全由参数 σ 所确定. 将 σ 称为**形状参数**。如图 7.7 所示。

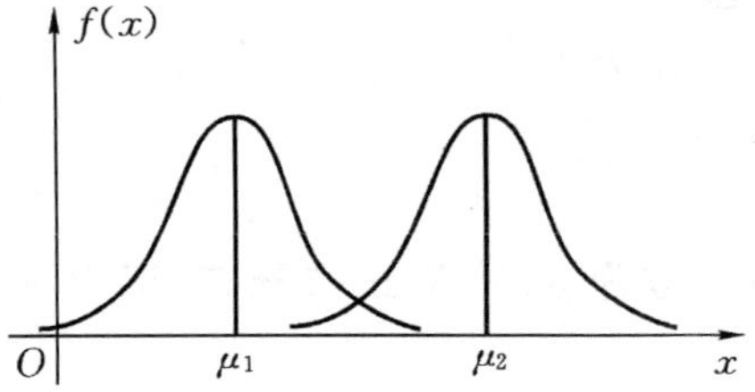

图 7.6

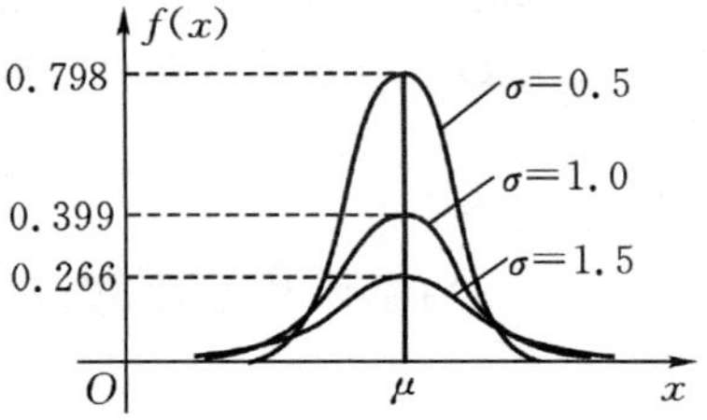

图 7.7

标准正态分布

当 $\mu=0,\sigma=1$ 时，称 X 服从**标准正态分布**，记作 $X\sim N(0,1)$，其密度函数和分布函数分别用 $\varphi(x)$，$\Phi(x)$ 表示：

$$\varphi(x)=\frac{1}{\sqrt{2\pi}}e^{-\frac{x^2}{2}},\ -\infty<x<+\infty,$$

$$\Phi(x)=\frac{1}{\sqrt{2\pi}}\int_{-\infty}^{x}e^{-\frac{t^2}{2}}dt,\ -\infty<x<+\infty。$$

$\varphi(x)$ 图形如图 7.8 所示。

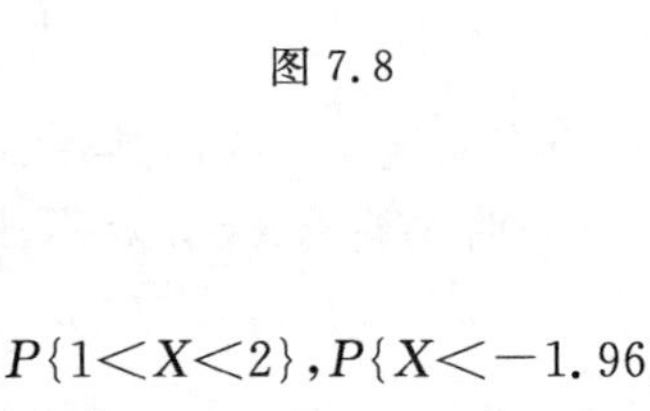

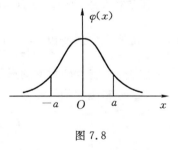

图 7.8

对标准正态分布的分布函数，对任意的 $a>0$，有 $\Phi(-a)=1-\Phi(a)$ 成立。这是标准正态分布的最明显特点。

由于 $\Phi(x)$ 计算困难，关于标准正态分布的概率计算问题，需要查标准正态分布表进行计算。

例 7.41　设 $X\sim N(0,1)$，查表求下列事件的概率：$P\{1<X<2\}$，$P\{X<-1.96\}$，$P\{|X|<1.96\}$，$P\{X<3.9\}$。

解　$P\{1<X<2\}=\Phi(2)-\Phi(1)=0.9772-0.8413=0.1359$；

$P\{X<-1.96\}=\Phi(-1.96)=1-\Phi(1.96)=1-0.975=0.025$；

$P\{|X|<1.96\}=P\{-1.96<X<1.96\}=\Phi(1.96)-\Phi(-1.96)$

$=\Phi(1.96)-(1-\Phi(1.96))=2\Phi(1.96)-1=0.9500$；

$P\{X<3.9\}=\Phi(3.9)\approx 1.000$。

例 7.42　设 $X\sim N(0,1)$，求 a，使 $P\{X>a\}=0.005$。

解　因为 $P\{X>a\}=1-P\{X\leqslant a\}=0.005$，所以 $P\{X\leqslant a\}=\Phi(a)=1-0.005=0.995$，

查标准正态分布表得 $a=2.57$。

一般正态分布的概率计算

一般正态分布的概率计算，可以转化为标准正态分布后查表。

定理 7.5　若随机变量 $X\sim N(\mu,\sigma^2)$，则随机变量 $Y=\dfrac{X-\mu}{\sigma}\sim N(0,1)$。

证　$Y=\dfrac{X-\mu}{\sigma}$的分布函数为

$$\begin{aligned}F(x)&=P\{Y\leqslant x\}=P\left\{\frac{X-\mu}{\sigma}\leqslant x\right\}\\&=P\{X\leqslant \sigma x+\mu\}=\frac{1}{\sqrt{2\pi}\sigma}\int_{-\infty}^{\sigma x+\mu}e^{-\frac{(t-\mu)^2}{2\sigma^2}}dt\\&\overset{令u=\frac{t-\mu}{\sigma}}{=}\frac{1}{\sqrt{2\pi}}\int_{-\infty}^{x}e^{-u^2/2}du=\Phi(x)\end{aligned}$$

从而 $Y=\dfrac{X-\mu}{\sigma}\sim N(0,1)$。

根据这个定理，就可以利用标准正态分布函数值表解决一般正态分布概率计算问题。即若 $X\sim N(\mu,\sigma^2)$，则有：

$$F(x)=P\{X\leqslant x\}=P\left\{\frac{X-\mu}{\sigma}\leqslant\frac{x-\mu}{\sigma}\right\}=\Phi\left(\frac{x-\mu}{\sigma}\right)$$

例 7.43　设 $X\sim N(10,2^2)$，求 $P\{10<X\leqslant 13\}$，$P\{|X-10|<2\}$。

解　$P\{10<X\leqslant 13\}=\Phi\left(\dfrac{13-10}{2}\right)-\Phi\left(\dfrac{10-10}{2}\right)$

$=\Phi(1.5)-\Phi(0)=0.9332-0.5000=0.4332$

$P\{|X-10|<2\}=P\left\{\left|\dfrac{X-10}{2}\right|<1\right\}=2\Phi(1)-1$

$=2\times 0.8413-1=0.6826$

例 7.44　一综合性医院计划整修住院部，预计该施工项目需 1000 小时可以完成，实际施工总耗时 X 是一个服从正态分布的随机变量，且 $X \sim N(1000,100)$。

(1)求总耗时低于 980 小时的概率。

(2)问延误工期多少小时的概率低于 5%？

解　(1)所求概率为

$$P\{X<980\}=P\left\{\frac{X-1000}{10}<\frac{980-1000}{10}\right\}$$

$$=\Phi\left(\frac{980-1000}{10}\right)=\Phi(-2)$$

$$=1-\Phi(2)=1-0.9772=0.0228$$

(2)设延误工期 x 小时的概率低于 5%，由题意 $P\{X>1000+x\}=0.05$，所以

$$P\{X>1000+x\}=1-P\{X\leqslant 1000+x\}=1-\Phi\left(\frac{1000+x-1000}{10}\right)\leqslant 0.05$$

即　$$\Phi\left(\frac{1000+x-1000}{10}\right)=\Phi\left(\frac{x}{10}\right)\geqslant 0.95$$

查表得 $\frac{x}{10}\geqslant 1.647$，则 $x\geqslant 16.47$，这说明延误工期 16.47 小时的概率将会小于 5%。

例 7.45　设 $X\sim N(\mu,\sigma^2)$，求 $P\{|X-\mu|<k\sigma\}$，其中 k 是正整数。

解　$$P\{|X-\mu|<k\sigma\}=P\left\{\left|\frac{X-\mu}{\sigma}\right|<k\right\}$$

$$=\Phi(k)-\Phi(-k)=2\Phi(k)-1,$$

特别地，当 $k=1,2,3$ 时，分别有

$P\{|X-\mu|<\sigma\}=2\Phi(1)-1=0.6826$；

$P\{|X-\mu|<2\sigma\}=2\Phi(2)-1=0.9544$；

$P\{|X-\mu|<3\sigma\}=2\Phi(3)-1=0.9973$。

由此看到，正态变量 X 的取值大部分都落在区间$(\mu-\sigma,\mu+\sigma)$，基本上都落在区间$(\mu-2\sigma,\mu+2\sigma)$，几乎全部都落在区间$(\mu-3\sigma,\mu+3\sigma)$，如图 7.9 所示。

由例 7.45 的结果可以看到，尽管正态变量理论上的取值范围是$(-\infty,+\infty)$，但实际上它的取值落在$(\mu-3\sigma,\mu+3\sigma)$之外的可能性很小，人们将这个性质称为正态分布的“**3σ 规则**”。3σ 规则在实际工作中很有用，在药品生产的质量管理中，正常生产条件下的产品质量指标被认为是正态变量，通常是以这一变量的样本值是否落在$(\mu-3\sigma,\mu+3\sigma)$之内作为判断生产是否正常的一个重要标志。

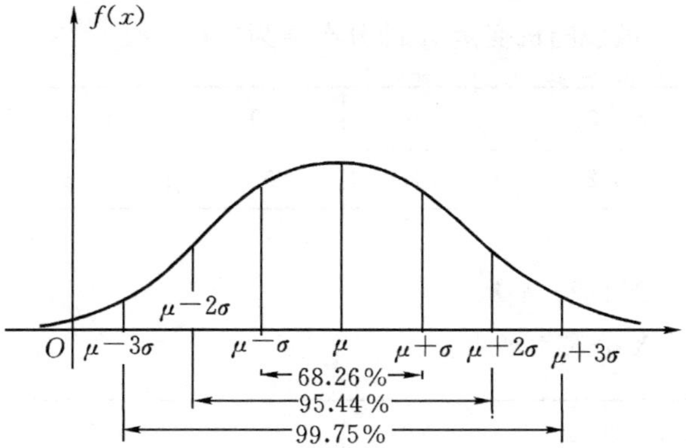

图 7.9

7.3.4　随机变量函数的分布

在许多实际问题中，我们除了对某一随机变量进行研究以外，往往还要对该随机变量的函数进行研究。例如，某药品的需求量是一个随机变量，而该药品的销售收入就是需求量的函数。对于这类问题，用数学的语言来描述就是：已知随机变量 X 的概率分布，求其函数 $Y=g(X)$ 的概率分布，这里 $g(\cdot)$ 是已知的连续函数。下面只讨论离散型随机变量函数的分布。

设离散型随机变量 X 的分布律为：

X	x_1	x_2	…	x_n	…
p	p_1	p_2	…	p_n	…

若 $Y=g(X)$ 为 X 的函数，则 Y 也是离散型随机变量。当 X 取某一可能值 x_k 时，Y 取值为 $y_k=g(x_k)$，由于 X 取值 x_k 时的概率为 p_k，则 $Y=g(X)$ 取值 $y_k=g(x_k)$ 的概率也为 p_k，即 $Y=g(X)$ 的分布律为

Y	$g(x_1)$	$g(x_2)$	…	$g(x_n)$	…
p	p_1	p_2	…	p_n	…

如果当 $x_i\neq x_j$ 时有 $g(x_i)=g(x_j)$，则 Y 取值 $y_i=g(x_i)=g(x_j)$ 的概率是 X

分别取值 x_i、x_j时的概率 p_i、p_j的和。

例 7.46　设离散型随机变量 X 的分布律为

X	-2	-1	0	1	2
p	0.2	0.1	0.1	0.3	0.3

试求 $Y=X^2+X$ 的分布律。

解　$Y=X^2+X$ 分布律如下：

$Y=X^2+X$	0	2	6
p	0.2	0.5	0.3

例 7.47　已知随机变量 X 的分布律为

$$P\{X=k\}=\frac{1}{2^k}\ (k=1,2,\cdots)$$

若 $Y=\sin\frac{\pi}{2}X$，求随机变量 Y 的分布律。

解　由 X 的取值确定 Y 相应的取值为

$$Y=\sin\frac{\pi}{2}X=\begin{cases}-1, & X=4k-1\\ 0, & X=2k\\ 1, & X=4k-3\end{cases}\qquad(k=1,2,\cdots)$$

所以
$$P\{Y=-1\}=\sum_{k=1}^{\infty}P\{X=4k-1\}=\sum_{k=1}^{\infty}\frac{1}{2^{4k-1}}=\frac{2}{15},$$
$$P\{Y=0\}=\sum_{k=1}^{\infty}P\{X=2k\}=\sum_{k=1}^{\infty}\frac{1}{2^{2k}}=\frac{1}{3},$$
$$P\{Y=1\}=\sum_{k=1}^{\infty}P\{X=4k-3\}=\sum_{k=1}^{\infty}\frac{1}{2^{4k-3}}=\frac{8}{15}。$$

故 $Y=\sin\frac{\pi}{2}X$ 的分布律为

Y	-1	0	1
p	$\frac{2}{15}$	$\frac{1}{3}$	$\frac{8}{15}$

7.4　随机变量的数字特征

随机变量的概率分布全面描述了随机变量的统计规律性，但在许多实际问题中，这种详细的描述并不使人感到方便，为了某些目的，我们需要知道刻画随机变量分布整体特征的数量指标。在概率论中，将这些数量指标通称为数字特征。常用的随机变量的数字特征是数学期望和方差。

7.4.1　数学期望及其性质

要介绍数学期望，现举一个简化了的例子：

设某班学生的数学成绩如下：

分数	60	70	80	90
人数	8	20	20	2

为分析学生的整体水平，需计算平均分，显然，平均成绩 $\overline{x}$ 应这样计算：

$$\begin{aligned}\overline{x}&=\frac{60\times 8+70\times 20+80\times 20+90\times 2}{8+20+20+2}\\&=60\times\frac{8}{50}+70\times\frac{20}{50}+80\times\frac{20}{50}+90\times\frac{2}{50}\\&=73.2\end{aligned}$$

从这个例子看到，平均成绩计算应为每个分值与得分人数占总人数比例的乘积之和，即以得分的频率为权的加权平均。

对于一个随机变量 X，常常需要计算它的平均值，类似于上例的算法，用离散型随机变量 X 所取的各个值与取这些值的概率为权的加权平均作为其平均值。

定义 7.18　设离散型随机变量 X 的分布律为 $P(X=x_i)=p_i(i=1,2,\cdots)$，若级数 $\sum\limits_{i=1}^{\infty}x_ip_i$ 绝对收敛，则称 $\sum\limits_{i=1}^{\infty}x_ip_i$ 为随机变量 X 的数学期望，简称期望或均值，记做 $E(X)$ 或 EX，即 $E(X)=\sum\limits_{i=1}^{\infty}x_ip_i$

定义中对级数要求绝对收敛的目的在于使数学期望唯一。因为随机变量的取值可正可负，取值次序可先可后，由无穷级数的理论知道，如果此无穷级数绝对收敛，则可保证其和不受次序变动的影响。由于有限项的和不受次序变动的影响，故其数学期望总是存在的。

例 7.48　设一批医用手术器械有一、二、三等品及废品 4 种，相应比例分别为 60%、20%、10%及 10%，若各等级产品的产值分别为 6 元、4.8 元、4 元及 0 元，求产品的平均产值。

解　设从这批医用手术器械中随机取一件其产值为 X 元，依题意，X 的分布律为

X	0	4	4.8	6
P	0.1	0.1	0.2	0.6

求产品的平均产值就是求 X 的数学期望，于是有

$$EX=0\times0.1+4\times0.1+4.8\times0.2+6\times0.6=4.96 \text{ 元}$$

即产品的平均产值是 4.96 元。

例 7.49　在一个人数为 N 的人群中普查某种疾病，为此要抽 N 个人的血。如果将每个人的血分别检验，则共需检验 N 次。为了能减少工作量，现提出一种方法：按 k 个人一组进行分组，把同组 k 个人的血样混合后检验，如果这混合血样呈阴性反应，就说明此 k 个人的血都呈阴性反应，此 k 个人都无此疾病，因而这 k 个人只要检验 1 次就够了，相当于每个人检验$\frac{1}{k}$次，检验的工作量明显减少了。如果这混合血样呈阳性反应，就说明此 k 个人中至少有一人的血呈阳性反应，则再对此 k 个人的血样分别进行检验，因而这 k 个人的血要检验 $1+k$ 次，相当于每个人检验 $1+\frac{1}{k}$次，这时增加了检验次数。假设该疾病的发病率为 p，且得此疾病相互独立。试问此种方法能否减少工作量？

解　设 X 为该人群中每个人需要的验血次数，则 X 的分布律为

X	$1/k$	$1+1/k$
P	$(1-p)^k$	$1-(1-p)^k$

所以每人平均验血次数为

$$EX=\frac{1}{k}(1-p)^k+\left(1+\frac{1}{k}\right)(1-(1-p)^k)=1-(1-p)^k+\frac{1}{k}$$

由此可知，只要选择 k 使

$$1-(1-p)^k+\frac{1}{k}<1, \text{或} (1-p)^k>\frac{1}{k}$$

就可减少验血次数，而且还可适当选择 k 使其达到最小。譬如，当 $p=0.1$ 时对不同的 k，EX 的值如下表所示。从表中可以看出：当 $k\geqslant 34$ 时，平均验血次数超过 1，即比分别检验增加工作量；而当 $k\leqslant 33$ 时，平均验血次数在不同程度上得到了减少，特别在 $k_0=4$ 时，平均验血次数最少，验血工作量可减少 40%。

k	2	3	4	5	8	10	30	33	34
EX	0.690	0.604	0.594	0.610	0.695	0.751	0.991	0.994	1.0016

在这里，可以对不同的发病率 p 讨论最佳的分组人数 k_0，见下表所示。从表中也可以看出：发病率 p 越小，则分组检验的效益越大。譬如在 $p=0.01$ 时，若取 11 人为一组进行验血，则验血工作量可减少 80%左右。这正是美国二战期间大量征兵时，对新兵验血所采用的减少工作量的措施。

p	0.14	0.10	0.08	0.06	0.04	0.02	0.01
k_0	3	4	4	5	6	8	11
EX	0.697	0.594	0.534	0.466	0.384	0.274	0.205

关于连续型随机变量的数学期望也有类似的定义。

定义 7.19　设连续型随机变量 X 的密度函数为 $f(x)$，若广义积分 $\int_{-\infty}^{+\infty} xf(x)\mathrm{d}x$ 绝对收敛，则称 $\int_{-\infty}^{+\infty} xf(x)\mathrm{d}x$ 为连续型随机变量 X 的数学期望，简称期望。记做 $E(X)$ 或 EX，即

$$E(X)=\int_{-\infty}^{+\infty} xf(x)\mathrm{d}x$$

广义积分 $\int_{-\infty}^{+\infty} xf(x)\mathrm{d}x$ 绝对收敛是指，$\int_{-\infty}^{+\infty} |xf(x)|\mathrm{d}x=\int_{-\infty}^{+\infty} |x|f(x)\mathrm{d}x$ 收敛，要求 $\int_{-\infty}^{+\infty} xf(x)\mathrm{d}x$ 绝对收敛的作用与离散型随机变量要求级数 $\sum\limits_{i=1}^{\infty} x_i p_i$ 绝对收敛相同。

例 7.50　设随机变量 X 的密度函数为

$$f(x)=\begin{cases} x, & 0\leqslant x<1 \\ 2-x, & 1\leqslant x<2 \\ 0, & \text{其他} \end{cases}$$

求 X 的数学期望 EX。

解　由定义 7.19 得

$$EX=\int_{-\infty}^{+\infty} xf(x)\mathrm{d}x=\int_{-\infty}^{0} x\cdot 0\mathrm{d}x+\int_{0}^{1} x\cdot x\mathrm{d}x+\int_{1}^{2} x(2-x)x\mathrm{d}x+\int_{2}^{+\infty} x\cdot 0\mathrm{d}x$$

$$=\frac{x^3}{3}\Big|_0^1+\left(x^2-\frac{x^3}{3}\right)\Big|_1^2=\frac{1}{3}+\left(4-\frac{8}{3}\right)-\left(1-\frac{1}{3}\right)=1$$

数学期望有下列性质：

性质 1　若 C 为常数，则 $E(C)=C$。

性质 2　若 C 为常数，则 $E(CX)=CE(X)$。

性质 3　若 X,Y 为任意两个随机变量，则有 $E(X+Y)=E(X)+E(Y)$。

这一性质可推广到 n 个随机变量：对任意 n 个随机变量 $X_1,X_2,\cdots,X_n$ 有

$$E(X_1+X_2+\cdots+X_n)=E(X_1)+E(X_2)+\cdots+E(X_n)。$$

性质 4　若随机变量 X,Y 相互独立，则 $E(XY)=E(X)\cdot E(Y)$。

这一性质也可推广到 n 个随机变量：若随机变量 $X_1,X_2,\cdots,X_n$ 相互独立，则

$$E(X_1X_2\cdots X_n)=E(X_1)E(X_2)\cdots E(X_n)。$$

7.4.2　方差及其性质

随机变量 X 的数学期望 EX 是一种位置特征数，它刻画了 X 的取值总在 EX 周围波动。但这个位置特征数无法反映出随机变量取值的“波动”大小，例如随机变量 X 与 Y 的分布律分别为

X	-1	0	1
P	$\frac{1}{3}$	$\frac{1}{3}$	$\frac{1}{3}$

Y	-10	0	10
P	$\frac{1}{3}$	$\frac{1}{3}$	$\frac{1}{3}$

尽管它们的数学期望都是 0，但显然 Y 取值的波动要比 X 取值的波动大。如何用数值来反映出随机变量取值的“波动”大小，是本小节要研究的问题。下面定义的方差或标准差正是度量此种波动大小的最重要的数字特征。

定义 7.20　设 X 为随机变量，若 $E(X-EX)^2$ 存在，则称其为 X 的方差(variance)，记做 DX 或 $Var(X)$，即 $DX=Var(X)=E(X-EX)^2$。

称 $\sqrt{DX}$ 为标准差(standard deviation)或均方差，记做 $\sigma(X)$。

依定义，随机变量 X 的方差反映了 X 取值的分散程度，若 X 取值比较集中，则 DX 较小，若 X 取值比较分散，则 DX 较大。

例 7.51　为考核两个中药药剂师甲、乙的技术水平，让每人每次从某种中药盒中抓取该种中药 5 克进行称量，记录其结果如下(用 X 表示甲的称量结果，用 Y 表示乙的称量结果)：

X	4.8	4.9	5.0	5.1	5.2
P	0.1	0.1	0.6	0.1	0.1

Y	4.8	4.9	5.0	5.1	5.2
P	0.2	0.2	0.2	0.2	0.2

试比较甲、乙两人的技术水平高低？

解　要比较两人的技术水平，显然，不仅要计算随机变量 X、Y 的数学期望，还要计算其方差。

$$EX=4.8\times0.1+4.9\times0.1+5.0\times0.6+5.1\times0.1+5.2\times0.1=5.0$$

$$EY=4.8\times0.2+4.9\times0.2+5.0\times0.2+5.1\times0.2+5.2\times0.2=5.0$$

$$\begin{aligned}DX=E\,(X-EX)^2&=(4.8-5.0)^2\times0.1+(4.9-5.0)^2\times0.1+\\&\quad(5.0-5.0)^2\times0.6+(5.1-5.0)^2\times0.1+(5.2-5.0)^2\times0.1=1\end{aligned}$$

$$\begin{aligned}DY=E\,(Y-EY)^2&=(4.8-5.0)^2\times0.2+(4.9-5.0)^2\times0.2+\\&\quad(5.0-5.0)^2\times0.2+(5.1-5.0)^2\times0.2+(5.2-5.0)^2\times0.2=2\end{aligned}$$

由计算可知：尽管甲、乙抓取药材称量结果的数学期望相同，即平均水平相同，但方差不相同。所以，甲的技术水平好于乙的技术水平。

由方差的定义和数学期望的性质可推出方差的简便计算公式：

$$\begin{aligned}DX&=E\,(X-EX)^2=E(X^2-2XEX+(EX)^2)\\&=E(X^2)-2EX\cdot EX+(EX)^2\\&=E(X^2)-2\,(EX)^2+(EX)^2\\&=E(X^2)-(EX)^2\end{aligned}$$

例 7.52　设随机变量 X 的密度函数为 $f(x)=\begin{cases}1-|x|, & |x|\leqslant1\\0, & \text{其他}\end{cases}$，求 DX。

解　由已知得随机变量 X 的密度函数为

$$f(x)=\begin{cases}1+x, & -1\leqslant x<0\\ 1-x, & 0\leqslant x\leqslant 1\\ 0, & 其他\end{cases}$$

$$EX=\int_{-\infty}^{+\infty}xf(x)\mathrm{d}x=\int_{-1}^{0}x(1+x)\mathrm{d}x+\int_{0}^{1}x(1-x)\mathrm{d}x$$

$$=\left(\frac{x^2}{2}+\frac{x^3}{3}\right)\Big|_{-1}^{0}+\left(\frac{x^2}{2}-\frac{x^3}{3}\right)\Big|_{0}^{1}=0$$

$$E(X^2)=\int_{-1}^{0}x^2(1+x)\mathrm{d}x+\int_{0}^{1}x^2(1-x)\mathrm{d}x$$

$$=\left(\frac{x^3}{3}+\frac{x^4}{4}\right)\Big|_{-1}^{0}+\left(\frac{x^3}{3}-\frac{x^4}{4}\right)\Big|_{0}^{1}=\frac{1}{6}$$

$$DX=E(X^2)-(EX)^2=\frac{1}{6}$$

方差有下列性质：

设 X,Y 均为随机变量，C 为常数，并设下面讨论中各随机变量的方差存在。

性质 1 $D(C)=0$。

性质 2 $D(CX)=C^2D(X)$。

推论 设 a,b 为常数，则 $D(aX+b)=a^2D(X)$。

性质 3 $D(X\pm Y)=DX+DY\pm 2E((X-EX)(Y-EY))$，若随机变量 X，Y 相互独立，则 $D(X\pm Y)=D(X)+D(Y)$。

例 7.53 设随机变量 X 具有数学期望 $EX=\mu$，方差 $DX=\sigma^2\neq 0$。记 $X^*=\frac{X-\mu}{\sigma}$，求 $E(X^*)$，$D(X^*)$。

解 $E(X^*)=E\left(\frac{X-\mu}{\sigma}\right)=\frac{1}{\sigma}(EX-\mu)=\frac{1}{\sigma}(\mu-\mu)=0$，

$$D(X^*)=D\left(\frac{X-\mu}{\sigma}\right)=\frac{1}{\sigma^2}D(X-\mu)=\frac{1}{\sigma^2}DX=\frac{1}{\sigma^2}\sigma^2=1$$

称 $X^*=\frac{X-\mu}{\sigma}$ 为随机变量 X 的标准化。该例题说明对任意随机变量 X，若其数学期望、方差均存在，则标准化后得到的随机变量 X^* 有 $E(X^*)=0$，$D(X^*)=1$。

7.4.3 几种常见分布的数学期望和方差

常见离散型随机变量的数学期望和方差。

1. 两点分布

设随机变量 X 的分布律为

X	0	1
P	$1-p$	p

则数学期望和方差为：

$$EX=1\cdot p+0\cdot(1-p)=p$$
$$E(X^2)=1^2\cdot p+0^2\cdot(1-p)=p$$
$$DX=E(X^2)-(EX)^2=p-p^2=p(1-p)$$

2. 二项分布

设随机变量 $X\sim B(n,p)$，$(0<p<1)$，其分布律为

$$p_i=P(X=i)=C_n^i p^i q^{n-i},\quad i=0,1,2,\cdots,n,q=1-p$$

则数学期望和方差为：

$$EX=\sum_{i=0}^{n} ip_i=\sum_{i=0}^{n} iC_n^i p^i q^{n-i}=\sum_{i=1}^{n}\frac{n!}{(i-1)!(n-i)!}p^i q^{n-i}$$
$$=np\sum_{i=1}^{n}\frac{(n-1)!}{(i-1)!(n-1-(i-1))!}p^{i-1}q^{n-1-(i-1)}$$
$$=np\sum_{j=0}^{n-1}C_{n-1}^j p^j q^{(n-1)-j}=np$$
$$E(X^2)=\sum_{i=0}^{n} i^2 C_n^i p^i q^{n-i}=np(1-p)+n^2p^2$$
$$DX=E(X^2)-(EX)^2=np(1-p)=npq$$

3. 泊松分布

设随机变量 $X\sim P(\lambda)$ $(\lambda>0)$ 其分布律为

$$p_i=P\{X=i\}=\frac{\lambda^i e^{-\lambda}}{i!},i=0,1,2,\cdots$$

则数学期望和方差为：

$$EX=\sum_{i=0}^{\infty} ip_i=\sum_{i=1}^{\infty} i\frac{\lambda^i e^{-\lambda}}{i!}=\lambda e^{-\lambda}\sum_{i=1}^{\infty}\frac{\lambda^{i-1}}{(i-1)!}=e^{-\lambda}\lambda e^{\lambda}=\lambda$$
$$E(X^2)=E(X(X-1)+X)=E(X(X-1))+EX$$
$$=\sum_{i=0}^{\infty} i(i-1)\frac{\lambda^i e^{-\lambda}}{i!}+\lambda=\lambda^2 e^{-\lambda}e^{\lambda}+\lambda=\lambda^2+\lambda$$
$$DX=E(X^2)-(EX)^2=(\lambda^2+\lambda)-\lambda^2=\lambda$$

常见连续型随机变量的数学期望和方差。

4. 均匀分布

设随机变量 X 在(a,b)上服从均匀分布，其密度函数为

$$f(x)=\begin{cases}\dfrac{1}{b-a}, & a<x<b\\ 0, & \text{其他}\end{cases}$$

则数学期望与方差为：

$$EX=\int_{-\infty}^{+\infty}xf(x)\mathrm{d}x=\int_a^b x\,\frac{1}{b-a}\mathrm{d}x=\frac{a+b}{2}$$

$$E(X^2)=\int_{-\infty}^{+\infty}x^2f(x)\mathrm{d}x=\int_a^b x^2\,\frac{1}{b-a}\mathrm{d}x=\frac{a^2+ab+b^2}{3}$$

$$DX=E(X^2)-(EX)^2=\frac{a^2+ab+b^2}{3}-\left(\frac{a+b}{2}\right)^2=\frac{(b-a)^2}{12}$$

5. 指数分布

设随机变量 X 服从参数为λ 的指数分布，其密度函数为

$$f(x)=\begin{cases}\lambda\mathrm{e}^{-\lambda x}, & x>0\\ 0, & \text{其他}\end{cases}$$

则数学期望与方差为：

$$EX=\int_0^{+\infty}x\lambda\mathrm{e}^{-\lambda x}\mathrm{d}x=-\int_0^{+\infty}x\mathrm{d}\mathrm{e}^{-\lambda x}=-x\mathrm{e}^{-\lambda x}\Big|_0^{+\infty}+\int_0^{+\infty}\mathrm{e}^{-\lambda x}\mathrm{d}x=\frac{1}{\lambda}$$

$$E(X^2)=\int_0^{+\infty}x^2\lambda\mathrm{e}^{-\lambda x}\mathrm{d}x=-x^2\mathrm{e}^{-\lambda x}\Big|_0^{+\infty}+2\int_0^{+\infty}x\mathrm{e}^{-\lambda x}\mathrm{d}x=\frac{2}{\lambda^2}$$

$$DX=E(X^2)-(EX)^2=\frac{2}{\lambda^2}-\left(\frac{1}{\lambda}\right)^2=\frac{1}{\lambda^2}$$

6. 正态分布

设随机变量 $X\sim N(\mu,\sigma^2)$，其密度函数为 $f(x)=\dfrac{1}{\sqrt{2\pi}\sigma}\mathrm{e}^{-\frac{(x-\mu)^2}{2\sigma^2}}$，$x\in(-\infty,+\infty)$

则数学期望与方差为：

$$EX=\int_{-\infty}^{+\infty}x\,\frac{1}{\sqrt{2\pi}\sigma}\mathrm{e}^{-\frac{(x-\mu)^2}{2\sigma^2}}\mathrm{d}x\ \underline{\underline{\text{令 } t=\frac{x-\mu}{\sigma}}}\int_{-\infty}^{+\infty}(\sigma t+\mu)\,\frac{1}{\sqrt{2\pi}\sigma}\mathrm{e}^{-\frac{t^2}{2}}\sigma\mathrm{d}t$$

$$=\frac{\sigma}{\sqrt{2\pi}}\int_{-\infty}^{+\infty}t\mathrm{e}^{-\frac{t^2}{2}}\mathrm{d}t+\mu\int_{-\infty}^{+\infty}\frac{1}{\sqrt{2\pi}}\mathrm{e}^{-\frac{t^2}{2}}\mathrm{d}t$$

$$= \sigma \times 0 + u \times 1 = u$$

$$DX = E(X - EX)^2 = \int_{-\infty}^{+\infty} (x-\mu)^2 f(x)\,dx = \int_{-\infty}^{+\infty} \frac{(x-\mu)^2}{\sqrt{2\pi}\sigma} e^{-\frac{(x-\mu)^2}{2\sigma^2}}\,dx$$

$$= \frac{\sigma^2}{\sqrt{2\pi}} \int_{-\infty}^{+\infty} t^2 e^{-\frac{t^2}{2}}\,dt = \sigma^2 \int_{-\infty}^{+\infty} \frac{1}{\sqrt{2\pi}} e^{-\frac{t^2}{2}}\,dt = \sigma^2$$

例 7.54　设随机变量 X 服从 $(0,\pi)$ 上的均匀分布，随机变量 Y 服从参数 $\lambda=1/2$ 的指数分布，且 X 与 Y 相互独立。求 $E(X+Y)$，$E(XY)$，$D(X+Y)$。

解　由于 X 服从 $(0,\pi)$ 上的均匀分布，Y 服从参数 $\lambda=1/2$ 的指数分布，

所以有　$EX=\dfrac{\pi}{2}, DX=\dfrac{\pi^2}{12}; EY=2, DY=4$。

由数学期望和方差的性质知

$$E(X+Y)=EX+EY=\frac{\pi}{2}+2$$

$$E(XY)=EX\cdot EY=\pi$$

$$D(X+Y)=DX+DY=\frac{\pi^2}{12}+4$$

7.5　大数定律和中心极限定理

随机现象的统计规律是在大量试验的基础上表现出来的，因此，在概率论理论研究中，常常借助极限工具来探索随机变量序列的收敛性，其结果就归纳为“极限定理”。大数定律和中心极限定理是其中最为常见的两种定理。在这里只介绍这些定理的内容及意义。

7.5.1　大数定律

本章 7.2 节学习概率的统计定义时我们知道，在相同条件下进行大量独立重复试验时，随机事件发生的频率具有稳定性，它所稳定的常数就是该事件发生的概率。在实践中我们还发现，大量相互独立的随机变量的平均值也具有稳定性。这些事实已被很多的实际观察所证实，把这种经验认识上升到理论高度所得的结论就是大数定律。下面介绍两种大数定律。

定理 7.6(伯努利大数定律)　设 μ_n 为 n 重伯努利试验中事件 A 发生的次数，已知在每次试验中事件 A 发生的概率为 $p\,(0<p<1)$，则对任意的 $\varepsilon>0$，有

$$\lim_{n\to\infty} P\left\{\left|\frac{\mu_n}{n}-p\right|<\varepsilon\right\}=1$$

伯努利大数定律说明：随着试验次数 n 的增大，事件 A 发生的频率$\frac{\mu_n}{n}$与其概率 p 的偏差$\left|\frac{\mu_n}{n}-p\right|$大于预先给定的精度 ε 的可能性愈来愈小，小到可以忽略不计。这就是频率稳定于概率的含义，或者说频率依概率收敛于概率。

定理 7.7(切比雪夫大数定律)　设 $X_1,X_2,\cdots,X_n,\cdots$是一列两两不相关的随机变量序列，它们的数学期望 EX_i 和方差DX_i 均存在，且方差一致有界，即存在常数 C，使得 $DX_i\leqslant C(i=1,2,\cdots)$，则对任意的 $\varepsilon>0$ 有

$$\lim_{n\to\infty}P\left\{\left|\frac{1}{n}\sum_{i=1}^{n}X_i-\frac{1}{n}\sum_{i=1}^{n}EX_i\right|<\varepsilon\right\}=1$$

推论　设 $X_1,X_2,\cdots,X_n,\cdots$是独立同分布的随机变量序列，且 $EX_i=\mu,DX_i=\sigma^2$ $(i=1,2,\cdots,n,\cdots)$存在，则对任意的 $\varepsilon>0$，有

$$\lim_{n\to\infty}P\left\{\left|\frac{1}{n}\sum_{i=1}^{n}X_i-\mu\right|<\varepsilon\right\}=1$$

推论说明：在所给条件下，随着 n 的增大，事件$\left\{\left|\frac{1}{n}\sum_{i=1}^{n}X_i-\mu\right|<\varepsilon\right\}$的概率可以接近 1。因此可以说，$\frac{1}{n}\sum_{i=1}^{n}X_i$ 以很大的概率在 μ 的临近取值，即大量相互独立的随机变量序列的平均值具有稳定性。

7.5.2　中心极限定理

在实际生活中我们发现很多随机变量服从或近似服从正态分布，因而使正态分布成为最重要的一种分布。本节介绍的中心极限定理对这一现象从理论上给出了解释。

定理 7.8(独立同分布中心极限定理)　设 $X_1,X_2,\cdots,X_n,\cdots$是独立同分布的随机变量序列，具有有限的数学期望和方差：$E(X_i)=\mu,D(X_i)=\sigma^2\ (i=1,2,\cdots)$，则随机变量

$$Y_n=\frac{\sum_{i=1}^{n}X_i-n\mu}{\sqrt{n}\sigma}$$

的分布函数 $F_n(x)$，对任意 x 有

$$\lim_{n\to\infty}F_n(x)=\lim_{n\to\infty}P\{Y_n\leqslant x\}=\int_{-\infty}^{x}\frac{1}{\sqrt{2\pi}}\mathrm{e}^{-\frac{t^2}{2}}\mathrm{d}t=\Phi(x)$$

该定理说明：无论 $X_i\ (i=1,2,\cdots,n)$的具体分布是什么，只要它们独立同分

布，当 n 充分大时，它们的和分布近似服从正态分布；当一个随机变量由大量相互独立的随机因素影响而成，且每一个因素在总影响中的作用不大时，这种随机变量一般都服从正态分布。该定理又可以表示为：当 n 较大时，Y_n 近似服从标准正态分布，即

$$Y_n=\frac{\sum_{i=1}^{n}X_i-n\mu}{\sqrt{n}\sigma}\overset{\text{近似}}{\sim}N(0,1)$$

也即　$$\sum_{i=1}^{n}X_i\overset{\text{近似}}{\sim}N(n\mu,n\sigma^2)$$

例 7.55　根据以往经验，彩色 CT 探测器的寿命服从均值为 100 小时的指数分布。现随机地取 16 个，设它们的寿命是相互独立的，求这 16 个仪器寿命的总和大于 1920 小时的概率？

解　设第 i 个仪器的寿命为 $X_i(i=1,2,\cdots,16)$，则 $X_1,X_2,\cdots,X_{16}$ 相互独立，服从同一个分布，且 $E(X_i)=100,D(X_i)=10000(i=1,2,\cdots,16)$

由独立同分布中心极限定理，有 $\sum_{i=1}^{16}X_i\overset{\text{近似}}{\sim}N(1600,400^2)$，所以

$$P\left\{\sum_{i=1}^{16}X_i>1920\right\}=P\left\{\frac{\sum_{i=1}^{16}X_i-1600}{400}>\frac{1920-1600}{400}\right\}$$

$$\approx 1-\Phi(0.8)=1-0.7881=0.2119$$

定理 7.9(德莫佛-拉普拉斯中心极限定理)　设随机变量 X 服从二项分布 $B(n,p)$，$(0<p<1)$，则对任意 x，有

$$\lim_{n\to\infty}P\left\{\frac{X-np}{\sqrt{np(1-p)}}\leqslant x\right\}=\int_{-\infty}^{x}\frac{1}{\sqrt{2\pi}}\mathrm{e}^{-\frac{t^2}{2}}\mathrm{d}t$$

该定理的涵义是：服从二项分布的随机变量 X 标准化后，当 n 较大时，近似服从标准正态分布，即 $\frac{X-np}{\sqrt{np(1-p)}}\overset{\text{近似}}{\sim}N(0,1)$；也相当于当 n 较大时，$X\overset{\text{近似}}{\sim}N(np,npq)(q=1-p)$。当服从二项分布的随机变量 X 取整数值 k（即 $X=k$）时，应理解为一个相应的标准正态分布的随机变量在一个以 k 为中心、长度为 1 的区间 $(k-\frac{1}{2},k+\frac{1}{2})$ 中取值，即是

$$P\{X=k\}=P\left\{k-\frac{1}{2}<X<k+\frac{1}{2}\right\}$$

$$= P\left\{\frac{k-\frac{1}{2}-np}{\sqrt{npq}} < \frac{X-np}{\sqrt{npq}} < \frac{k+\frac{1}{2}-np}{\sqrt{npq}}\right\}$$

$$\approx \Phi\left(\frac{k+\frac{1}{2}-np}{\sqrt{npq}}\right) - \Phi\left(\frac{k-\frac{1}{2}-np}{\sqrt{npq}}\right)$$

类似地

$$P\{X \leqslant k\} = P\left\{X < k+\frac{1}{2}\right\} = P\left\{\frac{X-np}{\sqrt{npq}} < \frac{k+\frac{1}{2}-np}{\sqrt{npq}}\right\} \approx \Phi\left(\frac{k+\frac{1}{2}-np}{\sqrt{npq}}\right)$$

例 7.56　设某种地方病的发病率为 $p=0.005$，现对 10000 人进行普查，试求检查出患有这种地方病的人数在 45 人至 55 人之间的概率？

解　设进行普查的 10000 人中患有这种地方病的人数为 X，则 $X \sim B(10000, 0.005)$，

且 $np=50$，$npq=49.75$，由德莫佛-拉普拉斯中心极限定理有

$$P\{45 \leqslant X \leqslant 55\} = P\{X \leqslant 55\} - P\{X \leqslant 45-1\}$$

$$\approx \Phi\left(\frac{55+\frac{1}{2}-50}{\sqrt{49.75}}\right) - \Phi\left(\frac{44+\frac{1}{2}-50}{\sqrt{49.75}}\right)$$

$$= \Phi(0.78) - \Phi(-0.78) = 2\Phi(0.78) - 1 = 0.5646$$

习　题　7

1. 写出下列随机试验的样本空间：

(1)抛三枚硬币；

(2)掷两颗骰子；

(3)某医院妇产科星期一上午接生了四个新生婴儿(性别情况)；

(4)某医院住院部，一天内来登记住院的病人数；

(5)某工厂一月内的用电量。

2. 设 A、B、C 表示 3 个随机事件，试将下列事件用 A、B、C 表示出来：

(1)A 发生，B、C 都不发生；

(2)A、B 都发生，C 不发生；

(3)三个事件都发生；

(4)三个事件中至少有一个发生；

(5)三个事件都不发生；

(6)不多于一个事件发生；

(7)不多于两个事件发生；

(8)三个事件中至少有两个发生。

3. 设 A、B、C 是 3 个不同的事件，试指出下列等式的含义：

(1) $ABC=A$；

(2) $A\cup B\cup C=A$；

(3) $A-B=A$；

(4) $\overline{A}\cup B=B$。

4. 设 A 表示事件“甲药品畅销，乙药品滞销”，那么逆事件 $\overline{A}$ 表示的意义是什么？

5. 某地 2009 年第四季度出生的新生婴儿的性别情况为：

十月份：男孩 154 个，女孩 135 个；

十一月份：男孩 152 个，女孩 139 个；

十二月份：男孩 147 个，女孩 140 个，

问该季度男孩出生的频率是多少？

6. 从一批由 45 件正品、5 件次品组成的产品中任取 3 件产品，求其中恰有一件次品的概率？

7. 任取三个正整数，求它们的和为偶数的概率。

8. 掷两颗骰子，求下列事件的概率：

(1)点数之和为 8；

(2)点数之和不超过 7；

(3)两个点数中一个恰是另一个的两倍。

9. 已知 $P(A)=P(B)=\frac{1}{4}$，$P(C)=\frac{1}{2}$，$P(AB)=\frac{1}{8}$，$P(BC)=P(AC)=0$。试求 A,B,C 中至少有一个发生的概率？

10. 从 0，1，2，…，9 十个数字中任意选出 3 个不同的数字，试求下列事件的概率：

(1)$A=\{$三个数字中不含 0 和 5$\}$；

(2)$B=\{$三个数字中不含 0 或 5$\}$；

(3)$C=\{$三个数字中含 0 但不含 5$\}$。

11. 设有 n 个球，每个球都等可能地被放到 N 个不同盒子中的任一个，每个盒子所放的球的个数没有限制。试求

(1)指定的 $n(n\leqslant N)$个盒子中各有一个球的概率 p_1；

(2)恰好有 $n(n\leqslant N)$个盒子各有一个球的概率 p_2；

(3)指定的一个盒子不空的概率 p_3；

(4)指定的一个盒子恰有 k 个球的概率 p_4。

12. 设 A、B 是两个随机事件，且 $P(A)=0.6$，$P(B)=0.7$，问：

(1)在什么条件下 $P(AB)$取最小值？最小值是多少？

(2)在什么条件下 $P(AB)$取最大值？最大值是多少？

13. 某市共发行三种报纸甲、乙、丙，该市的居民中有 45%订阅甲报、35%订阅乙报、30%订阅丙报，10%订阅甲报乙报、8%订阅甲报丙报、5%订阅乙报丙报、3%订阅三种报纸，求下列事件的概率：

(1)只订阅甲报；

(2)只订阅一种报纸；

(3)至少订阅一种报纸；

(4)不订阅任何一种报纸。

14. 一袋中有 10 个球，其中 3 个黑球，7 个白球，依次从袋中不放回地取两球。

(1)已知第一次取出的是黑球，求第二次取出的仍是黑球的概率？

(2)已知第二次取出的是黑球，求第一次取出的也是黑球的概率？

15. 已知昆仑机械厂生产的一批医疗器械共 100 件，其中有 5 件废品。为慎重起见，某采购员对产品进行不放回的抽样检查，如果在他抽查的 5 件产品中至少

有一件是废品，则他拒绝购买这一批产品。求采购员拒绝购买这批产品的概率？

16. 已知 $P(\overline{A})=0.3, P(B)=0.4, P(A-B)=0.5$，求 $P(B|A\cup\overline{B})$。

17. 某工厂有四条流水线生产同一种产品，该四条流水线的产量分别占总产量的 15%、20%、30%、35%，又设四条流水线的不合格品率依次为 0.05、0.04、0.03及 0.02，现在从该厂产品中任取一件，问恰好抽到不合格品的概率为多少？该不合格品是由第四条流水线上产的概率为多少？

18. 由医学统计数据分析可知，人群中患由某种病菌引起的疾病的人数占总人数的 0.5%。一种血液化验以 95%的概率将患有此疾病的人检查出呈阳性，但也以 1%的概率误将不患此疾病的人检验出呈阳性. 现假设某人检查出呈阳性反应，问他确患有此疾病的概率是多少？

19. 某医药超市销售的板蓝根主要由三个厂家供货。三个厂家的产品分别占总数的 15%，80%，5%，其次品率分别为 0.02，0.01，0.03。试计算

(1)从这批产品中任取一件是不合格品的概率？

(2)已知从这批产品中随机的取出的一件是不合格品，问这件产品由哪个厂家生产的可能性最大？

20. 某医院的综合大楼装有 5 个同类型的供水设备。调查表明在任一时刻每个设备被使用的概率为 0.1，问在同一时刻

(1)恰有 2 个设备被使用的概率是多少？

(2)至少有 3 个设备被使用的概率是多少？

(3)至多有 3 个设备被使用的概率是多少？

21. 设甲、乙、丙三人同时独立地向同一目标各射击一次，命中率分别为 $\frac{1}{3}$，$\frac{1}{2}$，$\frac{2}{3}$，求：(1)目标至少被两人命中的概率。

(2)现已知目标被击中，求它是由甲射中的概率。

22. 某特效药的临床有效率为 0.95，今有 10 人服用，问至少有 8 人治愈的概率是多少？

23. 设随机变量 X 的分布函数为

$$F(x)=\begin{cases}0, & x<1\\ \frac{9}{19}, & 1\leqslant x<2\\ \frac{15}{19}, & 2\leqslant x<3\\ 1, & x\geqslant 3\end{cases}$$

试求出 X 的分布律

24. 设离散型随机变量 X 的分布律为

X	-1	0	1	2
P	0.125	0.25	0.125	0.5

求下列概率的值：(1)$P\{X<-1\}$；(2)$P\{X\leqslant-1\}$；(3)$P\{X<1\}$；(4)$P\{-1<X\leqslant1\}$；(5)$P\{X\leqslant2.5\}$。

25. SARS 病毒的传染性极强，据初步统计资料分析显示，正常人与 SARS 病人近距离接触时，在不采取防护措施的情形下，被感染的概率高达 0.95，在采取一般性防护措施的情形下，被感染的概率为 0.3，在采取严密的防护措施的情形下，被感染的概率为 0.001。目前在一般人群中，0.8 的人采取一般性防护措施，0.1 的人采取了严密的防护措施，设现查明某一 SARS 患者在未隔离前曾与 5 位正常人有近距离接触，设 X 表示这 5 人中可能被感染的人数，求 X 的概率分布。

26. 设某医院在一年内发生医疗事故的的次数服从参数为 0.3 的泊松分布，试问

(1)在一年内恰好发生 2 次医疗事故的概率是多少？

(2)在一年内至少发生 1 次医疗事故的概率是多少？

27. 已知随机变量 X 的密度函数为：$f(x)=\dfrac{A}{1+x^2}$，$-\infty<x<+\infty$，试求常数 A 及 X 的分布函数。

28. 设随机变量 X 的分布函数为：$F(x)=\begin{cases}0, & x<0\\ a+be^x, & 0\leqslant x\leqslant1\\ 1, & x>1\end{cases}$，试求：

(1)常数 a,b；

(2)$P\{0.5\leqslant X\leqslant1.5\}$；

(3)X 的概率密度函数 $f(x)$。

29. 设随机变量 X 的密度函数为：$f(x)=\begin{cases}A\cos x, & |x|\leqslant\dfrac{\pi}{2}\\ 0, & |x|>\dfrac{\pi}{2}\end{cases}$，试求：

(1)常数 A；

(2)X 的分布函数。

(3)X 落在区间$\left(0,\frac{\pi}{4}\right)$内的概率。

30. 设随机变量 X 服从于(0,10)上的均匀分布，现对 X 进行 5 次独立观测，试求至少有 3 次观测值大于 5 的概率。

31. 设病人在某医院口腔门诊等待治疗的时间 X(以分计)服从指数分布，其概率密度为：$f_X(x)=\begin{cases}\frac{1}{5}e^{-\frac{x}{5}}, & x>0\\ 0, & 其他\end{cases}$。某病人在门诊等待治疗，若超过 10 分钟他就离开，他一个季度要到口腔门诊 5 次，以 Y 表示他未等到治疗而离开的次数，试写出 Y 的分布律，并求 $P\{Y\geqslant 1\}$。

32. 已知 $X\sim N(8,0.5^2)$，求

(1)$F(9)$，$F(7)$；

(2)$P\{7.5\leqslant X\leqslant 10\}$；

(3)$P\{|X-8|\leqslant 1\}$；

(4)$P\{|X-9|\leqslant 0.5\}$。

33. 某单位招聘员工，共有 10000 人报考，假设考试成绩服从正态分布，且已知 90 分以上有 359 人，60 分以下有 1151 人，现按考试成绩从高分到低分依次录用 2500 人，试问被录用者中最低分为多少？

34. 设随机变量的分布律为

X	$-\frac{\pi}{2}$	0	$\frac{\pi}{2}$	π
P	0.25	0.2	0.3	0.25

试求　(1)$Y=2X-\pi$，(2)$Y=\cos X$ 的分布律。

35. 测量一圆的半径 R，其概率分布为：

R	10	11	12	13
p_i	0.1	0.4	0.3	0.2

求圆的面积 S 和周长 L 的分布律。

36. 某地区一个月内发生重大交通事故数 X 的分布律为：

X	0	1	2	3	4	5	6
P	0.301	0.362	0.216	0.087	0.026	0.006	0.002

试求该地区发生重大交通事故的月平均数。

37. 某种产品上的缺陷数 X 的分布律为：$P\{X=k\}=\frac{1}{2^{k+1}}$，$k=0,1,\cdots$，求此种产品上的平均缺陷数。

38. 一种新药品在未来市场上的占有率 X 是在区间(0,1)上取值的随机变量，它的密度函数为：$f(x)=\begin{cases}4(1-x)^3, & 0<x<1\\ 0, & \text{其他}\end{cases}$，试求平均市场占有率。

39. 设随机变量 X 的密度函数为 $f(x)=\frac{1}{\sqrt{\pi}}e^{-x^2+2x-1}$，求 $E(X)$，$D(X)$。

40. 已知随机变量 X_1、X_2、X_3 相互独立，且 $X_1\sim U(0,6)$、$X_2\sim N(1,3)$、$X_3\sim Exp(3)$。求 $Y=X_1-2X_2+3X_3$ 的数学期望、方差和标准差。

41. 设随机变量 X 服从参数为 λ 的泊松分布（$\lambda>0$）且已知 $E((X-2)(X-3))=2$，求 λ 的值。

42. 某制药厂生产片剂，在生产正常情况下，废品率为 0.01。今取 500 粒装一瓶，问一瓶中废品粒数不超过 5 的概率是多少？

43. 某医疗器械销售点每天出售的测压机数服从参数为 $\lambda=2$ 的泊松分布。若一年 365 天都经营销售，且每天出售的测压机数是相互独立的，求一年中售出 700 台以上测压机的概率？

44. 某药厂生产的某种药品，声称对某疾病的治愈率为 80%。现为了检验此治愈率，任意抽取 100 个此种病患者进行临床试验，如果有多于 75 人治愈，则此药通过检验，试在以下两种情况下，分别计算此药通过检验的可能性。

(1)此药的实际治愈率为 80%；

(2)此药的实际治愈率为 70%。

第 8 章

线性代数基础

随着计算机技术的广泛应用，线性代数在各个领域有着前所未有的广泛应用。线性代数基础的内容包括行列式、矩阵、线性方程组，其中矩阵理论贯穿全章。

8.1 行列式

8.1.1 行列式的定义

用消元法解二元线性方程组

$$\begin{cases} a_{11}x_1 + a_{12}x_2 = b_1 & (1) \\ a_{21}x_1 + a_{22}x_2 = b_2 & (2) \end{cases} \tag{8.1.1}$$

$(1)\times a_{22}-(2)\times a_{12}$，消去 x_2，得

$$(a_{11}a_{22}-a_{12}a_{21})x_1=b_1a_{22}-a_{12}b_2$$

类似地，消去 x_1，得

$$(a_{11}a_{22}-a_{12}a_{21})x_2=a_{11}b_2-b_1a_{21}$$

当 $a_{11}a_{22}-a_{12}a_{21}\neq 0$ 时，求得方程组的解为

$$x_1=\frac{b_1a_{22}-a_{12}b_2}{a_{11}a_{22}-a_{12}a_{21}},\ x_2=\frac{a_{11}b_2-b_1a_{21}}{a_{11}a_{22}-a_{12}a_{21}} \tag{8.1.2}$$

为了简明地表达这个解，人们引入 2 阶行列式. 2 阶行列式是由 4 个数 $a_{ij}(i,j=1,2)$排成 2 行(横)、2 列(竖)的数字表

$$\begin{vmatrix} a_{11} & a_{12} \\ a_{21} & a_{22} \end{vmatrix}$$

用它来表示数 $a_{11}a_{22}-a_{12}a_{21}$，即 2 阶行列式定义为

$$\begin{vmatrix} a_{11} & a_{12} \\ a_{21} & a_{22} \end{vmatrix} \overset{\text{def}}{=} a_{11}a_{22}-a_{12}a_{21} \tag{8.1.3}$$

a_{ij} 称为行列式的元素，a_{ij} 的第一个下标 i 称为行标，表明该元素位于第 i 行，元素 a_{ij} 的第二个下标 j 称为列标，表明该元素位于第 j 列。

(8.1.3)式称为2阶行列式的展开式,可用对角线法则记忆。$\begin{vmatrix} a_{11} & a_{12} \\ a_{21} & a_{22} \end{vmatrix}$把 a_{11} 到 a_{22} 的连线称为主对角线,把 a_{12} 到 a_{21} 的连线称为副对角线,于是2阶行列式便是主对角线上的两元素之积减去副对角线上的两元素之积所得的差。

利用2阶行列式,(8.1.2)式可以表示为

$$x_1=\frac{\begin{vmatrix} b_1 & a_{12} \\ b_2 & a_{22} \end{vmatrix}}{\begin{vmatrix} a_{11} & a_{12} \\ a_{21} & a_{22} \end{vmatrix}}, \qquad x_2=\frac{\begin{vmatrix} a_{11} & b_1 \\ a_{21} & b_2 \end{vmatrix}}{\begin{vmatrix} a_{11} & a_{12} \\ a_{21} & a_{22} \end{vmatrix}}$$

其中,分母是由方程组的系数按它们原来在方程组中的次序所排列的2阶行列式,称为方程组的**系数行列式**。于是,方程组的上述解法总结为:**如果方程组(8.1.1)确定的系数行列式**

$$D=\begin{vmatrix} a_{11} & a_{12} \\ a_{21} & a_{22} \end{vmatrix}\neq 0$$

则方程组有唯一解。

(8.1.2)式中 x_1、x_2 的分子也可以写成2阶行列式的形式,若记

$$D=\begin{vmatrix} a_{11} & a_{12} \\ a_{21} & a_{22} \end{vmatrix}, \quad D_1=\begin{vmatrix} b_1 & a_{12} \\ b_2 & a_{22} \end{vmatrix}, \quad D_2=\begin{vmatrix} a_{11} & b_1 \\ a_{21} & b_2 \end{vmatrix}$$

则二元一次线性方程组(8.1.1)的解为

$$x_1=\frac{D_1}{D}, \qquad x_2=\frac{D_2}{D}$$

其中,D_j 是将系数行列式 D 的第 j 列元素依次用方程组右端常数项替换后所得的2阶行列式($j=1,2$)。

例 8.1 求解二元线性方程组

$$\begin{cases} x_1+2x_2=3 \\ 2x_1+5x_2=4 \end{cases}$$

解 由于方程组的系数行列式

$$D=\begin{vmatrix} 1 & 2 \\ 2 & 5 \end{vmatrix}=1\times5-2\times2=1\neq0$$

所以方程组有唯一解。又由

$$D_1=\begin{vmatrix} 3 & 2 \\ 4 & 5 \end{vmatrix}=3\times5-2\times4=7 \qquad D_2=\begin{vmatrix} 1 & 3 \\ 2 & 4 \end{vmatrix}=1\times4-3\times2=-2$$

得方程组的唯一解为

$$x_1=\frac{D_1}{D}=7,\qquad x_2=\frac{D_2}{D}=-2$$

下面介绍 3 阶行列式。3 阶行列式是由 9 个数排成 3 行 3 列的数表，它通过如下方式定义：

$$D=\begin{vmatrix}a_{11}&a_{12}&a_{13}\\a_{21}&a_{22}&a_{23}\\a_{31}&a_{32}&a_{33}\end{vmatrix}=a_{11}\begin{vmatrix}a_{22}&a_{23}\\a_{32}&a_{33}\end{vmatrix}-a_{12}\begin{vmatrix}a_{21}&a_{23}\\a_{31}&a_{33}\end{vmatrix}+a_{13}\begin{vmatrix}a_{21}&a_{22}\\a_{31}&a_{32}\end{vmatrix}\tag{8.1.4}$$

(8.1.4)式称为 3 阶行列式按第 1 行的展开式。

考察(8.1.4)式的结构，其每一项都是原行列式第 1 行的元素 $a_{1j}(j=1,2,3)$ 与一个 2 阶行列式的乘积，这个 2 阶行列式是在原 3 阶行列式中删去第 1 行和第 j 列所剩下的四个元素保持原来的位置不变而组成的，**称为元素 a_{1j} 的余子式，记为 M_{1j}，而称 $(-1)^{1+j}M_{1j}$ 为元素 a_{1j} 的代数余子式，记为 A_{1j}。**

这样 3 阶行列式(8.1.4)的展开式可以叙述为：**3 阶行列式等于它的第 1 行所有元素与其对应的代数余子式乘积之和。**即

$$D=\begin{vmatrix}a_{11}&a_{12}&a_{13}\\a_{21}&a_{22}&a_{23}\\a_{31}&a_{32}&a_{33}\end{vmatrix}=a_{11}A_{11}+a_{12}A_{12}+a_{13}A_{13}$$

例 8.2　计算下列 3 阶行列式

$$D=\begin{vmatrix}1&2&3\\2&3&1\\3&1&2\end{vmatrix}$$

解　$D=1\times(-1)^{1+1}\begin{vmatrix}3&1\\1&2\end{vmatrix}+2\times(-1)^{1+2}\begin{vmatrix}2&1\\3&2\end{vmatrix}+3\times(-1)^{1+3}\begin{vmatrix}2&3\\3&1\end{vmatrix}=-18$

上面利用行列式对方程组进行的讨论，其结果是优美的，而且有用。那么能否将这一结果推广到由 n 个方程 n 个未知量组成的线性方程组上去呢？答案是肯定的。但要导出解 n 元线性方程组的方法，先要将 2 阶行列式的定义加以推广，引入 n 阶行列式的定义并建立 n 阶行列式的理论。

定义 8.1(n 阶行列式)　n 阶行列式是由 n^2 个数 $a_{ij}(i,j=1,2,\cdots,n)$ 排列成 n 行 n 列的数字表，其左、右两边各加一竖线，记为

$$D=\begin{vmatrix} a_{11} & a_{12} & \cdots & a_{1n} \\ a_{21} & a_{22} & \cdots & a_{2n} \\ \vdots & \vdots & & \vdots \\ a_{n1} & a_{n2} & \cdots & a_{nn} \end{vmatrix} \tag{8.1.5}$$

称为 n 阶行列式(可简记为 $\det(a_{ij})_{n\times n}$ **或** $\det(a_{ij})$ **)。** n 阶行列式是一个由确定的运算关系所得到的数。

当 $n=2$ 时，　　$D=a_{11}a_{22}-a_{12}a_{21}$；

当 $n\geqslant 3$ 时，　　$D=a_{11}A_{11}+a_{12}A_{12}+\cdots+a_{1n}A_{1n}$。　　(8.1.6)

其中，$A_{1j}=(-1)^{1+j}M_{1j}$，而 M_{1j} 是删去 D 中第 1 行和第 j 列元素后所形成的 $n-1$ 阶行列式，即

$$M_{1j}=\begin{vmatrix} a_{21} & \cdots & a_{2j-1} & a_{2j+1} & \cdots & a_{2n} \\ a_{31} & \cdots & a_{3j-1} & a_{3j+1} & \cdots & a_{3n} \\ \vdots & & \vdots & \vdots & & \vdots \\ a_{n1} & \cdots & a_{nj-1} & a_{nj+1} & \cdots & a_{nn} \end{vmatrix},j=1,2,\cdots,n$$

定义 8.2(余子式与代数余子式)　在 n 阶行列式 $D=\det(a_{ij})$ 中，称删去 a_{ij} 所在的第 i 行和第 j 列元素后所形成的 $n-1$ 阶行列式为 a_{ij} 的余子式，记为 M_{ij}，而称

$$A_{ij}=(-1)^{i+j}M_{ij}$$

为 a_{ij} 的代数余子式。

这样一来，便可把 $n(n\geqslant 2)$ 阶行列式的定义叙述为：**n 阶行列式等于它的第 1 行各元素分别与其对应的代数余子式乘积之和，(8.1.6)式称为 n 阶行列式按第一行展开的公式。**

在 n 阶行列式(8.1.5)中，**称元素 $a_{11},a_{22},\cdots,a_{nn}$ 所在的对角线为行列式的主对角线，相应地称 $a_{11},a_{22},\cdots,a_{nn}$ 为行列式的主对角线元素；另一条对角线(从右上角到左下角的对角线)为行列式的副对角线，位于副对角线上的元素称为行列式的副对角线元素。**

例 8.3　证明：下三角行列式(主对角线上边的元素全为零的行列式，称为下三角行列式)

$$D=\begin{vmatrix} a_{11} & 0 & 0 & \cdots & 0 \\ a_{21} & a_{22} & 0 & \cdots & 0 \\ a_{31} & a_{32} & a_{33} & \cdots & 0 \\ \vdots & \vdots & \vdots & & \vdots \\ a_{n1} & a_{n2} & a_{n3} & \cdots & a_{nn} \end{vmatrix}=a_{11}a_{22}\cdots a_{nn}$$

即下三角行列式的值等于它的主对角线元素之积。

证　将 D 按第一行展开

$$D=a_{11}A_{11}+0A_{12}+\cdots+0A_{1n}$$

$$=a_{11}(-1)^{1+1}\begin{vmatrix} a_{22} & 0 & \cdots & 0 \\ a_{32} & a_{33} & \cdots & 0 \\ \vdots & \vdots & & \vdots \\ a_{n2} & a_{n3} & \cdots & a_{nn} \end{vmatrix}$$

$$=a_{11}a_{22}(-1)^{2+2}\begin{vmatrix} a_{33} & 0 & \cdots & 0 \\ a_{43} & a_{44} & \cdots & 0 \\ \vdots & \vdots & & \vdots \\ a_{n3} & a_{n4} & \cdots & a_{nn} \end{vmatrix}$$

$$=\cdots=a_{11}a_{22}a_{33}\cdots a_{nn}$$

8.1.2　n 阶行列式的性质

n 阶行列式的计算是一个重要问题。而按照定义计算 n 阶行列式，当 n 较大时，计算会变得很复杂。所以要解决行列式的计算问题，就必须利用 n 阶行列式的定义推出行列式的性质，并利用这些性质来简化行列式的计算。

定义 8.3(转置行列式)　把行列式 $D=\det(a_{ij})$ 的行依次换成列所得到的行列式称为 D 的转置行列式，记成 D^{T}，即

$$D^{\mathrm{T}}=\begin{vmatrix} a_{11} & a_{12} & \cdots & a_{1n} \\ a_{21} & a_{22} & \cdots & a_{2n} \\ \vdots & \vdots & & \vdots \\ a_{n1} & a_{n2} & \cdots & a_{nn} \end{vmatrix}$$

性质 1　行列式与它的转置行列式相等，即 $D=D^{\mathrm{T}}$。

由性质 1 可知，行列式对行成立的性质，对列也成立，反之亦然。因此，以下仅以“行”或“列”的一种情形来论述行列式的其他性质。

例 8.4　计算上三角行列式

$$D=\begin{vmatrix} a_{11} & a_{12} & a_{13} & \cdots & a_{1n} \\ 0 & a_{22} & a_{23} & \cdots & a_{2n} \\ 0 & 0 & a_{33} & \cdots & a_{3n} \\ \vdots & \vdots & \vdots & & \vdots \\ 0 & 0 & 0 & \cdots & a_{nn} \end{vmatrix}$$

解　由性质 1 可知 $D=D^{\mathrm{T}}$，而 D^{T} 为下三角行列式，由例 8.3 可得

$$D=a_{11}a_{22}\cdots a_{nn}$$

性质 2 互换行列式两行的位置,行列式的值变号。

推论 若行列式 D 中有两行元素对应相等,则 $D=0$。

性质 3 n 阶行列式 D 等于它的任一行各元素分别与其对应的代数余子式乘积之和,即

$$D=a_{i1}A_{i1}+a_{i2}A_{i2}+\cdots+a_{in}A_{in},\quad i=1,2,\cdots,n \tag{8.1.7}$$

并称(8.1.7)式为行列式按第 i 行展开的公式。

推论 n 阶行列式 D 的任一行各元素分别与另一行对应元素的代数余子式乘积之和等于零,即

$$D=a_{i1}A_{k1}+a_{i2}A_{k2}+\cdots+a_{in}A_{kn}=0,\quad i\neq k$$

性质 4 若行列式某行的各元素有公因子 k,则可将 k 提到行列式符号外边来,即

$$\begin{vmatrix} a_{11} & a_{12} & \cdots & a_{1n} \\ \vdots & \vdots & & \vdots \\ ka_{i1} & ka_{i2} & \cdots & ka_{in} \\ \vdots & \vdots & & \vdots \\ a_{n1} & a_{n2} & \cdots & a_{nn} \end{vmatrix} = k\begin{vmatrix} a_{11} & a_{12} & \cdots & a_{1n} \\ \vdots & \vdots & & \vdots \\ a_{i1} & a_{i2} & \cdots & a_{in} \\ \vdots & \vdots & & \vdots \\ a_{n1} & a_{n2} & \cdots & a_{nn} \end{vmatrix}$$

推论 若行列式 D 中有两行元素对应成比例,则 $D=0$。

性质 5 若行列式某行的各元素都是两个数的和,则可将行列式写成两个行列式的和,即

$$\begin{vmatrix} a_{11} & a_{12} & \cdots & a_{1n} \\ \vdots & \vdots & & \vdots \\ a_{i1}+b_{i1} & a_{i2}+b_{i2} & \cdots & a_{in}+b_{in} \\ \vdots & \vdots & & \vdots \\ a_{n1} & a_{n2} & \cdots & a_{nn} \end{vmatrix} = \begin{vmatrix} a_{11} & a_{12} & \cdots & a_{1n} \\ \vdots & \vdots & & \vdots \\ a_{i1} & a_{i2} & \cdots & a_{in} \\ \vdots & \vdots & & \vdots \\ a_{n1} & a_{n2} & \cdots & a_{nn} \end{vmatrix} + \begin{vmatrix} a_{11} & a_{12} & \cdots & a_{1n} \\ \vdots & \vdots & & \vdots \\ b_{i1} & b_{i2} & \cdots & b_{in} \\ \vdots & \vdots & & \vdots \\ a_{n1} & a_{n2} & \cdots & a_{nn} \end{vmatrix}$$

性质 6 若行列式某行加上另一行的 k 倍(指某行每个元素加上另一行对应元素的 k 倍),行列式的值不变,即

$$\begin{vmatrix} a_{11} & a_{12} & \cdots & a_{1n} \\ \vdots & \vdots & & \vdots \\ a_{i1} & a_{i2} & \cdots & a_{in} \\ \vdots & \vdots & & \vdots \\ a_{j1} & a_{j2} & \cdots & a_{jn} \\ \vdots & \vdots & & \vdots \\ a_{n1} & a_{n2} & \cdots & a_{nn} \end{vmatrix} = \begin{vmatrix} a_{11} & a_{12} & \cdots & a_{1n} \\ \vdots & \vdots & & \vdots \\ a_{i1} & a_{i2} & \cdots & a_{in} \\ \vdots & \vdots & & \vdots \\ a_{j1}+ka_{i1} & a_{j2}+ka_{i2} & \cdots & a_{jn}+ka_{in} \\ \vdots & \vdots & & \vdots \\ a_{n1} & a_{n2} & \cdots & a_{nn} \end{vmatrix}$$

注意，在这个变换中，只有第 j 行变了，第 i 行没有变。

8.1.3　n 阶行列式的计算

本节通过一些具体例子，来说明计算行列式的一些常用方法，基本思想是利用行列式的性质，通过一些变换，将复杂的行列式化成较简单的行列式来计算。

为了简明地表示对行列式所作的变换，引入以下记号：“$r_i \leftrightarrow r_j$”表示互换行列式第 i 行与第 j 行的位置；“kr_i”表示用数 k 乘行列式的第 i 行；“r_j+kr_i”表示行列式第 j 行加上第 i 行的 k 倍；对行列式的列所作的变换，只是将表示行的字母“r”换成表示列的字母“c”。

例 8.5　计算 4 阶行列式

$$D=\begin{vmatrix} 3 & -3 & 7 & 1 \\ 1 & -1 & 3 & 1 \\ 4 & -5 & 10 & 3 \\ 2 & -4 & 5 & 2 \end{vmatrix}$$

解法 1　利用行列式的性质把 D 化成上三角行列式。通常是从 D 的左起第 1 列开始，依次把每一列中位于主对角线下边的元素化为零，逐渐把行列式化成上三角行列式。

$$D \xlongequal{r_1 \leftrightarrow r_2} -\begin{vmatrix} 1 & -1 & 3 & 1 \\ 3 & -3 & 7 & 1 \\ 4 & -5 & 10 & 3 \\ 2 & -4 & 5 & 2 \end{vmatrix} \xlongequal[r_4-2r_1]{\substack{r_2-3r_1 \\ r_3-4r_1}} -\begin{vmatrix} 1 & -1 & 3 & 1 \\ 0 & 0 & -2 & -2 \\ 0 & -1 & -2 & -1 \\ 0 & -2 & -1 & 0 \end{vmatrix}$$

$$\xlongequal{r_2\leftrightarrow r_3}\begin{vmatrix}1&-1&3&1\\0&-1&-2&-1\\0&0&-2&-2\\0&-2&-1&0\end{vmatrix}\xlongequal{r_4-2r_2}\begin{vmatrix}1&-1&3&1\\0&-1&-2&-1\\0&0&-2&-2\\0&0&3&2\end{vmatrix}$$

$$\xlongequal[(-2)r_3]{(-1)r_2}2\begin{vmatrix}1&-1&3&1\\0&1&2&1\\0&0&1&1\\0&0&3&2\end{vmatrix}\xlongequal{r_4-3r_3}2\begin{vmatrix}1&-1&3&1\\0&1&2&1\\0&0&1&1\\0&0&0&-1\end{vmatrix}=-2$$

解法 2　一般来说,低阶行列式比高阶行列式容易计算,因而降阶也是计算行列式的常用方法。从按第 i 行展开的公式

$$D=\sum_{j=1}^{n}a_{ij}A_{ij}=\sum_{j=1}^{n}a_{ij}\ (-1)^{i+j}M_{ij}$$

来看,如果行列式 D 第 i 行元素都不为零,就要计算 n 个 $n-1$ 阶的行列式,计算量仍很大。而如果 $a_{il}=0$,由于 $a_{il}A_{il}=0$,不必计算 A_{il},就减少计算量。所以,用降阶法计算行列式时,应选择零元素较多的行(列)来展开,必要时可先把行列式某行(列)较多的元素化成零后,再按该行(列)展开行列式。

用降阶法计算本例的行列式:

$$D=\begin{vmatrix}3&-3&7&1\\1&-1&3&1\\4&-5&10&3\\2&-4&5&2\end{vmatrix}\overset{c_2+c_1}{=}\begin{vmatrix}3&0&7&1\\1&0&3&1\\4&-1&10&3\\2&-2&5&2\end{vmatrix}\overset{r_4-2r_3}{=}\begin{vmatrix}3&0&7&1\\1&0&3&1\\4&-1&10&3\\-6&0&-15&-4\end{vmatrix}$$

$$\xlongequal{\text{按第二列展开}}(-1)(-1)^{3+2}\begin{vmatrix}3&7&1\\1&3&1\\-6&-15&-4\end{vmatrix}$$

$$\xlongequal[c_2+(-3)c_3]{c_1+(-1)c_3}\begin{vmatrix}2&4&1\\0&0&1\\-2&-3&-4\end{vmatrix}=-2$$

例 8.6　计算 4 阶行列式

$$D=\begin{vmatrix}3&1&1&1\\1&3&1&1\\1&1&3&1\\1&1&1&3\end{vmatrix}$$

解　这个行列式的特点是各列 4 个数之和都是 6。先将第 2,3,4 行分别乘以 1 后加到第 1 行,提出公因子 6,然后第 1 行乘以(−1)分别加到第 2,3,4 行:

$$D=\begin{vmatrix}6&6&6&6\\1&3&1&1\\1&1&3&1\\1&1&1&3\end{vmatrix}=6\begin{vmatrix}1&1&1&1\\1&3&1&1\\1&1&3&1\\1&1&1&3\end{vmatrix}=6\begin{vmatrix}1&1&1&1\\0&2&1&1\\0&0&2&1\\0&0&0&2\end{vmatrix}=48$$

用类似的方法,可以计算相同形式的 n 阶行列式

$$D_n=\begin{vmatrix}a&b&b&\cdots&b\\b&a&b&\cdots&b\\b&b&a&\cdots&b\\\vdots&\vdots&\vdots&&\vdots\\b&b&b&\cdots&a\end{vmatrix}$$

例 8.7　计算 n 阶行列式

$$D_n=\begin{vmatrix}a+1&a&a&\cdots&a\\a&a+2&a&\cdots&a\\a&a&a+3&\cdots&a\\\vdots&\vdots&\vdots&&\vdots\\a&a&a&\cdots&a+n\end{vmatrix}$$

解　第一行乘以(−1)分别加到后面各行元素上去,得

$$D_n=\begin{vmatrix}a+1&a&a&\cdots&a\\-1&2&0&\cdots&0\\-1&0&3&\cdots&0\\\vdots&\vdots&\vdots&&\vdots\\-1&0&0&\cdots&n\end{vmatrix}$$

这个行列式的特点是:它的右下角是一个 $n-1$ 阶的对角行列式,这种行列式一般都可化为上(下)三角行列式。给第 k 列的元素乘以 $\frac{1}{k}$ 加到第 1 列上去,则得

$$D_n=\begin{vmatrix} 1+a+\frac{a}{2}+\cdots+\frac{a}{n} & a & a & \cdots & a \\ 0 & 2 & 0 & \cdots & 0 \\ 0 & 0 & 3 & \cdots & 0 \\ \vdots & \vdots & \vdots & & \vdots \\ 0 & 0 & 0 & \cdots & n \end{vmatrix}=n!\ \left(1+a+\frac{a}{2}+\cdots+\frac{a}{n}\right)$$

8.1.4　克莱姆(Cramer)法则

定理 8.1　对于 n 个方程 n 个未知量组成的线性方程组

$$\begin{cases} a_{11}x_1+a_{12}x_2+\cdots+a_{1n}x_n=b_1 \\ a_{21}x_1+a_{22}x_2+\cdots+a_{2n}x_n=b_2 \\ \qquad\vdots \\ a_{n1}x_1+a_{n2}x_2+\cdots+a_{nn}x_n=b_n \end{cases} \tag{8.1.8}$$

其中 $x_1,x_2,\cdots,x_n$ 为未知量，a_{ij} 为第 i 个方程中未知量 x_j 的系数，$i,j=1,2,\cdots,n$；$b_1,b_2,\cdots b_n$ 为常数项。如果方程组的系数行列式

$$D=\begin{vmatrix} a_{11} & a_{12} & \cdots & a_{1n} \\ a_{21} & a_{22} & \cdots & a_{2n} \\ \vdots & \vdots & & \vdots \\ a_{n1} & a_{n2} & \cdots & a_{nn} \end{vmatrix}\neq 0$$

则方程组(8.1.8)有唯一解

$$x_1=\frac{D_1}{D},x_2=\frac{D_2}{D},\cdots,x_n=\frac{D_n}{D} \tag{8.1.9}$$

其中，D_j 是将 D 的第 j 列元素 $a_{1j},a_{2j},\cdots,a_{nj}$ 依次用方程组右端的常数项 $b_1,b_2,\cdots,b_n$ 替换后得到的 n 阶行列式，即

$$D_j=\begin{vmatrix} a_{11} & \cdots & a_{1j-1} & b_1 & a_{1j+1} & \cdots & a_{1n} \\ a_{21} & \cdots & a_{2j-1} & b_2 & a_{2j+1} & \cdots & a_{2n} \\ \vdots & & \vdots & \vdots & \vdots & & \vdots \\ a_{n1} & \cdots & a_{nj-1} & b_n & a_{nj+1} & \cdots & a_{nn} \end{vmatrix},j=1,2,\cdots,n$$

例 8.8　医院营养师为病人配制的一份菜肴，由蔬菜、鱼和肉松组成，这份菜肴需含 1200 cal 热量，30 g 蛋白质和 300 mg 维生素 C，已知三种食物每 100g 中有关营养的含量表如下：

	蔬菜	鱼	肉松
热量/cal	60	300	600
蛋白质/g	3	9	6
维生素 C/mg	90	60	30

试求菜肴中每种食物的数量。

解　设每份菜肴中蔬菜、鱼和肉松的数量分别为 x_1, x_2, x_3 百克，由已知条件可得线性方程组

$$\begin{cases} 60x_1+300x_2+600x_3=1200 \\ 3x_1+9x_2+6x_3=30 \\ 90x_1+60x_2+30x_3=300 \end{cases}$$

化简得

$$\begin{cases} x_1+5x_2+10x_3=20 \\ x_1+3x_2+2x_3=10 \\ 3x_1+2x_2+x_3=10 \end{cases}$$

由于系数行列式

$$D=\begin{vmatrix} 1 & 5 & 10 \\ 1 & 3 & 2 \\ 3 & 2 & 1 \end{vmatrix}=-46\neq 0$$

所以，方程组有唯一解。计算可得

$$D_1=\begin{vmatrix} 20 & 5 & 10 \\ 10 & 3 & 2 \\ 10 & 2 & 1 \end{vmatrix}=-70, D_2=\begin{vmatrix} 1 & 20 & 10 \\ 1 & 10 & 2 \\ 3 & 10 & 1 \end{vmatrix}=-110,\ D_3=\begin{vmatrix} 1 & 5 & 20 \\ 1 & 3 & 10 \\ 3 & 2 & 10 \end{vmatrix}=-30,$$

方程组的解为

$$x_1=\frac{-70}{-46}\approx 1.52, x_2=\frac{-110}{-46}\approx 2.39, x_3=\frac{-30}{-46}\approx 0.65$$

即每份菜肴中应有蔬菜 152 g、鱼 239 g、肉松 65 g。

将克莱姆法则用于齐次线性方程组，可得如下结论。

推论 1　对于 n 个方程 n 个未知量组成的齐次线性方程组

$$\begin{cases} a_{11}x_1 + a_{12}x_2 + \cdots + a_{1n}x_n = 0 \\ a_{21}x_1 + a_{22}x_2 + \cdots + a_{2n}x_n = 0 \\ \vdots \\ a_{n1}x_1 + a_{n2}x_2 + \cdots + a_{nn}x_n = 0 \end{cases} \tag{8.1.10}$$

如果方程组的系数行列式 $D\neq0$，则齐次线性方程组(8.1.10)只有零解。

推论 2 如果齐次线性方程组(8.1.10)有非零解，则它的系数行列式必为零。

例 8.9 λ 取何值时，齐次线性方程组

$$\begin{cases} \lambda x_1 + x_2 + x_3 = 0 \\ x_1 + \lambda x_2 + x_3 = 0 \\ x_1 + x_2 + \lambda x_3 = 0 \end{cases}$$

有非零解？

解 由推论 2 知，这个方程组的系数行列式必为零，而

$$D=\begin{vmatrix} \lambda & 1 & 1 \\ 1 & \lambda & 1 \\ 1 & 1 & \lambda \end{vmatrix}=(\lambda+2)(\lambda-1)^2$$

得 $\lambda=-2$ 或 $\lambda=1$，齐次线性方程组有非零解。

8.2 矩阵

8.2.1 矩阵的定义

例 8.10 某中学 1238 名学生的身高和体重统计如下表：

人数 体重/kg 身高/m	40	50	60	70	80
1.4	20	16	4	4	0
1.5	80	100	80	20	10
1.6	30	120	150	120	30
1.7	15	30	120	150	120
1.8	0	1	2	8	10

反映身高与体重关系时，可将上表写成一个 5 行 5 列的矩形数表

$$\begin{bmatrix} 20 & 16 & 4 & 4 & 0 \\ 80 & 100 & 80 & 20 & 10 \\ 30 & 120 & 150 & 120 & 30 \\ 15 & 30 & 120 & 150 & 120 \\ 0 & 1 & 2 & 8 & 10 \end{bmatrix}$$

定义 8.4(矩阵)　由 $m\times n$ 个数 a_{ij} $(i=1,2,\cdots,m;j=1,2,\cdots,n)$ 排成的 m 行 n 列的数表:

$$\begin{matrix} a_{11} & a_{12} & \cdots & a_{1n} \\ a_{21} & a_{22} & \cdots & a_{2n} \\ \vdots & \vdots & & \vdots \\ a_{m1} & a_{m2} & \cdots & a_{mn} \end{matrix}$$

称为 **m 行 n 列矩阵**,简称为 $m\times n$ 矩阵。为表示它是一个整体,总是加一个括弧,并用大写黑体英文字母表示它,记作

$$\boldsymbol{A}=\begin{bmatrix} a_{11} & a_{12} & \cdots & a_{1n} \\ a_{21} & a_{22} & \cdots & a_{2n} \\ \vdots & \vdots & & \vdots \\ a_{m1} & a_{m2} & \cdots & a_{mn} \end{bmatrix}$$

这 $m\times n$ 个数称为**矩阵的元素,简称为元**,数 a_{ij} 位于矩阵 $\boldsymbol{A}$ 的第 i 行第 j 列,称为矩阵 $\boldsymbol{A}$ 的 (i,j) 元。以数 a_{ij} 为 (i,j) 元的矩阵可简记为 (a_{ij}) 或 $(a_{ij})_{m\times n}$,$m\times n$ 矩阵 $\boldsymbol{A}$ 也记作 $\boldsymbol{A}_{m\times n}$。

只有一行的矩阵

$$\boldsymbol{A}=[a_1 \quad a_2 \quad \cdots \quad a_n]$$

称为**行矩阵(行向量)**。

只有一列的矩阵

$$\boldsymbol{A}=\begin{bmatrix} a_1 \\ a_2 \\ \vdots \\ a_m \end{bmatrix}$$

称为**列矩阵(列向量)**。

若两个矩阵行数相等、列数也相等,则称它们为**同型矩阵**。

若 $\boldsymbol{A}=(a_{ij})$ 与 $\boldsymbol{B}=(b_{ij})$ 为同型矩阵,并且它们的对应元素相等,即

$$a_{ij}=b_{ij}\ (i=1,2,\cdots m;j=1,2,\cdots n)$$

称矩阵 $\boldsymbol{A}$ 与矩阵 $\boldsymbol{B}$ 相等,记作 $\boldsymbol{A}=\boldsymbol{B}$。

元素全为零的矩阵称为**零矩阵，记作 $\boldsymbol{O}$** 。

行数与列数都等于 n 的矩阵称为 n **阶矩阵或** n **阶方阵**，n 阶矩阵 $\boldsymbol{A}$ 也记作 $\boldsymbol{A}_n$。

在 n 阶矩阵中，形如 $\begin{bmatrix} a_{11} & a_{12} & \cdots & a_{1n} \\ 0 & a_{22} & \cdots & a_{2n} \\ \vdots & \vdots & & \vdots \\ 0 & 0 & \cdots & a_{nn} \end{bmatrix}$ 的矩阵称为**上三角矩阵**。

在 n 阶矩阵中，形如 $\begin{bmatrix} a_{11} & 0 & \cdots & 0 \\ a_{21} & a_{22} & \cdots & 0 \\ \vdots & \vdots & & \vdots \\ a_{n1} & a_{n2} & \cdots & a_{nn} \end{bmatrix}$ 的矩阵称为**下三角矩阵**。

在 n 阶矩阵中，形如 $\begin{bmatrix} a_{11} & 0 & \cdots & 0 \\ 0 & a_{22} & \cdots & 0 \\ \vdots & \vdots & & \vdots \\ 0 & 0 & \cdots & a_{nn} \end{bmatrix}$ 的矩阵称为**对角矩阵**。

称矩阵 $\begin{bmatrix} 1 & 0 & \cdots & 0 \\ 0 & 1 & \cdots & 0 \\ \vdots & \vdots & & \vdots \\ 0 & 0 & \cdots & 1 \end{bmatrix}$ 为 **n 阶单位矩阵，简称单位阵，记为 $\boldsymbol{I}$ 或 $\boldsymbol{I}_n$**。

注意：行列式与矩阵是两个完全不同的概念，**行列式是一个数值，而矩阵是一张数表**。

8.2.2 矩阵的线性运算

定义 8.5(矩阵加法) 设 $\boldsymbol{A}=(a_{ij})_{m\times n}$ 与 $\boldsymbol{B}=(b_{ij})_{m\times n}$ 为同型矩阵，规定 $\boldsymbol{A}$ 与 $\boldsymbol{B}$ 的和是由 $\boldsymbol{A}$ 与 $\boldsymbol{B}$ 的对应元素相加所得到的 $m\times n$ 矩阵，记为 $\boldsymbol{A}+\boldsymbol{B}$，即

$$\boldsymbol{A}+\boldsymbol{B}=\begin{bmatrix} a_{11}+b_{11} & a_{12}+b_{12} & \cdots & a_{1n}+b_{1n} \\ a_{21}+b_{21} & a_{22}+b_{22} & \cdots & a_{2n}+b_{2n} \\ \vdots & \vdots & & \vdots \\ a_{m1}+b_{m1} & a_{m2}+b_{m2} & \cdots & a_{mn}+b_{mn} \end{bmatrix}$$

定义 8.6(数乘矩阵) 设 $\boldsymbol{A}=(a_{ij})_{m\times n}$，$k$ 为数，规定 k 与 $\boldsymbol{A}$ 的乘积是用 k 去乘 $\boldsymbol{A}$ 的每个元素所得到的 $m\times n$ 矩阵，记为 $k\boldsymbol{A}$ 或 $\boldsymbol{A}k$，即

$$kA=Ak=\begin{bmatrix} ka_{11} & ka_{12} & \cdots & ka_{1n} \\ ka_{21} & ka_{22} & \cdots & ka_{2n} \\ \vdots & \vdots & & \vdots \\ ka_{m1} & ka_{m2} & \cdots & ka_{mn} \end{bmatrix}$$

对于矩阵 $\boldsymbol{B}=(b_{ij})_{m\times n}$，称 $(-b_{ij})_{m\times n}$ 为 $\boldsymbol{B}$ 的负矩阵，记为 $-\boldsymbol{B}$。由负矩阵的定义，可以定义矩阵的减法为

$$\boldsymbol{A}-\boldsymbol{B}=\begin{bmatrix} a_{11}-b_{11} & a_{12}-b_{12} & \cdots & a_{1n}-b_{1n} \\ a_{21}-b_{21} & a_{22}-b_{22} & \cdots & a_{2n}-b_{2n} \\ \vdots & \vdots & & \vdots \\ a_{m1}-b_{m1} & a_{m2}-b_{m2} & \cdots & a_{mn}-b_{mn} \end{bmatrix}$$

矩阵的加法与数乘运算满足下列运算规律（其中 $\boldsymbol{A},\boldsymbol{B},\boldsymbol{C}$ 为任意 $m\times n$ 矩阵，k,l 为任意常数）

(1)交换律：$\boldsymbol{A}+\boldsymbol{B}=\boldsymbol{B}+\boldsymbol{A}$；

(2)结合律：$(\boldsymbol{A}+\boldsymbol{B})+\boldsymbol{C}=\boldsymbol{A}+(\boldsymbol{B}+\boldsymbol{C})$；

(3)结合律：$k(l\boldsymbol{A})=(kl)\boldsymbol{A}$；　　。

(4)分配律：$(k+l)\boldsymbol{A}=k\boldsymbol{A}+l\boldsymbol{A}$；

(5)分配律：$k(\boldsymbol{A}+\boldsymbol{B})=k\boldsymbol{A}+k\boldsymbol{A}$

矩阵的加法和数乘运算称为矩阵的**线性运算**。

例 8.11　设矩阵 $\boldsymbol{C}$ 满足关系式 $3(\boldsymbol{A}+\boldsymbol{C})=2(\boldsymbol{B}-\boldsymbol{C})$，其中

$$\boldsymbol{A}=\begin{bmatrix} 2 & 3 & 6 \\ -1 & 3 & 5 \end{bmatrix},\qquad \boldsymbol{B}=\begin{bmatrix} 3 & 2 & 4 \\ 1 & -3 & 5 \end{bmatrix},$$

求矩阵 $\boldsymbol{C}$。

解　由题设关系式，利用矩阵加法与数乘运算规律得

$$\boldsymbol{C}=\frac{1}{5}(2\boldsymbol{B}-3\boldsymbol{A})$$

由于

$$2\boldsymbol{B}-3\boldsymbol{A}=\begin{bmatrix} 6 & 4 & 8 \\ 2 & -6 & 10 \end{bmatrix}-\begin{bmatrix} 6 & 9 & 18 \\ -3 & 9 & 15 \end{bmatrix}=\begin{bmatrix} 0 & -5 & -10 \\ 5 & -15 & -5 \end{bmatrix}$$

所以

$$\boldsymbol{C}=\frac{1}{5}\begin{bmatrix} 0 & -5 & -10 \\ 5 & -15 & -5 \end{bmatrix}=\begin{bmatrix} 0 & -1 & -2 \\ 1 & -3 & -1 \end{bmatrix}$$

8.2.3　矩阵的乘法

定义 8.7(矩阵乘法)　设 $\boldsymbol{A}=(a_{ij})_{m\times s}$ 与 $\boldsymbol{B}=(b_{ij})_{s\times n}$，规定 $\boldsymbol{A}$ 与 $\boldsymbol{B}$ 的乘积为矩阵 $\boldsymbol{C}=(c_{ij})_{m\times n}$，记为 $\boldsymbol{AB}=\boldsymbol{C}$，其中

$$c_{ij}=a_{i1}b_{1j}+a_{i2}b_{2j}+\cdots+a_{is}b_{sj}=\sum_{k=1}^{s}a_{ik}b_{kj},\quad i=1,2,\cdots,m;\ j=1,2,\cdots,n$$

即 $\boldsymbol{AB}$ 的第 i 行第 j 列元素为 $\boldsymbol{A}$ 的第 i 行各元素分别与 $\boldsymbol{B}$ 的第 j 列对应元素的乘积之和。

关于矩阵乘积的定义，必须注意以下两点：

(1)因为乘积矩阵 $\boldsymbol{AB}$ 的 (i,j) 元素规定为左边矩阵 $\boldsymbol{A}$ 的第 i 行元素与右边矩阵 $\boldsymbol{B}$ 的第 j 列对应元素乘积之和，所以只有左边矩阵的列数等于右边矩阵的行数时，它们才可以相乘，否则不能相乘；

(2)乘积矩阵 $\boldsymbol{AB}$ 的行数等于左边矩阵 $\boldsymbol{A}$ 的行数，乘积矩阵 $\boldsymbol{AB}$ 的列数等于右边矩阵 $\boldsymbol{B}$ 的列数。

例 8.12　设矩阵

$$\boldsymbol{A}=\begin{bmatrix}1 & 2\\ 3 & 4\\ -1 & 0\\ 7 & -1\end{bmatrix},\boldsymbol{B}=\begin{bmatrix}1 & 2 & 0\\ -1 & 3 & 4\end{bmatrix},$$

求 $\boldsymbol{AB}$。

解　因为 $\boldsymbol{A}$ 是一个 4×2 矩阵，$\boldsymbol{B}$ 是一个 2×3 矩阵，所以 $\boldsymbol{A}$ 与 $\boldsymbol{B}$ 可以相乘，且 $\boldsymbol{AB}$ 是 4×3 矩阵。由定义可得

$$\boldsymbol{AB}=\begin{bmatrix}1 & 2\\ 3 & 4\\ -1 & 0\\ 7 & -1\end{bmatrix}\begin{bmatrix}1 & 2 & 0\\ -1 & 3 & 4\end{bmatrix}$$

$$=\begin{bmatrix}1\times1+2\times(-1) & 1\times2+2\times3 & 1\times0+2\times4\\ 3\times1+4\times(-1) & 3\times2+4\times3 & 3\times0+4\times4\\ -1\times1+0\times(-1) & -1\times2+0\times3 & -1\times0+0\times4\\ 7\times1+(-1)\times(-1) & 7\times2+(-1)\times3 & 7\times0+(-1)\times4\end{bmatrix}$$

$$=\begin{bmatrix}-1 & 8 & 8\\-1 & 18 & 16\\-1 & -2 & 0\\8 & 11 & -4\end{bmatrix}$$

例 8.13　设

$$\boldsymbol{A}=\begin{bmatrix}1 & 1\\1 & 1\end{bmatrix},\boldsymbol{B}\begin{bmatrix}1 & 1\\-1 & -1\end{bmatrix},$$

求 $\boldsymbol{AB}$ 和 $\boldsymbol{BA}$。

解　$\boldsymbol{AB}=\begin{bmatrix}0 & 0\\0 & 0\end{bmatrix}$，　$\boldsymbol{BA}=\begin{bmatrix}2 & 2\\-2 & -2\end{bmatrix}$

提示：

(1)由 $\boldsymbol{AB}=\boldsymbol{O}$，不能得出 $\boldsymbol{A}=\boldsymbol{O}$ 或 $\boldsymbol{B}=\boldsymbol{O}$；

(2)$\boldsymbol{AB}\neq\boldsymbol{BA}$，可见矩阵乘法不满足交换律；

(3)矩阵乘法不满足消去律，即一般情况下，当 $\boldsymbol{AB}=\boldsymbol{AC}$ 时，不能消去 $\boldsymbol{A}$ 而得到 $\boldsymbol{B}=\boldsymbol{C}$。

矩阵的乘法运算满足下列运算规律：

(1)结合律：$(\boldsymbol{AB})\boldsymbol{C}=\boldsymbol{A}(\boldsymbol{BC})$；

(2)结合律：$(k\boldsymbol{A})\boldsymbol{B}=\boldsymbol{A}(k\boldsymbol{B})=k(\boldsymbol{AB})$($k$ 为实数)；

(3)分配律：$\boldsymbol{A}(\boldsymbol{B}+\boldsymbol{C})=\boldsymbol{AB}+\boldsymbol{AC}$；

(4)分配律：$(\boldsymbol{A}+\boldsymbol{B})\boldsymbol{C}=\boldsymbol{AC}+\boldsymbol{BC}$。

8.2.4　方阵的幂

有了矩阵的乘法，就可以定义矩阵的幂：

设 $\boldsymbol{A}$ 是 n 阶方阵，定义

$$\boldsymbol{A}^1=\boldsymbol{A},\boldsymbol{A}^2=\boldsymbol{A}^1\boldsymbol{A}^1,\boldsymbol{A}^3=\boldsymbol{A}^2\boldsymbol{A}^1,\cdots,\boldsymbol{A}^{k+1}=\boldsymbol{A}^k\boldsymbol{A}^1,$$

其中 k 为正整数。显然只有方阵，它的幂才有意义。

由于矩阵乘法满足结合律，所以方阵的幂满足以下运算规律：

$$\boldsymbol{A}^k\boldsymbol{A}^l=\boldsymbol{A}^{k+l},(\boldsymbol{A}^k)^l=\boldsymbol{A}^{kl},\quad 其中\ k,l\ 为正整数$$

由于矩阵乘法不满足交换律，所以一般来说 $(\boldsymbol{AB})^k\neq\boldsymbol{A}^k\boldsymbol{B}^k$。

例 8.14　设 $\boldsymbol{A}=\begin{bmatrix}1 & 0 & 1\\0 & 2 & 0\\1 & 0 & 1\end{bmatrix}$，求 $\boldsymbol{A}^n-2\boldsymbol{A}^{n-1}(n=2,3,\cdots)$。

解　因为　$$A^2=\begin{bmatrix}1&0&1\\0&2&0\\1&0&1\end{bmatrix}\begin{bmatrix}1&0&1\\0&2&0\\1&0&1\end{bmatrix}=\begin{bmatrix}2&0&2\\0&4&0\\2&0&2\end{bmatrix}=2A,$$

所以，$n=2$，$A^2-2A=O$

对 $n=3,4,\cdots$，有　$A^n-2A^{n-1}=A^{n-2}(A^2-2A)=O$

8.2.5　矩阵的转置

定义 8.8(矩阵转置)　把 $m\times n$ 矩阵 $A=(a_{ij})_{m\times n}$ 的行依次换成列所得到的 $n\times m$ 矩阵，称为 A **的转置矩阵，记为** A^{T}，即

$$A^{\mathrm{T}}=\begin{bmatrix}a_{11}&a_{21}&\cdots&a_{m1}\\a_{12}&a_{22}&\cdots&a_{m2}\\\vdots&\vdots&&\vdots\\a_{1n}&a_{2n}&\cdots&a_{mn}\end{bmatrix}$$

例如

$$\begin{bmatrix}1&-2\\0&3\\2&-1\end{bmatrix}^{\mathrm{T}}=\begin{bmatrix}1&0&2\\-2&3&-1\end{bmatrix},\begin{bmatrix}1&2&3\end{bmatrix}^{\mathrm{T}}=\begin{bmatrix}1\\2\\3\end{bmatrix}。$$

矩阵的转置满足以下运算规律：

(1) $(A^{\mathrm{T}})^{\mathrm{T}}=A$；

(2) $(A+B)^{\mathrm{T}}=A^{\mathrm{T}}+B^{\mathrm{T}}$；

(3) $(kA)^{\mathrm{T}}=kA^{\mathrm{T}}$；

(4) $(AB)^{\mathrm{T}}=B^{\mathrm{T}}A^{\mathrm{T}}$。

例 8.15　设矩阵 $A=\begin{bmatrix}2&0&-1\\1&3&2\end{bmatrix}$，$B=\begin{pmatrix}1&7&-1\\4&2&3\\2&0&1\end{pmatrix}$，求 $(AB)^{\mathrm{T}}$。

解法 1　因为　$$AB=\begin{bmatrix}2&0&-1\\1&3&2\end{bmatrix}\begin{bmatrix}1&7&-1\\4&2&3\\2&0&1\end{bmatrix}=\begin{bmatrix}0&14&-3\\17&13&10\end{bmatrix},$$

所以　$$(AB)^{\mathrm{T}}=\begin{bmatrix}0&17\\14&13\\-3&10\end{bmatrix}$$

解法 2　$(\boldsymbol{AB})^{\mathrm{T}}=\boldsymbol{B}^{\mathrm{T}}\boldsymbol{A}^{\mathrm{T}}=\begin{bmatrix}1&4&2\\7&2&0\\-1&3&1\end{bmatrix}\begin{bmatrix}2&1\\0&3\\-1&2\end{bmatrix}=\begin{bmatrix}0&17\\14&13\\-3&10\end{bmatrix}$。

定义 8.9(对称矩阵)　若方阵 $\boldsymbol{A}=(a_{ij})_{n\times n}$ 满足 $\boldsymbol{A}^{\mathrm{T}}=\boldsymbol{A}$，则称 $\boldsymbol{A}$ 为**对称矩阵**。

定义 8.10(反对称矩阵)　若方阵 $\boldsymbol{A}=(a_{ij})_{n\times n}$ 满足 $\boldsymbol{A}^{\mathrm{T}}=-\boldsymbol{A}$，则称 $\boldsymbol{A}$ 为**反对称矩阵**。

8.2.6　方阵的行列式

定义 8.11(方阵的行列式)　由 n 阶方阵 $\boldsymbol{A}$ 的元素所构成的行列式(各元素的位置不变)，称为**方阵 $\boldsymbol{A}$ 的行列式，记作 $|\boldsymbol{A}|$ 或** $\det\boldsymbol{A}$。

注意：方阵与行列式是两个不同的概念，n 阶方阵是 n^2 个数按一定方式排成的数表，而 n 阶行列式则是这些数按一定的运算法则所确定的一个数。

方阵的行列式满足以下运算规律(设 $\boldsymbol{A},\boldsymbol{B}$ 为 n 阶方阵，λ 为数)：

(1)$\det\boldsymbol{A}^{\mathrm{T}}=\det\boldsymbol{A}$；

(2)$\det(\lambda\boldsymbol{A})=\lambda^n\det\boldsymbol{A}$；

(3)$\det(\boldsymbol{AB})=\det\boldsymbol{A}\det\boldsymbol{B}$。

由(3)可知，对于 n 阶方阵 $\boldsymbol{A},\boldsymbol{B}$，一般来说 $\boldsymbol{AB}\neq\boldsymbol{BA}$，但总有 $|\boldsymbol{AB}|=|\boldsymbol{BA}|$。

行列式 $|\boldsymbol{A}|$ 的各个元素的代数余子式 $\boldsymbol{A}_{ij}$ 所构成的如下的矩阵

$$\boldsymbol{A}^*=\begin{bmatrix}\boldsymbol{A}_{11}&\boldsymbol{A}_{21}&\cdots&\boldsymbol{A}_{n1}\\\boldsymbol{A}_{12}&\boldsymbol{A}_{22}&\cdots&\boldsymbol{A}_{n2}\\\vdots&\vdots&&\vdots\\\boldsymbol{A}_{1n}&\boldsymbol{A}_{2n}&\cdots&\boldsymbol{A}_{nn}\end{bmatrix}$$

称为 **$\boldsymbol{A}$ 的伴随矩阵，简称伴随阵**，并且有 $\boldsymbol{AA}^*=\boldsymbol{A}^*\boldsymbol{A}=|\boldsymbol{A}|\boldsymbol{I}$。

例 8.16　设 $\boldsymbol{A},\boldsymbol{B}$ 均为三阶方阵，$\det\boldsymbol{A}=2$，$\det\boldsymbol{B}=3$，求 $\det(-2\boldsymbol{AB})$，$\det(\boldsymbol{A}^3)$。

解　$\det(-2\boldsymbol{AB})=(-2)^3\det\boldsymbol{A}\det\boldsymbol{B}=-8\times2\times3=-48$

$\det(\boldsymbol{A}^3)=(\det\boldsymbol{A})^3=2^3=8$

8.2.7　逆矩阵

定义 8.12(逆矩阵)　设 $\boldsymbol{A}$ 为 n 阶方阵，若存在 n 阶方阵 $\boldsymbol{B}$，满足

$$\boldsymbol{AB}=\boldsymbol{BA}=\boldsymbol{I},$$

则称矩阵 $\boldsymbol{A}$ 是可逆的，并把 $\boldsymbol{B}$ **称为 $\boldsymbol{A}$ 的逆矩阵，记为 $\boldsymbol{A}^{-1}$，即 $\boldsymbol{B}=\boldsymbol{A}^{-1}$**。

如果矩阵 $\boldsymbol{A}$ 可逆，则其逆阵唯一. 这是因为：设 $\boldsymbol{B}$、$\boldsymbol{C}$ 都是矩阵 $\boldsymbol{A}$ 的逆矩阵，则有

$$\boldsymbol{B}=\boldsymbol{B}\boldsymbol{I}=\boldsymbol{B}(\boldsymbol{A}\boldsymbol{C})=(\boldsymbol{B}\boldsymbol{A})\boldsymbol{C}=\boldsymbol{I}\boldsymbol{C}=\boldsymbol{C}$$

所以 $\boldsymbol{A}$ 的逆矩阵是唯一的。

定理 8.2 n 阶矩阵 $\boldsymbol{A}$ 可逆的充分必要条件是 $|\boldsymbol{A}|\neq 0$，并且 $\boldsymbol{A}^{-1}=\frac{1}{|\boldsymbol{A}|}\boldsymbol{A}^*$，其中 $\boldsymbol{A}^*$ 为 $\boldsymbol{A}$ 的伴随矩阵。

证 必要性 若 $\boldsymbol{A}$ 可逆，即有 $\boldsymbol{A}^{-1}$，使得 $\boldsymbol{A}\boldsymbol{A}^{-1}=\boldsymbol{I}$，即 $|\boldsymbol{A}\boldsymbol{A}^{-1}|=|\boldsymbol{A}||\boldsymbol{A}^{-1}|=|\boldsymbol{I}|=1$，所以 $|\boldsymbol{A}|\neq 0$。

充分性 由于 $\boldsymbol{A}\boldsymbol{A}^*=\boldsymbol{A}^*\boldsymbol{A}=|\boldsymbol{A}|\boldsymbol{I}$，$|\boldsymbol{A}|\neq 0$

所以 $\boldsymbol{A}\left(\frac{1}{|\boldsymbol{A}|}\boldsymbol{A}^*\right)=\left(\frac{1}{|\boldsymbol{A}|}\boldsymbol{A}^*\right)\boldsymbol{A}=\boldsymbol{I}$，

按照逆矩阵的定义，知矩阵 $\boldsymbol{A}$ 可逆，并且 $\boldsymbol{A}^{-1}=\frac{1}{|\boldsymbol{A}|}\boldsymbol{A}^*$。

推论 $\boldsymbol{A}$，$\boldsymbol{B}$ 为 n 阶矩阵，若 $\boldsymbol{A}\boldsymbol{B}=\boldsymbol{I}$（或 $\boldsymbol{B}\boldsymbol{A}=\boldsymbol{I}$），则 $\boldsymbol{A}$，$\boldsymbol{B}$ 可逆，并且 $\boldsymbol{A}^{-1}=\boldsymbol{B}$，$\boldsymbol{B}^{-1}=\boldsymbol{A}$。

证 $|\boldsymbol{A}|\cdot|\boldsymbol{B}|=|\boldsymbol{I}|=1$，故 $|\boldsymbol{A}|\neq 0$，因而 $\boldsymbol{A}^{-1}$ 存在，于是

$$\boldsymbol{A}^{-1}=\boldsymbol{A}^{-1}\boldsymbol{I}=\boldsymbol{A}^{-1}(\boldsymbol{A}\boldsymbol{B})=(\boldsymbol{A}^{-1}\boldsymbol{A})\boldsymbol{B}=\boldsymbol{I}\boldsymbol{B}=\boldsymbol{B}。$$

同理，$\boldsymbol{B}$ 可逆，$\boldsymbol{B}^{-1}=\boldsymbol{A}$。

方阵的逆阵满足以下运算规律：

(1)若 $\boldsymbol{A}$ 可逆，则 $\boldsymbol{A}^{-1}$ 可逆，且 $(\boldsymbol{A}^{-1})^{-1}=\boldsymbol{A}$。

(2)若 $\boldsymbol{A}$ 可逆，数 $\lambda\neq 0$，则 $\lambda\boldsymbol{A}$ 可逆，且 $(\lambda\boldsymbol{A})^{-1}=\frac{1}{\lambda}\boldsymbol{A}^{-1}$。

(3)若 $\boldsymbol{A}$，$\boldsymbol{B}$ 为同阶可逆矩阵，则 $\boldsymbol{A}\boldsymbol{B}$ 可逆，且 $(\boldsymbol{A}\boldsymbol{B})^{-1}=\boldsymbol{B}^{-1}\boldsymbol{A}^{-1}$。

(4)若 $\boldsymbol{A}$ 可逆，则 $\boldsymbol{A}^{\mathrm{T}}$ 可逆，且 $(\boldsymbol{A}^{\mathrm{T}})^{-1}=(\boldsymbol{A}^{-1})^{\mathrm{T}}$。

例 8.17 设方阵 $\boldsymbol{A}=\begin{bmatrix}1&1&1\\3&4&3\\3&3&4\end{bmatrix}$，试问 $\boldsymbol{A}$ 是否可逆？若可逆，求出 $\boldsymbol{A}^{-1}$。

解 $|\boldsymbol{A}|=\begin{vmatrix}1&1&1\\3&4&3\\3&3&4\end{vmatrix}=1\neq 0$，故 $\boldsymbol{A}$ 可逆。再计算 $|\boldsymbol{A}|$ 的代数余子式，

$A_{11}=7$，$A_{12}=-3$，$A_{13}=-3$，$A_{21}=-1$，$A_{22}=1$，$A_{23}=0$，$A_{31}=-1$，$A_{32}=0$，$A_{33}=1$。

得
$$A^* = \begin{bmatrix} A_{11} & A_{21} & A_{31} \\ A_{12} & A_{22} & A_{32} \\ A_{13} & A_{23} & A_{33} \end{bmatrix} = \begin{bmatrix} 7 & -1 & -1 \\ -3 & 1 & 0 \\ -3 & 0 & 1 \end{bmatrix}$$

所以
$$A^{-1} = \frac{1}{|A|}A^* = \begin{bmatrix} 7 & -1 & -1 \\ -3 & 1 & 0 \\ -3 & 0 & 1 \end{bmatrix}$$

例 8.18　设矩阵 $A=\begin{bmatrix} 1 & 1 & 1 \\ 3 & 4 & 3 \\ 3 & 3 & 4 \end{bmatrix}$，$B=\begin{bmatrix} 1 & 2 \\ 3 & 4 \end{bmatrix}$，$C=\begin{bmatrix} 1 & 3 \\ 2 & 0 \\ 3 & 1 \end{bmatrix}$，满足 $AXB=C$，求矩阵 X。

解　若 A^{-1}，B^{-1} 存在，则用 A^{-1} 左乘上式，用 B^{-1} 右乘上式，有
$$A^{-1}AXBB^{-1}=A^{-1}CB^{-1},\quad \text{即}\quad X=A^{-1}CB^{-1}。$$
由上例知 $|A|\neq 0$，$|B|=-2$，故 A，B 都可逆，且
$$A^{-1}=\begin{bmatrix} 7 & -1 & -1 \\ -3 & 1 & 0 \\ -3 & 0 & 1 \end{bmatrix},\quad B^{-1}=\begin{bmatrix} -2 & 1 \\ \frac{3}{2} & -\frac{1}{2} \end{bmatrix}$$

于是
$$X=A^{-1}CB^{-1}=\begin{bmatrix} 7 & -1 & -1 \\ -3 & 1 & 0 \\ -3 & 0 & 1 \end{bmatrix}\begin{bmatrix} 1 & 3 \\ 2 & 0 \\ 3 & 1 \end{bmatrix}\begin{bmatrix} -2 & 1 \\ \frac{3}{2} & -\frac{1}{2} \end{bmatrix}$$
$$=\begin{bmatrix} 2 & 20 \\ -1 & -9 \\ 0 & -8 \end{bmatrix}\begin{bmatrix} -2 & 1 \\ \frac{3}{2} & -\frac{1}{2} \end{bmatrix}=\begin{bmatrix} 26 & -8 \\ -\frac{23}{2} & \frac{7}{2} \\ -12 & 4 \end{bmatrix}$$

例 8.19　设 $P=\begin{bmatrix} 1 & 2 \\ 1 & 4 \end{bmatrix}$，$\Lambda=\begin{bmatrix} -1 & 0 \\ 0 & 1 \end{bmatrix}$，$AP=P\Lambda$，求 A^{11}。

解　$|P|=2$，$P^{-1}=\frac{1}{2}\begin{bmatrix} 4 & -2 \\ -1 & 1 \end{bmatrix}$

$$A=P\Lambda P^{-1},A^2=P\Lambda P^{-1}P\Lambda P^{-1}=P\Lambda^2P^{-1},\cdots,A^{11}=P\Lambda^{11}P^{-1}$$

而

$$\Lambda=\begin{bmatrix} -1 & 0 \\ 0 & 1 \end{bmatrix},\Lambda^2=\begin{bmatrix} -1 & 0 \\ 0 & 1 \end{bmatrix}\begin{bmatrix} -1 & 0 \\ 0 & 1 \end{bmatrix}=\begin{bmatrix} 1 & 0 \\ 0 & 1 \end{bmatrix},\Lambda^3=\Lambda^2\Lambda=I\Lambda=\Lambda,\cdots,\Lambda^{11}=\Lambda,$$

所以

$$A^{11}=P\Lambda^{11}P^{-1}=P\Lambda P^{-1}=\begin{bmatrix}1 & 2\\1 & 4\end{bmatrix}\begin{bmatrix}-1 & 0\\0 & 1\end{bmatrix}\frac{1}{2}\begin{bmatrix}4 & -2\\-1 & 1\end{bmatrix}=\begin{bmatrix}-3 & 2\\-4 & 3\end{bmatrix}$$

例 8.20 设 n 阶矩阵 $\boldsymbol{A}$ 满足 $\boldsymbol{A}^2+\boldsymbol{A}-4\boldsymbol{I}=\boldsymbol{O}$，证明 $\boldsymbol{A}-\boldsymbol{I}$ 可逆，并求 $(\boldsymbol{A}-\boldsymbol{I})^{-1}$。

解 因为 $\boldsymbol{O}=\boldsymbol{A}^2+\boldsymbol{A}-4\boldsymbol{I}=(\boldsymbol{A}-\boldsymbol{I})(\boldsymbol{A}+2\boldsymbol{I})-2\boldsymbol{I}$

故 $$(\boldsymbol{A}-\boldsymbol{I})(\boldsymbol{A}+2\boldsymbol{I})=2\boldsymbol{I}$$

即 $$(\boldsymbol{A}-\boldsymbol{I})\left(\frac{1}{2}(\boldsymbol{A}+2\boldsymbol{I})\right)=\boldsymbol{I}$$

所以 $\boldsymbol{A}-\boldsymbol{I}$ 可逆，并且 $(\boldsymbol{A}-\boldsymbol{I})^{-1}=\frac{1}{2}(\boldsymbol{A}+2\boldsymbol{I})$。

8.3 矩阵的初等变换与线性方程组

8.3.1 矩阵的初等变换

矩阵的初等变换是一种十分重要的运算，它在解线性方程组、求逆阵及矩阵理论的探讨中都有重要作用。

在用消元法解线性方程组时，要使用以下三种运算：

(1)互换两个方程的位置；

(2)用一个非零数乘某个方程；

(3)把某个方程的倍数加到另一方程上。

这三种运算称为线性方程组的初等变换，可以验证线性方程组的初等变换是同解变换。

如果用矩阵来表示线性方程组的上述三种初等变换，就有矩阵的三种初等变换。

定义 8.13(矩阵的初等行变换) 矩阵的初等行变换有以下三种：

(1)互换两行(互换 i、j 两行，记作 $r_i\leftrightarrow r_j$)；

(2)用一个非零数乘某一行(第 i 行乘 $k(k\neq 0)$，记作 $k\times r_i$)；

(3)把某一行的倍数加到另一行(第 j 行的 k 倍加到第 i 行，记作 r_i+kr_j)。

把定义中的“行”(r)换成“列”(c)即得到矩阵的初等列变换。

矩阵的初等行变换和初等列变换统称为矩阵的初等变换。

为了介绍矩阵的初等变换，需要引进矩阵秩的定义。

定义 8.14 (k 阶子式)　在矩阵 $\boldsymbol{A}=(a_{ij})_{m\times n}$ 中任取 k 行 k 列，在这些行、列交叉位置上的 k^2 个元素保持相对位置不变而构成的 k 阶行列式，称为矩阵 $\boldsymbol{A}$ 的 **k 阶子式**。

定义 8.15(矩阵的秩)　矩阵 $\boldsymbol{A}$ 中不等于零的子式的最高阶数，称为**矩阵 $\boldsymbol{A}$ 的秩，记为 $r(\boldsymbol{A})$**。

例如，矩阵

$$\boldsymbol{A}=\begin{bmatrix}1&2&3&4\\2&3&4&5\\3&4&5&6\end{bmatrix}$$

显然二阶子式

$$\begin{vmatrix}1&2\\3&4\end{vmatrix}\neq 0$$

而它有四个三阶子式，容易计算出这 4 个 3 阶子式

$$\begin{vmatrix}1&2&3\\2&3&4\\3&4&5\end{vmatrix}=0,\quad\begin{vmatrix}1&2&4\\2&3&5\\3&4&6\end{vmatrix}=0,\quad\begin{vmatrix}1&3&4\\2&4&5\\3&5&6\end{vmatrix}=0,\quad\begin{vmatrix}2&3&4\\3&4&5\\4&5&6\end{vmatrix}=0$$

从而 $r(\boldsymbol{A})=2$。

若 $\boldsymbol{A}$ 是 n 阶方阵，则当 $r(\boldsymbol{A})=n$ 时，称 $\boldsymbol{A}$ 是满秩矩阵，否则称 $\boldsymbol{A}$ 是降秩矩阵。

矩阵的秩具有以下性质：

(1) 对任一 $m\times n$ 矩阵 $\boldsymbol{A}$，$0\leqslant r(\boldsymbol{A})\leqslant\min\{m,n\}$；

(2) $r(\boldsymbol{A}+\boldsymbol{B})\leqslant r(\boldsymbol{A})+r(\boldsymbol{B})$；

(3) $r(\boldsymbol{A})=r(\boldsymbol{A}^{\mathrm{T}})$；

(4) $r(\boldsymbol{AB})\leqslant\min(r(\boldsymbol{A}),r(\boldsymbol{B}))$；

(5) n 阶方阵 $\boldsymbol{A}$ 可逆的充分必要条件是 $r(\boldsymbol{A})=n$；

(6) $r(\boldsymbol{A})=r\Leftrightarrow\boldsymbol{A}$ 中至少存在一个 r 阶非零子式，$\boldsymbol{A}$ 中所有的 $r+1$ 阶子式全为零。

定义 8.16(阶梯形矩阵)　如果一个矩阵满足下列两个条件，则称它为行阶梯形矩阵，简称为阶梯形矩阵：

(1)元素全为零的行位于矩阵的最下面；

(2)从上到下，各非零行的首非零元的列标随着行标的递增而严格递增。

例如

$$\begin{bmatrix}1&2&0&-1&3\\0&2&1&3&1\\0&0&0&2&4\\0&0&0&0&0\end{bmatrix},\quad\begin{bmatrix}2&3&-1&4\\0&4&1&6\\0&0&1&1\\0&0&0&2\end{bmatrix}$$

均为阶梯形矩阵。

阶梯形矩阵的秩等于矩阵中非零行的行数。

如果一个矩阵满足下列两个条件,则称它为**简化行阶梯形矩阵(行最简形)**:

(1)为阶梯形矩阵;

(2)首非零元均为1,并且在每个首非零元所在的列中,除首非零元1以外的其他元素均为零。

例如下列矩阵都是简化行阶梯形矩阵:

$$\begin{bmatrix}1&0&0\\0&1&0\\0&0&1\end{bmatrix},\quad\begin{bmatrix}0&1&2&0&1\\0&0&0&1&2\\0&0&0&0&0\end{bmatrix},\quad\begin{bmatrix}1&0&0&-2\\0&1&0&4\\0&0&1&1\end{bmatrix}$$

现在给出初等变换的性质如下。

定理 8.3　初等变换不改变矩阵的秩。

利用这个性质,只要把矩阵作初等变换化为阶梯形,就知道矩阵的秩了。

例 8.21　计算矩阵 $\boldsymbol{A}$ 的秩。

$$\boldsymbol{A}=\begin{bmatrix}1&2&3&4\\2&3&4&6\\3&4&5&6\\4&5&6&7\end{bmatrix}$$

解

$$\boldsymbol{A}\xrightarrow[r_4-4r_1]{\substack{r_2-2r_1\\r_3-3r_1}}\begin{bmatrix}1&2&3&4\\0&-1&-2&-2\\0&-2&-4&-6\\0&-3&-6&-9\end{bmatrix}\xrightarrow{\substack{r_3-2r_2\\r_4-3r_2}}\begin{bmatrix}1&2&3&4\\0&-1&-2&-2\\0&0&0&-2\\0&0&0&-3\end{bmatrix}$$

$$\xrightarrow{r_4-\frac{3}{2}r_3}\begin{bmatrix}1 & 2 & 3 & 4\\ 0 & -1 & -2 & -2\\ 0 & 0 & 0 & -2\\ 0 & 0 & 0 & 0\end{bmatrix}$$

已将 $\boldsymbol{A}$ 化成阶梯形，所以

$$r(\boldsymbol{A})=3$$

8.3.2　初等矩阵

定义 8.17(初等矩阵)　由单位矩阵 $\boldsymbol{I}$ 经过一次初等变换得到的矩阵称为**初等矩阵**。

三种初等变换对应着三种初等矩阵。

1. 对调两行或对调两列

把单位矩阵中第 i,j 两行对调(或第 i,j 两列对调)，得初等矩阵

$$\boldsymbol{I}(i,j)=\begin{bmatrix}1 & & & & & & & & \\ & \ddots & & & & & & & \\ & & 1 & & & & & & \\ & & & 0 & \cdots & 1 & & & \\ & & & & 1 & & & & \\ & & & \vdots & \ddots & \vdots & & & \\ & & & & & 1 & & & \\ & & & 1 & \cdots & 0 & & & \\ & & & & & & 1 & & \\ & & & & & & & \ddots & \\ & & & & & & & & 1\end{bmatrix}\begin{matrix}\\ \\ \\ \leftarrow \text{第 } i \text{ 行}\\ \\ \\ \\ \leftarrow \text{第 } j \text{ 行}\\ \\ \\ \\ \end{matrix}$$

用 m 阶初等矩阵 $\boldsymbol{I}_m(i,j)$ 左乘矩阵 $\boldsymbol{A}=(a_{ij})_{m\times n}$，得

$$\boldsymbol{I}_m(i,j)\mathbf{A}=\begin{bmatrix} a_{11} & a_{12} & \cdots & a_{1n} \\ \vdots & \vdots & & \vdots \\ a_{j1} & a_{j2} & \cdots & a_{jn} \\ \vdots & \vdots & & \vdots \\ a_{i1} & a_{i2} & \cdots & a_{in} \\ \vdots & \vdots & & \vdots \\ a_{m1} & a_{m2} & \cdots & a_{mn} \end{bmatrix}\begin{matrix} \\ \\ \leftarrow\text{第 } i \text{ 行} \\ \\ \leftarrow\text{第 } j \text{ 行} \\ \\ \\ \end{matrix}$$

其结果相当于对矩阵 $\mathbf{A}$ 施行第一种初等行变换：把 $\mathbf{A}$ 的第 i 行与第 j 行对调 $(r_i\leftrightarrow r_j)$。类似地，用 n 阶初等矩阵 $\boldsymbol{I}_n(i,j)$ 右乘矩阵 $\mathbf{A}=(a_{ij})_{m\times n}$，其结果相当于对矩阵 $\mathbf{A}$ 施行第一种初等列变换：把 $\mathbf{A}$ 的第 i 列与第 j 列对调 $(c_i\leftrightarrow c_j)$。

2. 以数 $k(k\neq 0)$ 乘某行或某列

以数 $k(k\neq 0)$ 乘单位矩阵的第 i 行（或第 i 列），得初等矩阵

$$\boldsymbol{I}(i(k))=\begin{bmatrix} 1 & & & & & & \\ & \ddots & & & & & \\ & & 1 & & & & \\ & & & k & & & \\ & & & & 1 & & \\ & & & & & \ddots & \\ & & & & & & 1 \end{bmatrix}\begin{matrix} \\ \\ \\ \leftarrow\text{第 } i \text{ 行} \\ \\ \\ \\ \end{matrix}$$

可以证明：用 m 阶初等矩阵 $\boldsymbol{I}_m(i(k))$ 左乘矩阵 $\mathbf{A}=(a_{ij})_{m\times n}$，其结果相当于以数 k 乘矩阵 $\mathbf{A}$ 的第 i 行 $(r_i\times k)$。用 n 阶初等矩阵 $\boldsymbol{I}_n(i(k))$ 右乘矩阵 $\mathbf{A}=(a_{ij})_{m\times n}$，其结果相当于以数 k 乘 $\mathbf{A}$ 的第 i 列 $(c_i\times k)$。

3. 以数 k 乘某行（列）加到另一行（列）上去

以数 k 乘单位矩阵 $\boldsymbol{I}$ 的第 j 行加到第 i 行（或以数 k 乘单位矩阵 $\boldsymbol{I}$ 的第 i 列加到第 j 列上），得初等矩阵

$$I(i,j(k))=\begin{bmatrix}1 & & & & & & \\ & \ddots & & & & & \\ & & 1 & \cdots & k & & \\ & & & \ddots & & & \\ & & & & 1 & & \\ & & & & & \ddots & \\ & & & & & & 1\end{bmatrix}\begin{matrix} \\ \\ \leftarrow 第\,i\,行 \\ \\ \leftarrow 第\,j\,行 \\ \\ \\ \end{matrix}$$

可以证明：用 m 阶初等矩阵 $\boldsymbol{I}_m(i,j(k))$ 左乘矩阵 $\boldsymbol{A}=(a_{ij})_{m\times n}$，其结果相当于把矩阵 $\boldsymbol{A}$ 的第 j 行乘数 k 加到第 i 行（r_i+kr_j）。用 n 阶初等矩阵 $\boldsymbol{I}_n(i,j(k))$ 右乘矩阵 $\boldsymbol{A}=(a_{ij})_{m\times n}$，其结果相当于把 $\boldsymbol{A}$ 的第 i 列乘数 k 加到第 j 列上（c_j+kc_i）。

定理 8.4　设 $\boldsymbol{A}$ 是一个 $m\times n$ 矩阵，对 $\boldsymbol{A}$ 施行一次初等行变换，相当于在 $\boldsymbol{A}$ 的左边乘以相应的 m 阶初等矩阵；对 $\boldsymbol{A}$ 施行一次初等列变换，相当于在 $\boldsymbol{A}$ 的右边乘以相应的 n 阶初等矩阵。

定理 8.5　任一可逆矩阵 $\boldsymbol{A}$ 都可通过若干次初等行变换化成同阶单位矩阵 $\boldsymbol{I}$。

定理 8.6　方阵 $\boldsymbol{A}$ 可逆的充分必要条件是 $\boldsymbol{A}$ 可表示为若干个初等矩阵的乘积。

若方阵 $\boldsymbol{A}$ 可逆，则存在初等矩阵 $\boldsymbol{P}_1,\boldsymbol{P}_2,\cdots,\boldsymbol{P}_s$，使 $\boldsymbol{A}^{-1}=\boldsymbol{P}_s\boldsymbol{P}_{s-1}\cdots\boldsymbol{P}_1$，

$$\boldsymbol{P}_s\boldsymbol{P}_{s-1}\cdots P_1\boldsymbol{A}=\boldsymbol{I},\qquad \boldsymbol{P}_s\boldsymbol{P}_{s-1}\cdots\boldsymbol{P}_1\boldsymbol{I}=\boldsymbol{A}^{-1}$$

这表明：当用若干次初等行变换把 $\boldsymbol{A}$ 化成单位矩阵 $\boldsymbol{I}$ 时，则用同样的若干次初等行变换可以把单位矩阵 $\boldsymbol{I}$ 化成 $\boldsymbol{A}^{-1}$。于是就得到了利用初等行变换求逆矩阵的方法。

定理 8.7　设 n 阶方阵 $\boldsymbol{A}$ 可逆，作 $n\times 2n$ 阶矩阵 $[\boldsymbol{A}|\boldsymbol{I}]$，对矩阵 $[\boldsymbol{A}|\boldsymbol{I}]$ 作初等行变换，当左边的 $\boldsymbol{A}$ 变成 $\boldsymbol{I}$ 时，右边的 $\boldsymbol{I}$ 即变成了 $\boldsymbol{A}^{-1}$，即

$$[\boldsymbol{A}|\boldsymbol{I}]\xrightarrow{\text{行变换}}[\boldsymbol{I}|\boldsymbol{A}^{-1}]$$

例 8.22　利用初等变换求

$$\boldsymbol{A}=\begin{bmatrix}2 & 2 & 3\\ 1 & -1 & 0\\ -1 & 2 & 1\end{bmatrix}$$

的逆矩阵。

解

$$[\boldsymbol{A}\mid\boldsymbol{I}]=\begin{bmatrix}2&2&3&1&0&0\\1&-1&0&0&1&0\\-1&2&1&0&0&1\end{bmatrix}\xrightarrow{r_1\leftrightarrow r_2}\begin{bmatrix}1&-1&0&0&1&0\\2&2&3&1&0&0\\-1&2&1&0&0&1\end{bmatrix}$$

$$\xrightarrow[r_3+r_1]{r_2-2r_1}\begin{bmatrix}1&-1&0&0&1&0\\0&4&3&1&-2&0\\0&1&1&0&1&1\end{bmatrix}\xrightarrow{r_2\leftrightarrow r_3}\begin{bmatrix}1&-1&0&0&1&0\\0&1&1&0&1&1\\0&4&3&1&-2&0\end{bmatrix}$$

$$\xrightarrow{r_3-4r_2}\begin{bmatrix}1&-1&0&0&1&0\\0&1&1&0&1&1\\0&0&-1&1&-6&-4\end{bmatrix}$$

$$\xrightarrow{r_3+r_2}\begin{bmatrix}1&-1&0&0&1&0\\0&1&0&1&-5&-3\\0&0&-1&1&-6&-4\end{bmatrix}$$

$$\xrightarrow[-r_3]{r_1+r_2}\begin{bmatrix}1&0&0&1&-4&-3\\0&1&0&1&-5&-3\\0&0&1&-1&6&4\end{bmatrix}$$

$$=[\boldsymbol{I}\mid\boldsymbol{A}^{-1}]$$

所以 $$\boldsymbol{A}^{-1}=\begin{bmatrix}1&-4&-3\\1&-5&-3\\-1&6&4\end{bmatrix}。$$

8.3.3 利用初等变换解线性方程组

在中学的初等数学中，已经介绍过线性方程组的消元法，消元法的基本思想是：通过对方程组施行一系列同解变形，消去一些方程中的若干个未知量，把方程组化成易于求解的同解方程组。

例 8.23 求解线性方程组

$$\begin{cases}x_1+x_2+2x_3=9 & (1)\\2x_1+2x_2-3x_3=11 & (2)\\3x_1+6x_2-6x_3=0 & (3)\\x_1+3x_2-5x_3=-8 & (4)\end{cases}$$

解 可以采用以下步骤求解：(1)式乘以(−2)加到(2)式，(1)式乘以(−3)加到(3)式，(1)式乘以(−1)加到(4)式，得到

$$\begin{cases} x_1+x_2+2x_3=9 & (5)\\ -7x_3=-7 & (6)\\ 3x_2-12x_3=-27 & (7)\\ 2x_2-7x_3=-17 & (8)\end{cases}$$

交换(6),(7)两个方程的位置,并且为了以下运算的方便,用$\frac{1}{3}$乘方程(7)的两端,用$-\frac{1}{7}$乘方程(6)的两端,得到

$$\begin{cases} x_1+x_2+2x_3=9 & (9)\\ x_2-4x_3=-9 & (10)\\ x_3=1 & (11)\\ 2x_2-7x_3=-17 & (12)\end{cases}$$

方程(10)乘以(−2)加到方程(12)上,得到

$$\begin{cases} x_1+x_2+2x_3=9 & (13)\\ x_2-4x_3=-9 & (14)\\ x_3=1 & (15)\\ x_3=1 & (16)\end{cases}$$

方程(15)乘以(−1)加到方程(16)上,得到

$$\begin{cases} x_1+x_2+2x_3=9 & (17)\\ x_2-4x_3=-9 & (18)\\ x_3=1 & (19)\end{cases}$$

由于方程(16)化成了恒等式“0=0”,所以下面不再写出,方程(19)乘以 4 加到方程(18)上,方程(19)乘以(−2)加到方程(17)上,得到

$$\begin{cases} x_1+x_2=7 & (20)\\ x_2=-5 & (21)\\ x_3=1 & (22)\end{cases}$$

方程(21)乘以(−1)加到方程(20)上,得到方程组的解

$$\begin{cases} x_1 = 12\\ x_2 = -5\\ x_3=1\end{cases}$$

显然,用消元法解方程组,只涉及到方程组中未知量的系数及常数项的运算,并未涉及到未知量的运算. 也就是说,完全可以用矩阵的初等变换来表示

$$\begin{bmatrix}1&1&2&9\\2&2&-3&11\\3&6&-6&0\\1&3&-5&-8\end{bmatrix}\xrightarrow[r_4-r_1]{\substack{r_2-2r_1\\r_3-3r_1}}\begin{bmatrix}1&1&2&9\\0&0&-7&-7\\0&3&-12&-27\\0&2&-7&-17\end{bmatrix}$$

$$\xrightarrow{r_2\leftrightarrow r_3}\begin{bmatrix}1&1&2&9\\0&3&-12&-27\\0&0&-7&-7\\0&2&-7&-17\end{bmatrix}\xrightarrow{\substack{\frac{1}{3}r_2\\-\frac{1}{7}r_3}}\begin{bmatrix}1&1&2&9\\0&1&-4&-9\\0&0&1&1\\0&2&-7&-17\end{bmatrix}$$

$$\xrightarrow{r_4-2r_2}\begin{bmatrix}1&1&2&9\\0&1&-4&-9\\0&0&1&1\\0&0&1&1\end{bmatrix}\xrightarrow{r_4-r_3}\begin{bmatrix}1&1&2&9\\0&1&-4&-9\\0&0&1&1\\0&0&0&0\end{bmatrix}$$

$$\xrightarrow{\substack{r_1-2r_3\\r_2+4r_3}}\begin{bmatrix}1&1&0&7\\0&1&0&-5\\0&0&1&1\\0&0&0&0\end{bmatrix}\xrightarrow{r_1-r_2}\begin{bmatrix}1&0&0&12\\0&1&0&-5\\0&0&1&1\\0&0&0&0\end{bmatrix}。$$

与原方程组同解方程组为
$$\begin{cases}x_1\qquad\qquad=12\\\qquad x_2\qquad=-5\\\qquad\qquad x_3=1\end{cases}$$

对于 m 个方程 n 个未知量组成的线性方程组

$$\begin{cases}a_{11}x_1+a_{12}x_2+\cdots+a_{1n}x_n=b_1\\a_{21}x_1+a_{22}x_2+\cdots+a_{2n}x_n=b_2\\\qquad\qquad\vdots\qquad\qquad\qquad\vdots\\a_{m1}x_1+a_{m2}x_2+\cdots+a_{mn}x_n=b_m\end{cases}\tag{8.3.1}$$

称

$$\mathbf{A}=\begin{bmatrix}a_{11}&a_{12}&\cdots&a_{1n}\\a_{21}&a_{22}&\cdots&a_{2n}\\\vdots&\vdots&&\vdots\\a_{m1}&a_{m2}&\cdots&a_{mn}\end{bmatrix}$$

为方程组的系数矩阵。

称

$$\overline{\mathbf{A}}=\begin{bmatrix} a_{11} & a_{12} & \cdots & a_{1n} & b_1 \\ a_{21} & a_{22} & \cdots & a_{2n} & b_2 \\ \vdots & \vdots & & \vdots & \vdots \\ a_{m1} & a_{m2} & \cdots & a_{mn} & b_m \end{bmatrix}$$

为方程组的增广矩阵。

矩阵 $\overline{\mathbf{A}}$ 总可以通过初等行变换，将其化为简化行阶梯形矩阵(行最简形)。

例如，在例 8.23 中最后三步变换就是将阶梯矩阵化成了简化行阶梯形矩阵(行最简形)。

现在我们考察对增广矩阵 $\overline{\mathbf{A}}$ 作初等行变换所反映出的方程组(8.3.1)的消元结果，在将增广矩阵化为阶梯形后，其非零行的行数就是 $\overline{\mathbf{A}}$ 的秩，而去掉阶梯形的最后一列，所剩下矩阵非零行的行数就是 $\mathbf{A}$ 的秩。

这样，可能出现下面三种情况：

(1)$r(\overline{\mathbf{A}})>r(\mathbf{A})$，此时若考虑阶梯形矩阵相应的方程组，方程组中将有方程左边为零而右边是非零常数，这是矛盾方程，因此方程组无解；

(2)$r(\overline{\mathbf{A}})=r(\mathbf{A})=n$，此时若去掉阶梯形矩阵全零行，矩阵相应的方程组实际恰有 n 个方程，其系数行列式不为零，根据克莱姆法则，方程组有唯一解；

(3)$r(\overline{\mathbf{A}})=r(\mathbf{A})=r<n$，此时若去掉阶梯形矩阵全零行，矩阵相应的方程组中方程的个数少于未知量个数，方程组将有 $n-r$ 个自由未知量，方程组有无穷多解。

于是得到如下定理。

定理 8.8　设线性方程组(8.3.1)的系数矩阵为 $\mathbf{A}$，增广矩阵为 $\overline{\mathbf{A}}$，则

(1)当 $r(\overline{\mathbf{A}})>r(\mathbf{A})$，方程组无解；

(2)当 $r(\overline{\mathbf{A}})=r(\mathbf{A})=n$，方程组有唯一解；

(3)当 $r(\overline{\mathbf{A}})=r(\mathbf{A})=r<n$，方程组有无穷多解(有 $n-r$ 个自由未知量)。

在情况(1)时，称方程组是不相容的；而在情况(2)，(3)称方程组是相容的。在后两种情况时可以将阶梯形矩阵进一步化为简化行阶梯形矩阵来求出方程组的解。

例 8.24　解方程组

$$\begin{cases} x_1+2x_2+3x_3=4 \\ 2x_1+3x_2+4x_3=5 \\ 3x_1+4x_2+5x_3=6 \end{cases}$$

解　将方程组增广矩阵进行初等行变换

$$\overline{\mathbf{A}}=\begin{bmatrix} 1 & 2 & 3 & 4 \\ 2 & 3 & 4 & 5 \\ 3 & 4 & 5 & 6 \end{bmatrix}\xrightarrow[r_3-3r_1]{r_2-2r_1}\begin{bmatrix} 1 & 2 & 3 & 4 \\ 0 & -1 & -2 & -3 \\ 0 & -2 & -4 & -6 \end{bmatrix}$$

$$\xrightarrow{r_3-2r_2}\begin{bmatrix}1&2&3&4\\0&-1&-2&-3\\0&0&0&0\end{bmatrix}$$

$$\xrightarrow{-r_2}\begin{bmatrix}1&2&3&4\\0&1&2&3\\0&0&0&0\end{bmatrix}\xrightarrow{r_1-2r_2}\begin{bmatrix}1&0&-1&-2\\0&1&2&3\\0&0&0&0\end{bmatrix}=\boldsymbol{C}$$

由于 $n=3, r(\overline{\mathbf{A}})=r(\mathbf{A})=2<3$，因此方程组有无穷多解，与阶梯形矩阵对应的方程组为 $\begin{cases}x_1 \quad -x_3=-2\\ x_2+2x_3=3\end{cases}$

与矩阵 $\boldsymbol{C}$ 的首非零元对应的未知量为 x_1、x_2，由于 x_1、x_2 的系数行列式不为零，所以任给 x_3 一个值，就可以唯一地得到方程组的一个解，因此，选 x_1、x_2 为约束未知量，x_3 为自由未知量，令 $x_3=c$，得到方程组的参数形式的通解为

$$\begin{cases}x_1=-2+c\\ x_2=3-2c\\ x_3=\quad c\end{cases}\qquad \text{或写成向量形式}\qquad \begin{bmatrix}x_1\\x_2\\x_3\end{bmatrix}=\begin{bmatrix}-2\\3\\0\end{bmatrix}+c\begin{bmatrix}1\\-2\\1\end{bmatrix},$$

其中 c 为任意常数。

例 8.25　λ 为何值时，线性方程组

$$\begin{cases}-2x_1+x_2+x_3=-2\\ x_1-2x_2+x_3=\lambda\\ x_1+x_2-2x_3=\lambda^2\end{cases}$$

无解、有无穷多解？在有无穷多解时，求其全部解。

解　将方程组增广矩阵进行初等行变换

$$\overline{\mathbf{A}}=\begin{bmatrix}-2&1&1&-2\\1&-2&1&\lambda\\1&1&-2&\lambda^2\end{bmatrix}\xrightarrow[r_3+\frac{1}{2}r_1]{r_2+\frac{1}{2}r_1}\begin{bmatrix}-2&1&1&-2\\0&-\frac{3}{2}&\frac{3}{2}&\lambda-1\\0&\frac{3}{2}&-\frac{3}{2}&\lambda^2-1\end{bmatrix}$$

$$\xrightarrow{r_3+r_2}\begin{bmatrix}-2&1&1&-2\\0&-\frac{3}{2}&\frac{3}{2}&\lambda-1\\0&0&0&(\lambda+2)(\lambda-1)\end{bmatrix}$$

$$\xrightarrow[-\frac{2}{3}r_2]{-\frac{1}{2}r_1}\begin{bmatrix}1 & -\frac{1}{2} & -\frac{1}{2} & 1\\ 0 & 1 & -1 & -\frac{2}{3}(\lambda-1)\\ 0 & 0 & 0 & (\lambda+2)(\lambda-1)\end{bmatrix}$$

$$\xrightarrow{r_1+\frac{1}{2}r_2}\begin{bmatrix}1 & 0 & -1 & \frac{4-\lambda}{3}\\ 0 & 1 & -1 & -\frac{2}{3}(\lambda-1)\\ 0 & 0 & 0 & (\lambda+2)(\lambda-1)\end{bmatrix}=\boldsymbol{B}$$

(1)当 $\lambda\neq-2,\lambda\neq1$,时,$r(\mathbf{A})=2,r(\overline{\mathbf{A}})=3$,方程组无解；

(2)当 $\lambda=-2$,或 $\lambda=1$ 时,由于 $n=3,r(\overline{\mathbf{A}})=r(\mathbf{A})=2<3$,因此方程组有无穷多解。

(i) $\lambda=-2$ 时,与阶梯形矩阵对应的方程组为

$$\begin{cases}x_1 \quad -x_3=2\\ \quad x_2-x_3=2\end{cases}$$

与矩阵 $\boldsymbol{B}$ 的首非零元对应的未知量为 x_1、x_2,由于 x_1、x_2 的系数行列式不为零,所以任给 x_3 一个值,就可以唯一地得到方程组的一个解,因此选 x_1、x_2 为约束未知量, x_3 为自由未知量,令 $x_3=c$,得到方程组的参数形式的通解为

$$\begin{cases}x_1=2+c\\ x_2=2+c\\ x_3=\quad c\end{cases}\quad\text{或写成向量形式}\quad\begin{bmatrix}x_1\\ x_2\\ x_3\end{bmatrix}=\begin{bmatrix}2\\ 2\\ 0\end{bmatrix}+c\begin{bmatrix}1\\ 1\\ 1\end{bmatrix},$$

其中 c 为任意常数。

(ii) $\lambda=1$ 时,与阶梯形矩阵对应的方程组为

$$\begin{cases}x_1 \quad -x_3=1\\ \quad x_2-x_3=0\end{cases}$$

选 x_3 为自由未知量,令 $x_3=c$,得到方程组的参数形式的通解为

$$\begin{cases}x_1=1+c\\ x_2=\quad c\\ x_3=\quad c\end{cases}\quad\text{或写成向量形式}\quad\begin{bmatrix}x_1\\ x_2\\ x_3\end{bmatrix}=\begin{bmatrix}1\\ 0\\ 0\end{bmatrix}+c\begin{bmatrix}1\\ 1\\ 1\end{bmatrix},$$

其中 c 为任意常数。

推论　设齐次线性方程组

$$\begin{cases} a_{11}x_1 + a_{12}x_2 + \cdots + a_{1n}x_n = 0 \\ a_{21}x_1 + a_{22}x_2 + \cdots + a_{2n}x_n = 0 \\ \qquad\qquad \vdots \qquad\qquad \vdots \\ a_{m1}x_1 + a_{m2}x_2 + \cdots + a_{mn}x_n = 0 \end{cases} \tag{8.3.2}$$

的系数矩阵为 $\mathbf{A}$，则

(1)当 $r(\overline{\mathbf{A}})=r(\mathbf{A})=n$，方程组仅有唯一零解；

(2)当 $r(\overline{\mathbf{A}})=r(\mathbf{A})=r<n$，方程组有非零解(有 $n-r$ 个自由未知量)。

此时只需对系数矩阵作初等行变换。

例 8.26 求解齐次线性方程组

$$\begin{cases} x_1+2x_2+3x_3+4x_4=0 \\ 2x_1+3x_2+4x_3+5x_4=0 \\ 3x_1+4x_2+5x_3+6x_4=0 \end{cases}$$

解 将方程组系数矩阵进行初等行变换

$$\overline{\mathbf{A}}=\begin{bmatrix} 1 & 2 & 3 & 4 \\ 2 & 3 & 4 & 5 \\ 3 & 4 & 5 & 6 \end{bmatrix} \xrightarrow[r_3-3r_1]{r_2-2r_1} \begin{bmatrix} 1 & 2 & 3 & 4 \\ 0 & -1 & -2 & -3 \\ 0 & -2 & -4 & -6 \end{bmatrix}$$

$$\xrightarrow{r_3-2r_2} \begin{bmatrix} 1 & 2 & 3 & 4 \\ 0 & -1 & -2 & -3 \\ 0 & 0 & 0 & 0 \end{bmatrix} \xrightarrow{-r_2} \begin{bmatrix} 1 & 2 & 3 & 4 \\ 0 & 1 & 2 & 3 \\ 0 & 0 & 0 & 0 \end{bmatrix}$$

$$\xrightarrow{r_1-2r_2} \begin{bmatrix} 1 & 0 & -1 & -2 \\ 0 & 1 & 2 & 3 \\ 0 & 0 & 0 & 0 \end{bmatrix} = \mathbf{C}$$

由于 $n=4$，$r(\mathbf{A})=2<4$，因此方程组有非零解，与阶梯形矩阵对应的方程组为

$$\begin{cases} x_1 \quad -x_3-2x_4=0 \\ \quad x_2+2x_3+3x_4=0 \end{cases}$$

选 x_1、x_2 为约束未知量，x_3、x_4 为自由未知量，令 $x_3=c_1$，$x_4=c_2$，得到方程组的参数形式的通解为

$$\begin{cases} x_1=c_1+2c_2 \\ x_2=-2c_1-3c_2 \\ x_3=c_1 \\ x_4=\quad c_2 \end{cases} \quad \text{或写成向量形式} \quad \begin{bmatrix} x_1 \\ x_2 \\ x_3 \\ x_4 \end{bmatrix} = c_1\begin{bmatrix} 1 \\ -2 \\ 1 \\ 0 \end{bmatrix} + c_2\begin{bmatrix} 2 \\ -3 \\ 0 \\ 1 \end{bmatrix}$$

其中 c_1、c_2 为任意常数.

8.4　n 维向量

8.4.1　n 维向量

定义 8.18(n 维向量)　n 个数 $a_1, a_2, \cdots, a_n$ 组成的有序数组

$$\boldsymbol{\alpha} = (a_1,\quad a_2,\quad \cdots,\quad a_n) \tag{8.4.1}$$

或

$$\boldsymbol{\beta} = \begin{bmatrix} a_1 \\ a_2 \\ \vdots \\ a_n \end{bmatrix} \tag{8.4.2}$$

称为 n 维向量，a_i 称为向量的第 i 个分量。(8.4.1)中的向量写成一行，称为一个 n 维行向量；(8.4.2)中的向量写成一列，称为一个 n 维列向量。行向量也就是行矩阵，列向量也就是列矩阵。由矩阵的转置，可知行(列)向量的转置就是列(行)向量。

在本节中，一般采用列向量，常用小写希腊字母如 $\alpha, \beta, \gamma, \cdots$ 来表示。

与矩阵类似，分量全为零的向量称为零向量，即

$$\mathbf{0} = (0,\quad 0,\quad \cdots,\quad 0)^{\mathrm{T}}$$

向量 $(-a_1,\quad -a_2,\quad \cdots,\quad -a_n)^{\mathrm{T}}$ 称为向量 $\boldsymbol{\alpha} = (a_1,\quad a_2,\quad \cdots,\quad a_n)^{\mathrm{T}}$ 的负向量，记为 $-\boldsymbol{\alpha}$。

定义 8.19　设 n 维向量

$$\boldsymbol{\alpha} = (a_1,\quad a_2,\quad \cdots,\quad a_n)^{\mathrm{T}}, \boldsymbol{\beta} = (b_1,\quad b_2,\quad \cdots,\quad b_n)^{\mathrm{T}}$$

如果 $\boldsymbol{\alpha}$ 与 $\boldsymbol{\beta}$ 的对应分量相等，即 $a_i = b_i (i = 1, 2, \cdots, n)$，则称 $\boldsymbol{\alpha}$ 与 $\boldsymbol{\beta}$ 相等，记为 $\boldsymbol{\alpha} = \boldsymbol{\beta}$。

向量 $\boldsymbol{\alpha}$ 与 $\boldsymbol{\beta}$ 的和 $\boldsymbol{\alpha} + \boldsymbol{\beta}$ 规定为

$$\boldsymbol{\alpha} + \boldsymbol{\beta} = (a_1 + b_1,\quad a_2 + b_2,\quad \cdots,\quad a_n + b_n)^{\mathrm{T}}$$

数 k 与向量 $\boldsymbol{\alpha}$ 的乘积 $k\boldsymbol{\alpha}$ 规定为

$$k\boldsymbol{\alpha} = (ka_1,\quad ka_2,\quad \cdots,\quad ka_n)^{\mathrm{T}}$$

线性方程组的向量形式

由向量的线性运算和向量相等的定义，可将线性方程组

$$\begin{cases} a_{11}x_1 + a_{12}x_2 + \cdots + a_{1n}x_n = b_1 \\ a_{21}x_1 + a_{22}x_2 + \cdots + a_{2n}x_n = b_2 \\ \qquad\qquad \vdots \qquad\qquad\qquad \vdots \\ a_{m1}x_1 + a_{m2}x_2 + \cdots + a_{mn}x_n = b_m \end{cases} \tag{8.4.3}$$

写成

$$x_1\begin{bmatrix} a_{11} \\ a_{21} \\ \vdots \\ a_{m1} \end{bmatrix} + x_2\begin{bmatrix} a_{12} \\ a_{22} \\ \vdots \\ a_{m2} \end{bmatrix} + \cdots + x_n\begin{bmatrix} a_{1n} \\ a_{2n} \\ \vdots \\ a_{mn} \end{bmatrix} = \begin{bmatrix} b_1 \\ b_2 \\ \vdots \\ b_m \end{bmatrix} \tag{8.4.4}$$

或

$$x_1\boldsymbol{\alpha}_1 + x_2\boldsymbol{\alpha}_2 + \cdots + x_n\boldsymbol{\alpha}_n = \boldsymbol{b} \tag{8.4.5}$$

的形式，其中 $\boldsymbol{\alpha}_j = (a_{1j},\ a_{2j},\ \cdots,\ a_{mj})^{\mathrm{T}}$ 为方程组(8.4.3)的系数矩阵的第 j 个列向量($j=1,2,\cdots,n$)，向量 $\boldsymbol{b}=(b_1,\ b_2,\ \cdots,\ b_m)^{\mathrm{T}}$。称(8.4.4)或(8.4.5)式为线性方程组(8.4.3)的向量形式。

8.4.2 线性表示与等价向量组

定义 8.20(线性组合与线性表示) 设 $\boldsymbol{\alpha}_1,\boldsymbol{\alpha}_2,\cdots,\boldsymbol{\alpha}_s$ 是一组 n 维向量，$k_1,k_2,\cdots,k_s$ 是一组常数，则称向量

$$k_1\boldsymbol{\alpha}_1 + k_2\boldsymbol{\alpha}_2 + \cdots + k_s\boldsymbol{\alpha}_s$$

为向量组 $\boldsymbol{\alpha}_1,\boldsymbol{\alpha}_2,\cdots,\boldsymbol{\alpha}_s$ 的一个**线性组合**，称常数 $k_1,k_2,\cdots,k_s$ 为该线性组合的系数，又如果向量 $\boldsymbol{\beta}$ 可以表示为

$$\boldsymbol{\beta} = k_1\boldsymbol{\alpha}_1 + k_2\boldsymbol{\alpha}_2 + \cdots + k_s\boldsymbol{\alpha}_s \tag{8.4.6}$$

则称向量 $\boldsymbol{\beta}$ 可由向量组 $\boldsymbol{\alpha}_1,\boldsymbol{\alpha}_2,\cdots,\boldsymbol{\alpha}_s$ **线性表示或线性表出**。

对照线性方程组的向量形式(8.4.5)，可知满足(8.4.6)式的一组数 $k_1,k_2,\cdots,k_s$ 是线性方程组

$$x_1\boldsymbol{\alpha}_1 + x_2\boldsymbol{\alpha}_2 + \cdots + x_s\boldsymbol{\alpha}_s = \boldsymbol{\beta} \tag{8.4.7}$$

的一组解。由此可得

定理 8.9 向量 $\boldsymbol{\beta}$ 可由向量组 $\boldsymbol{\alpha}_1,\boldsymbol{\alpha}_2,\cdots,\boldsymbol{\alpha}_s$ 线性表示的充分必要条件是线性方程组(8.4.7)有解。而且，在可以线性表示时，表示法唯一的充分必要条件是方程组(8.4.7)有唯一解；有无穷多种表示法的充分必要条件是方程组(8.4.7)有无穷多解。

例 8.27 任一 n 维向量 $\boldsymbol{\alpha}=(a_1,\ a_2,\ \cdots,\ a_n)^{\mathrm{T}}$ 都可由 n **维基本单位向**

量向量组 $\varepsilon_1=(1,0,0,\cdots,0)^{T}$，$\varepsilon_2=(0,1,0,\cdots,0)^{T}$，$\varepsilon_3=(0,0,1,\cdots,0^{T}$，$\cdots$，$\varepsilon_n=(0,0,0,\cdots,1)^{T}$ **线性表示，而且表示唯一。**

例 8.28　设有一组向量

$\boldsymbol{\alpha}_1=(1,4,0,2)^{T}$，$\boldsymbol{\alpha}_2=(1,7,1,3)^{T}$，$\boldsymbol{\alpha}_3=(0,1,-1,1)^{T}$，$\boldsymbol{\beta}=(3,10,2,4)^{T}$。判断 $\boldsymbol{\beta}$ 能否由向量组 $\boldsymbol{\alpha}_1,\boldsymbol{\alpha}_2,\boldsymbol{\alpha}_3$ 线性表示？若能线性表示，求出此表示式。

解　设有一组数 x_1,x_2,x_3，使得

$$x_1\boldsymbol{\alpha}_1+x_2\boldsymbol{\alpha}_2+x_3\boldsymbol{\alpha}_3=\boldsymbol{\beta}$$

对此方程组的增广矩阵施行初等行变换

$$\overline{\boldsymbol{A}}=[\boldsymbol{A}\quad\boldsymbol{\beta}]=[\boldsymbol{\alpha}_1\quad\boldsymbol{\alpha}_2\quad\boldsymbol{\alpha}_3\quad\boldsymbol{\beta}]$$

$$=\begin{bmatrix}1&2&0&3\\4&7&1&10\\0&1&-1&2\\2&3&1&4\end{bmatrix}\rightarrow\begin{bmatrix}1&0&2&-1\\0&1&-1&2\\0&0&0&0\\0&0&0&0\end{bmatrix}$$

由此得方程组参数形式的通解为

$$x_1=-1-2c,x_2=2+c,x_3=c$$

因此　$\boldsymbol{\beta}=(-1-2c)\boldsymbol{\alpha}_1+(2+c)\boldsymbol{\alpha}_2+c\boldsymbol{\alpha}_3$（其中 c 为任意常数）

定义 8.21（等价向量组）　设有两个向量组

$$(\mathrm{I}):\boldsymbol{\alpha}_1,\boldsymbol{\alpha}_2,\cdots,\boldsymbol{\alpha}_s;(\mathrm{II}):\boldsymbol{\beta}_1,\boldsymbol{\beta}_2,\cdots,\boldsymbol{\beta}_r$$

如果(I)中每个向量都可由(II)线性表示，则称(I)可由(II)线性表示；如果(I)与(II)可以互相线性表示，则称向量组(I)与向量组(II)等价。

8.4.3　线性相关与线性无关

定义 8.22（线性相关与线性无关）　设 $\boldsymbol{\alpha}_1,\boldsymbol{\alpha}_2,\cdots,\boldsymbol{\alpha}_s$ 是一组 n 维向量，如果存在一组不全为零的常数 $k_1,k_2,\cdots,k_s$，使得

$$k_1\boldsymbol{\alpha}_1+k_2\boldsymbol{\alpha}_2+\cdots+k_s\boldsymbol{\alpha}_s=\mathbf{0}\tag{8.4.8}$$

则称向量组 $\boldsymbol{\alpha}_1,\boldsymbol{\alpha}_2,\cdots,\boldsymbol{\alpha}_s$ **线性相关**。如果一个向量组不是线性相关的，则称它是线性无关的，也就是说，如果(8.4.8)式仅在 $k_1=k_2=\cdots=k_s=0$ 时成立，则称向量组 $\boldsymbol{\alpha}_1,\boldsymbol{\alpha}_2,\cdots,\boldsymbol{\alpha}_s$ **线性无关**。

对照线性方程组的向量形式(8.4.5)，可知满足(8.4.8)式的一组数 $k_1,k_2,\cdots,k_s$ 是齐次线性方程组

$$x_1\boldsymbol{\alpha}_1+x_2\boldsymbol{\alpha}_2+\cdots+x_s\boldsymbol{\alpha}_s=\mathbf{0}\tag{8.4.9}$$

的一组解。由定理 8.9 可得如下结论。

定理 8.10　向量组 $\boldsymbol{\alpha}_1,\boldsymbol{\alpha}_2,\cdots,\boldsymbol{\alpha}_s$ 线性相关（线性无关）的充分必要条件是齐次

线性方程组(8.4.9)有非零解(只有零解)。而方程组(8.4.9)有非零解(只有零解)的充分必要条件是矩阵$\boldsymbol{A}=[\boldsymbol{\alpha}_1\quad \boldsymbol{\alpha}_2\quad \cdots\quad \boldsymbol{\alpha}_s]$的秩小于$s$(等于$s$)。

定理 8.11 向量组$\boldsymbol{\alpha}_1,\boldsymbol{\alpha}_2,\cdots,\boldsymbol{\alpha}_s$线性相关的充分必要条件是该向量组中至少有一个向量可由其余$s-1$个向量线性表示。

推论 向量组$\boldsymbol{\alpha}_1,\boldsymbol{\alpha}_2,\cdots,\boldsymbol{\alpha}_s$线性无关的充分必要条件是该向量组中没有一个向量可由其余$s-1$个向量线性表示。

例 8.29 判断向量组

$$\boldsymbol{\alpha}_1=(0,3,1,-1)^{\mathrm{T}},\boldsymbol{\alpha}_2=(6,0,5,1)^{\mathrm{T}},\boldsymbol{\alpha}_3=(4,-7,1,3)^{\mathrm{T}}$$

的线性相关性。

解 $\boldsymbol{A}=[\boldsymbol{\alpha}_1\quad \boldsymbol{\alpha}_2\quad \boldsymbol{\alpha}_3]=\begin{bmatrix}0&6&4\\3&0&-7\\1&5&1\\-1&1&3\end{bmatrix}\rightarrow\begin{bmatrix}-1&1&3\\0&3&2\\0&0&0\\0&0&0\end{bmatrix}$,

于是$r(\boldsymbol{A})=2<3$,所以向量组$\boldsymbol{\alpha}_1,\boldsymbol{\alpha}_2,\boldsymbol{\alpha}_3$线性相关。

例 8.30 设向量组$\boldsymbol{\alpha}_1,\boldsymbol{\alpha}_2,\boldsymbol{\alpha}_3$线性无关,而

$$\boldsymbol{\beta}_1=\boldsymbol{\alpha}_1+\boldsymbol{\alpha}_2,\boldsymbol{\beta}_2=\boldsymbol{\alpha}_2+\boldsymbol{\alpha}_3,\boldsymbol{\beta}_3=\boldsymbol{\alpha}_3+\boldsymbol{\alpha}_1$$

证明:向量组$\boldsymbol{\beta}_1,\boldsymbol{\beta}_2,\boldsymbol{\beta}_3$线性无关。

证 设有一组数x_1,x_2,x_3,使得

$$x_1\boldsymbol{\beta}_1+x_2\boldsymbol{\beta}_2+x_3\boldsymbol{\beta}_3=\boldsymbol{0}$$

将已知的线性表示式代入上式,得

$$x_1(\boldsymbol{\alpha}_1+\boldsymbol{\alpha}_2)+x_2(\boldsymbol{\alpha}_2+\boldsymbol{\alpha}_3)+x_3(\boldsymbol{\alpha}_3+\boldsymbol{\alpha}_1)=\boldsymbol{0}$$

即

$$(x_1+x_3)\boldsymbol{\alpha}_1+(x_1+x_2)\boldsymbol{\alpha}_2+(x_2+x_3)\boldsymbol{\alpha}_3=\boldsymbol{0}$$

由于向量组$\boldsymbol{\alpha}_1,\boldsymbol{\alpha}_2,\boldsymbol{\alpha}_3$线性无关,得

$$\begin{cases}x_1+x_3=0\\x_1+x_2=0\\x_2+x_3=0\end{cases}$$

而方程组的系数行列式为

$$\boldsymbol{D}=\begin{vmatrix}1&0&1\\1&1&0\\0&1&1\end{vmatrix}=2\neq0$$

方程组只有零解,所以向量组$\boldsymbol{\beta}_1,\boldsymbol{\beta}_2,\boldsymbol{\beta}_3$线性无关。

线性相关与线性无关的基本性质如下。

定理 8.12 如果向量组$\boldsymbol{\alpha}_1,\boldsymbol{\alpha}_2,\cdots,\boldsymbol{\alpha}_s$有一个部分组(非空子集合)线性相关,

则向量组 $\boldsymbol{\alpha}_1,\boldsymbol{\alpha}_2,\cdots,\boldsymbol{\alpha}_s$ 线性相关。

定理 8.13　如果向量组 $\boldsymbol{\alpha}_1,\boldsymbol{\alpha}_2,\cdots,\boldsymbol{\alpha}_s$ 线性无关，而向量组 $\boldsymbol{\alpha}_1,\boldsymbol{\alpha}_2,\cdots,\boldsymbol{\alpha}_s,\boldsymbol{\beta}$ 线性相关，则 $\boldsymbol{\beta}$ 可由向量组 $\boldsymbol{\alpha}_1,\boldsymbol{\alpha}_2,\cdots,\boldsymbol{\alpha}_s$ 线性表示，而且表示唯一。

8.4.4　向量组的秩

先介绍有关两向量组之间线性关系的一个基本性质。

定理 8.14　设有两个向量组

$$(\mathrm{I}):\boldsymbol{\alpha}_1,\boldsymbol{\alpha}_2,\cdots,\boldsymbol{\alpha}_s;\quad (\mathrm{II}):\boldsymbol{\beta}_1,\boldsymbol{\beta}_2,\cdots,\boldsymbol{\beta}_r。$$

如果(1)(I)中每个向量都可由(II)线性表示；

(2)$s>r$；

则向量组 $\boldsymbol{\alpha}_1,\boldsymbol{\alpha}_2,\cdots,\boldsymbol{\alpha}_s$ 线性相关。

推论 1　设有两个向量组

$$(\mathrm{I}):\boldsymbol{\alpha}_1,\boldsymbol{\alpha}_2,\cdots,\boldsymbol{\alpha}_s;\quad (\mathrm{II}):\boldsymbol{\beta}_1,\boldsymbol{\beta}_2,\cdots,\boldsymbol{\beta}_r。$$

如果(1)(I)中每个向量都可由(II)线性表示；

(2)向量组 $\boldsymbol{\alpha}_1,\boldsymbol{\alpha}_2,\cdots,\boldsymbol{\alpha}_s$ 线性无关；

则 $s\leqslant r$。

推论 2　等价的线性无关向量组包含的向量个数相等。

定义 8.23(极大无关组、向量组的秩)　如果向量组 U 有一个部分组 $\boldsymbol{\alpha}_1,\boldsymbol{\alpha}_2,\cdots,\boldsymbol{\alpha}_r$，满足

(1)$\boldsymbol{\alpha}_1,\boldsymbol{\alpha}_2,\cdots,\boldsymbol{\alpha}_r$ 线性无关；

(2)U 中任一向量 $\boldsymbol{\alpha}$ 都可由向量组 $\boldsymbol{\alpha}_1,\boldsymbol{\alpha}_2,\cdots,\boldsymbol{\alpha}_r$ 线性表示，

则称 $\boldsymbol{\alpha}_1,\boldsymbol{\alpha}_2,\cdots,\boldsymbol{\alpha}_r$ 为向量组 U 的一个**极大线性无关组**，简称为**极大无关组；而把极大无关组包含的向量个数 r 称为向量组 U 的秩，记为** $r(U)$。

例 8.31　求向量组

$$\boldsymbol{\alpha}_1=(1,\ 2,\ -3)^{\mathrm{T}},\boldsymbol{\alpha}_2=(3,\ 0,\ 1)^{\mathrm{T}},\boldsymbol{\alpha}_3=(9,\ 6,\ -7)^{\mathrm{T}}$$

的极大无关组和秩。

解　显然 $\boldsymbol{\alpha}_1,\boldsymbol{\alpha}_2$ 线性无关，由计算可得 $\boldsymbol{\alpha}_3=3\boldsymbol{\alpha}_1+2\boldsymbol{\alpha}_2$，故 $\boldsymbol{\alpha}_1,\boldsymbol{\alpha}_2$ 为向量组 $\boldsymbol{\alpha}_1,\boldsymbol{\alpha}_2,\boldsymbol{\alpha}_3$ 的极大无关组，从而有 $r(\boldsymbol{\alpha}_1,\boldsymbol{\alpha}_2,\boldsymbol{\alpha}_3)=2$。

再介绍向量组的秩与矩阵的秩的关系

我们知道，一个 $m\times n$ 矩阵 $\boldsymbol{A}$ 可以看作是由它的 m 个 n 维行向量构成的，也可以看作是由它的 n 个 m 维列向量构成的。通常，称矩阵 $\boldsymbol{A}$ 的行向量组的秩为 $\boldsymbol{A}$ 的行秩，称矩阵 $\boldsymbol{A}$ 的列向量组的秩为 $\boldsymbol{A}$ 的列秩。那么，矩阵的秩与它的行秩、列秩之间的关系如何呢？

定理 8.15　对任何矩阵 $\boldsymbol{A}$,有

$$r(\boldsymbol{A})=\boldsymbol{A}\text{ 的列秩}=\boldsymbol{A}\text{ 的行秩。}$$

下例给出求向量组的极大无关组的一种常用方法。

例 8.32　求向量组(I)

$\boldsymbol{\alpha}_1=(1,\ -2,\ -1,\ -3)^{\mathrm{T}}$,$\boldsymbol{\alpha}_2=(2,\ -4,\ -2,\ -6)^{\mathrm{T}}$,

$\boldsymbol{\alpha}_3=(1,\ 1,\ 2,\ -1)^{\mathrm{T}}$,$\boldsymbol{\alpha}_4=(3,\ 0,\ 3,\ -5)^{\mathrm{T}}$

的一个极大无关组,并把其余向量用极大无关组线性表示。

解　$$\boldsymbol{A}=[\boldsymbol{\alpha}_1\ \ \boldsymbol{\alpha}_2\ \ \boldsymbol{\alpha}_3\ \ \boldsymbol{\alpha}_4]=\begin{bmatrix}1&2&1&3\\-2&-4&1&0\\-1&-2&2&3\\-3&-6&-1&-5\end{bmatrix}\xrightarrow[r_4+3r_1]{\substack{r_2+2r_1\\r_3+r_1}}\begin{bmatrix}1&2&1&3\\0&0&3&6\\0&0&3&6\\0&0&2&4\end{bmatrix}$$

$$\xrightarrow{\substack{r_3-r_2\\r_4-\frac{2}{3}r_2}}\begin{bmatrix}1&2&1&3\\0&0&3&6\\0&0&0&0\\0&0&0&0\end{bmatrix}\xrightarrow{\frac{1}{3}r_2}\begin{bmatrix}1&2&1&3\\0&0&1&2\\0&0&0&0\\0&0&0&0\end{bmatrix}\xrightarrow{r_1-r_2}\begin{bmatrix}1&2&0&1\\0&0&1&2\\0&0&0&0\\0&0&0&0\end{bmatrix}=\boldsymbol{B}$$

$r(\boldsymbol{A})=2$,向量组(I)的秩为 2,向量组(I)的极大无关组含两个向量,矩阵 $\boldsymbol{B}$ 中两个首非零元所在的列为第 1,3 列,因此 $\boldsymbol{A}$ 得 1,3 列,即向量组 $\boldsymbol{\alpha}_1$,$\boldsymbol{\alpha}_3$ 可作为向量组(I)的极大无关组,这是因为

$$[\boldsymbol{\alpha}_1\ \ \boldsymbol{\alpha}_3]\xrightarrow{\text{初等行变换}}\begin{bmatrix}1&0\\0&1\\0&0\\0&0\end{bmatrix}$$

的秩为 2,所以 $\boldsymbol{\alpha}_1$,$\boldsymbol{\alpha}_3$ 线性无关。

由行阶梯形矩阵 $\boldsymbol{B}$,即得

$$\boldsymbol{\alpha}_2=2\boldsymbol{\alpha}_1+0\boldsymbol{\alpha}_3,\qquad \boldsymbol{\alpha}_4=\boldsymbol{\alpha}_1+2\boldsymbol{\alpha}_3$$

定理 8.16　若向量组(I)可由向量组(II)线性表示,则 $r(\mathrm{I})\leqslant r(\mathrm{II})$。

推论 若向量组(I)与向量组(II)等价,则 $r(\mathrm{I})=r(\mathrm{II})$。

8.4.5　线性方程组解的结构

设齐次线性方程组

$$\begin{cases} a_{11}x_1 + a_{12}x_2 + \cdots + a_{1n}x_n = 0 \\ a_{21}x_1 + a_{22}x_2 + \cdots + a_{2n}x_n = 0 \\ \qquad\qquad \vdots \qquad\qquad\quad \vdots \\ a_{m1}x_1 + a_{m2}x_2 + \cdots + a_{mn}x_n = 0 \end{cases} \tag{8.4.10}$$

记

$$\boldsymbol{A}=\begin{bmatrix} a_{11} & a_{12} & \cdots & a_{1n} \\ a_{21} & a_{22} & \cdots & a_{2n} \\ \vdots & \vdots & & \vdots \\ a_{m1} & a_{m2} & \cdots & a_{mn} \end{bmatrix},\ \boldsymbol{X}=\begin{bmatrix} x_1 \\ x_2 \\ \vdots \\ x_n \end{bmatrix},\boldsymbol{0}=\begin{bmatrix} 0 \\ 0 \\ \vdots \\ 0 \end{bmatrix}$$

则(8.4.10)可写成矩阵和向量形式

$$\boldsymbol{AX}=\boldsymbol{0}$$

那么方程组的解同样写成

$$\boldsymbol{X}=\begin{bmatrix} c_1 \\ c_2 \\ \vdots \\ c_n \end{bmatrix}$$

称为方程组(8.4.10)的解向量。

易证齐次线性方程组的解具有以下性质。

性质 1　如果 ξ_1,ξ_2 都是齐次线性方程组 $\boldsymbol{AX}=\boldsymbol{0}$ 的解，则 $\xi_1+\xi_2$ 也是 $\boldsymbol{AX}=\boldsymbol{0}$ 的解。

性质 2　如果 ξ 是齐次线性方程组 $\boldsymbol{AX}=0$ 的解，k 为任意常数，则 $k\xi$ 也是 $\boldsymbol{AX}=0$ 的解。

也就是说，齐次线性方程组解向量组的线性组合仍为齐次线性方程组解，按照这一性质，如果齐次线性方程组有非零解，则它必有无穷多组解，这些解向量构成一个向量组，它是否有一个极大无关组，使得每个解向量都可以由它们线性表出呢？回答是肯定的。

定义 8.24(基础解系)　如果齐次线性方程组 $\boldsymbol{AX}=\boldsymbol{0}$ 的一组解向量 $\xi_1,\xi_2,\cdots,\xi_t$ 满足

(1)$\xi_1,\xi_2,\cdots,\xi_t$ 线性无关；

(2)方程组 $\boldsymbol{AX}=\boldsymbol{0}$ 的任一解都可由 $\xi_1,\xi_2,\cdots,\xi_t$ 线性表示，则称 $\xi_1,\xi_2,\cdots,\xi_t$ 为方程组 $\boldsymbol{AX}=\boldsymbol{0}$ 的一个**基础解系**。

如果 $\xi_1,\xi_2,\cdots,\xi_t$ 为方程组 $\boldsymbol{AX}=\boldsymbol{0}$ 的一个基础解系，则由定义 8.24 知基础解系的所有线性组合

$$c_1\boldsymbol{\xi}_1+c_2\boldsymbol{\xi}_2+\cdots+c_t\boldsymbol{\xi}_t \qquad (c_1, c_2, \cdots, c_t \text{ 为任意常数})$$

代表了 $\boldsymbol{AX}=\mathbf{0}$ 的全部解，所以它就是 $\boldsymbol{AX}=\mathbf{0}$ 的通解。由于这种通解比较清楚地显示了解的结构，因而也称这种形式的通解为齐次线性方程组的**结构式通解**，简称为**结构解**。

定理 8.17 设齐次线性方程组(8.4.10)系数矩阵为 $\boldsymbol{A}$，若 $r(\boldsymbol{A})=r<n$，则方程组(8.4.10)必存在基础解系，且基础解系含 $n-r$ 个向量，若 $\boldsymbol{\xi}_1, \boldsymbol{\xi}_2, \cdots, \boldsymbol{\xi}_{n-r}$ 为方程组(8.4.10)的一个基础解系，则方程组的通解为

$$c_1\boldsymbol{\xi}_1+c_2\boldsymbol{\xi}_2+\cdots+c_{n-r}\boldsymbol{\xi}_{n-r} \qquad (c_1, c_2, \cdots, c_{n-r} \text{ 为任意常数})$$

例 8.33 求齐次线性方程组

$$\begin{cases} x_1+2x_2+4x_3-3x_4=0 \\ 3x_1+5x_2+6x_3-4x_4=0 \\ 4x_1+5x_2-2x_3+3x_4=0 \end{cases}$$

的基础解系和通解。

解 将方程组系数矩阵进行初等行变换

$$\overline{\boldsymbol{A}}=\begin{bmatrix} 1 & 2 & 4 & -3 \\ 3 & 5 & 6 & -4 \\ 4 & 5 & -2 & 3 \end{bmatrix} \rightarrow \begin{bmatrix} 1 & 0 & -8 & 7 \\ 0 & 1 & 6 & -5 \\ 0 & 0 & 0 & 0 \end{bmatrix}$$

由阶梯形矩阵得，方程组由自由未知量表示的通解为

$$\begin{cases} x_1=8x_3-7x_4 \\ x_2=-6x_3+5x_4 \end{cases} \quad (x_3, x_4 \text{ 为自由未知量})$$

令 $x_3=1, x_4=0$，得解向量 $\boldsymbol{\xi}_1=(8,\ -6,\ 1,\ 0)^{\mathrm{T}}$，

令 $x_3=0, x_4=1$，得解向量 $\boldsymbol{\xi}_2=(-7,\ 5,\ 0,\ 1)^{\mathrm{T}}$，

$\boldsymbol{\xi}_1, \boldsymbol{\xi}_2$ 就是方程组的基础解系，所以方程组的通解为：$\boldsymbol{X}=c_1\boldsymbol{\xi}_1+c_2\boldsymbol{\xi}_2$，即

$$\boldsymbol{X}=c_1\begin{bmatrix} 8 \\ -6 \\ 1 \\ 0 \end{bmatrix}+c_2\begin{bmatrix} -7 \\ 5 \\ 0 \\ 1 \end{bmatrix} \quad (c_1, c_2 \text{ 为任意常数})$$

由此例，得到基础解系的求法：当方程组有 $n-r$ 个自由未知量时，令 $n-r$ 个自由未知量分别取如下的 $n-r$ 组值：

$$1,\ 0,\ \cdots,\ 0;0,\ 1,\ \cdots,\ 0;\cdots;0,\ 0,\ \cdots,\ 1,$$

相应的得到方程组的 $n-r$ 个解向量，这组解向量就构成了方程组的基础解系。

现在讨论非齐次线性方程组

$$\begin{cases} a_{11}x_1 + a_{12}x_2 + \cdots + a_{1n}x_n = b_1 \\ a_{21}x_1 + a_{22}x_2 + \cdots + a_{2n}x_n = b_2 \\ \qquad\qquad \vdots \qquad\qquad\quad \vdots \\ a_{m1}x_1 + a_{m2}x_2 + \cdots + a_{mn}x_n = b_m \end{cases} \tag{8.4.11}$$

记

$$\boldsymbol{A} = \begin{bmatrix} a_{11} & a_{12} & \cdots & a_{1n} \\ a_{21} & a_{22} & \cdots & a_{2n} \\ \vdots & \vdots & & \vdots \\ a_{m1} & a_{m2} & \cdots & a_{mn} \end{bmatrix}, \ \boldsymbol{X} = \begin{bmatrix} x_1 \\ x_2 \\ \vdots \\ x_n \end{bmatrix}, \ \boldsymbol{b} = \begin{bmatrix} b_1 \\ b_2 \\ \vdots \\ b_n \end{bmatrix}$$

可将(8.4.11)改写为

$$\boldsymbol{AX} = \boldsymbol{b}$$

当 $\boldsymbol{AX}=\boldsymbol{b}$ 有解时，它的解也有两条基本性质：

性质 1　如果 $\boldsymbol{\eta}_1, \boldsymbol{\eta}_2$ 都是非齐次线性方程组 $\boldsymbol{AX}=\boldsymbol{b}$ 的解，则 $\boldsymbol{\eta}_1 - \boldsymbol{\eta}_2$ 是对应的 $\boldsymbol{AX}=\boldsymbol{0}$ 的解。

性质 2　如果 $\boldsymbol{\eta}$ 是非齐次线性方程组 $\boldsymbol{AX}=\boldsymbol{b}$ 的解，$\boldsymbol{\xi}$ 是对应的齐次线性方程组 $\boldsymbol{AX}=\boldsymbol{0}$的解，则 $\boldsymbol{\eta}+\boldsymbol{\xi}$ 也是 $\boldsymbol{AX}=\boldsymbol{b}$ 的解。

由上述解的两条性质，得到非齐次线性方程组解的结构定理。

定理 8.18(非齐次线性方程组解的结构)　设非齐次线性方程组(8.4.11)系数矩阵为 $\boldsymbol{A}$，若 $r(\overline{\boldsymbol{A}})=r(\boldsymbol{A})=r<n$，$\boldsymbol{\eta}$ 是方程组(8.4.11)的一个解向量，$\boldsymbol{\xi}_1, \boldsymbol{\xi}_2, \cdots, \boldsymbol{\xi}_{n-r}$ 为方程组(8.4.10)的一个基础解系，则

$$\boldsymbol{X} = \boldsymbol{\eta} + c_1\boldsymbol{\xi}_1 + c_2\boldsymbol{\xi}_2 + \cdots + c_{n-r}\boldsymbol{\xi}_{n-r} \qquad (c_1, c_2, \cdots, c_{n-r}\text{ 为任意常数}) \tag{8.4.12}$$

给出了非齐次线性方程组(8.4.11)的所有解。

$\boldsymbol{\eta}$ 称为非齐次线性方程组(8.4.11)的特解，而形如(8.4.12)的解称为非齐次线性方程组(8.4.11)的通解。

例 8.34　求下列方程组的通解

$$\begin{cases} x_1 + x_2 - x_3 + 2x_4 = 3 \\ 2x_1 + x_2 \qquad - 3x_4 = 1 \\ -2x_1 \qquad - 2x_3 + 10x_4 = 4 \end{cases}$$

解　将方程组增广矩阵进行初等行变换化成阶梯形

$$\overline{\boldsymbol{A}} = \begin{bmatrix} 1 & 1 & -1 & 2 & 3 \\ 2 & 1 & 0 & -3 & 1 \\ -2 & 0 & -2 & 10 & 4 \end{bmatrix} \to \begin{bmatrix} 1 & 1 & -1 & 2 & 3 \\ 0 & -1 & 2 & -7 & -5 \\ 0 & 0 & 0 & 0 & 0 \end{bmatrix}$$

由阶梯形矩阵得 $r(\mathbf{A})=r(\overline{\mathbf{A}})=2<4$(未知量个数)，故方程组有无穷多解。将增广矩阵进一步化成简化行阶梯形

$$\overline{\mathbf{A}}\rightarrow\begin{bmatrix}1 & 0 & 1 & -5 & -2\\0 & 1 & -2 & 7 & 5\\0 & 0 & 0 & 0 & 0\end{bmatrix}$$

由此得，由自由未知量表示的通解为

$$\begin{cases}x_1=-2-x_3+5x_4\\x_2=5+2x_3-7x_4\end{cases}\quad(x_3,x_4\text{ 为自由未知量})\qquad(8.4.13)$$

要求通解，只要求出方程组的任意一个特解及对应齐次线性方程组的基础解系就行了。

在(8.4.13)中，令自由未知量 $x_3=x_4=0$，可求得方程组的一个特解

$$\boldsymbol{\eta}^*=(-2,\ 5,\ 0,\ 0)^{\mathrm{T}}$$

在(8.4.13)中，令等号右端的常数项全为零，则得到用自由未知量表示的齐次线性方程组的通解为

$$\begin{cases}x_1=-x_3+5x_4\\x_2=2x_3-7x_4\end{cases}\quad(x_3,x_4\text{ 为自由未知量})$$

由此可求出导出组的基础解系为

$$\boldsymbol{\xi}_1=(-1,\ 2,\ 1,\ 0)^{\mathrm{T}},\quad \boldsymbol{\xi}_2=(5,\ -7,\ 0,\ 1)^{\mathrm{T}},$$

于是得方程组的通解为

$$\boldsymbol{X}=\boldsymbol{\eta}^*+c_1\boldsymbol{\xi}_1+c_2\boldsymbol{\xi}_2\quad(c_1,c_2\text{ 为任意常数})$$

例 8.35　a,b 取何值时，方程组

$$\begin{cases}x_1+x_2+2x_3+3x_4=1\\x_1+3x_2+6x_3+x_4=3\\3x_1-x_2-ax_3+15x_4=3\\x_1-5x_2-10x_3+12x_4=b\end{cases}$$

有唯一解、无解、有无穷多解？并在有无穷多解时，求它的通解。

解　将方程组增广矩阵进行初等行变换

$$\overline{\mathbf{A}}=\begin{bmatrix}1 & 1 & 2 & 3 & 1\\1 & 3 & 6 & 1 & 3\\3 & -1 & -a & 15 & 3\\1 & -5 & -10 & 12 & b\end{bmatrix}\rightarrow\begin{bmatrix}1 & 1 & 2 & 3 & 1\\0 & 2 & 4 & -2 & 2\\0 & 0 & -a+2 & 2 & 4\\0 & 0 & 0 & 3 & b+5\end{bmatrix}=\boldsymbol{B}$$

(1)当 $a\neq 2$ 时,由阶梯形矩阵 $\boldsymbol{B}$ 可见 $r(\boldsymbol{A})=r(\overline{\boldsymbol{A}})=4$(未知量个数),故方程组有唯一解。

(2)当 $a=2$ 时,将阶梯形矩阵 $\boldsymbol{B}$ 用初等行变换化成阶梯形

$$\boldsymbol{B}=\begin{bmatrix}1&1&2&3&1\\0&2&4&-2&2\\0&0&0&2&4\\0&0&0&3&b+5\end{bmatrix}\rightarrow\begin{bmatrix}1&1&2&3&1\\0&2&4&-2&2\\0&0&0&1&2\\0&0&0&0&b-1\end{bmatrix}=\boldsymbol{C}$$

可见当 $a=2$ 且 $b\neq 1$ 时, $r(\boldsymbol{A})=3<r(\overline{\boldsymbol{A}})=4$,故方程组无解。

(3)当 $a=2$ 且 $b=1$ 时,由矩阵 $\boldsymbol{C}$ 知 $r(\boldsymbol{A})=r(\overline{\boldsymbol{A}})=3<4$(未知量个数),故方程组有无穷多解,将增广矩阵进一步化成简化行阶梯形

$$\overline{\boldsymbol{A}}\rightarrow\begin{bmatrix}1&0&0&0&-8\\0&1&2&0&3\\0&0&0&1&2\\0&0&0&0&0\end{bmatrix}$$

由此得自由未知量表示的通解为

$$x_1=-8,\quad x_2=3-2x_4,\quad x_4=2\quad(x_3\text{ 为自由未知量})$$

令自由未知量 $x_3=c$,得方程组的通解为

$$\boldsymbol{X}=\begin{bmatrix}x_1\\x_2\\x_3\\x_4\end{bmatrix}=\begin{bmatrix}-8\\3-2c\\c\\2\end{bmatrix}=\begin{bmatrix}-8\\3\\0\\2\end{bmatrix}+c\begin{bmatrix}0\\-2\\1\\0\end{bmatrix}\quad(c_1,c_2\text{ 为任意常数})$$

8.4.6　矩阵的特征值和特征向量

在数学及应用问题中,常常提出一个相当重要的问题:对于一个给定的 n 阶矩阵 $\boldsymbol{A}$,是否存在 n 维非零列向量 $\boldsymbol{x}$,使得 $\boldsymbol{Ax}$ 与 $\boldsymbol{x}$ 平行? 即,是否存在 n 维非零列向量 $\boldsymbol{x}$ 和常数 λ,使得 $\boldsymbol{Ax}=\lambda\boldsymbol{x}$? 如果存在,怎样找到这样的 $\boldsymbol{x}$ 和 λ? 这就引出一个重要的数学概念,我们有下述定义。

定义 8.25　设 $\boldsymbol{A}=(a_{ij})_{n\times n}$ 为 n 阶方阵,若存在数字 λ 和 n 维非零向量 $\boldsymbol{\alpha}$,使得

$$\boldsymbol{A\alpha}=\lambda\boldsymbol{\alpha}$$

则称 λ 是 $\boldsymbol{A}$ 的特征值,而 $\boldsymbol{\alpha}$ 为 $\boldsymbol{A}$ 的属于特征值 λ 的特征值向量。

下面介绍计算矩阵 $\boldsymbol{A}$ 特征值和特征向量的方法。

由于 $\boldsymbol{A\alpha}=\lambda\boldsymbol{\alpha}$，即 $(\lambda\boldsymbol{I}-\boldsymbol{A})\boldsymbol{\alpha}=\boldsymbol{0}$，这说明 $\boldsymbol{\alpha}$ 为齐次线性方程组 $(\lambda\boldsymbol{I}-\boldsymbol{A})\boldsymbol{X}=\boldsymbol{0}$ 的非零解，即 $r(\lambda\boldsymbol{I}-\boldsymbol{A})<n$，从而有

$$|\lambda\boldsymbol{I}-\boldsymbol{A}|=0$$

这是 $\boldsymbol{A}$ 的特征值应满足的方程，称为矩阵 $\boldsymbol{A}$ 的特征方程. 此方程的根 $\lambda_1,\lambda_2,\cdots,\lambda_s$ 为矩阵 $\boldsymbol{A}$ 的特征值。

而齐次线性方程组 $(\lambda_i\boldsymbol{I}-\boldsymbol{A})\boldsymbol{X}=\boldsymbol{0}$ 的非零解向量就是对应特征值 λ_i $(i=1,2,\cdots,s)$ 的特征向量。

于是，特征值和特征向量的计算方法为：

(1)由特征方程 $|\lambda\boldsymbol{I}-\boldsymbol{A}|=\boldsymbol{0}$，求出特征值 $\lambda_1,\lambda_2,\cdots,\lambda_s$；

(2)求出齐次线性方程组 $(\lambda_i\boldsymbol{I}-\boldsymbol{A})\boldsymbol{X}=\boldsymbol{0}$ 的非零解向量，就得到对应特征值 λ_i $(i=1,2,\cdots,s)$ 的特征向量。

例 8.36　求矩阵

$$\boldsymbol{A}=\begin{bmatrix}1 & -3 & 3\\ 3 & -5 & 3\\ 6 & -6 & 4\end{bmatrix}$$

的特征值和特征向量。

解　由

$$|\lambda\boldsymbol{I}-\boldsymbol{A}|=\begin{vmatrix}\lambda-1 & 3 & -3\\ -3 & \lambda+5 & -3\\ -6 & 6 & \lambda-4\end{vmatrix}\overset{c_1+c_2}{=}\begin{vmatrix}\lambda+2 & 3 & -3\\ \lambda+2 & \lambda+5 & -3\\ 0 & 6 & \lambda-4\end{vmatrix}$$

$$\overset{r_2-r_1}{=}\begin{vmatrix}\lambda+2 & 3 & -3\\ 0 & \lambda+2 & 0\\ 0 & 6 & \lambda-4\end{vmatrix}$$

$$=(\lambda+2)^2(\lambda-4)$$

得 $\boldsymbol{A}$ 的特征值 $\lambda_1=4,\lambda_2=-2$(二重特征值)。

对特征值 $\lambda_1=4$，求解齐次线性方程组 $(4\boldsymbol{I}-\boldsymbol{A})\boldsymbol{X}=\boldsymbol{0}$，即

$$\begin{bmatrix}3 & 3 & -3\\ -3 & 9 & -3\\ -6 & 6 & 0\end{bmatrix}\begin{bmatrix}x_1\\ x_2\\ x_3\end{bmatrix}=0$$

得基础解系

$$\boldsymbol{\xi}_1=(1,\quad 1,\quad 2)^{\mathrm{T}}$$

故对应于特征值 4 的全部特征向量为 $\boldsymbol{X}=c_1\boldsymbol{\xi}_1$($c_1$ 为任意非零常数)。

对特征值 $\lambda_2=-2$，求解齐次线性方程组 $(-2\boldsymbol{I}-\boldsymbol{A})\boldsymbol{X}=\boldsymbol{0}$，即

$$\begin{bmatrix}-3 & 3 & -3\\-3 & 3 & -3\\-6 & 6 & -6\end{bmatrix}\begin{bmatrix}x_1\\x_2\\x_3\end{bmatrix}=0$$

得基础解系

$$\boldsymbol{\xi}_2=(1,\ 1,\ 0)^{\mathrm{T}},\quad \boldsymbol{\xi}_3=(-1,\ 0,\ 1)^{\mathrm{T}}$$

故对应于特征值-2的全部特征向量为$\boldsymbol{X}=c_2\boldsymbol{\xi}_2+c_3\boldsymbol{\xi}_3$（$c_2, c_3$为任意非零常数）。

习 题 8

1. 计算下列行列式。

(1) $\begin{vmatrix} 2 & 1 & 4 \\ -4 & 3 & 7 \\ 4 & 6 & 10 \end{vmatrix}$； (2) $\begin{vmatrix} -ab & ac & ae \\ db & -dc & de \\ fb & fc & -fe \end{vmatrix}$； (3) $\begin{vmatrix} x & y & x+y \\ y & x+y & x \\ x+y & x & y \end{vmatrix}$；

(4) $\begin{vmatrix} 3 & 1 & -1 & 2 \\ -5 & 1 & 3 & -4 \\ 2 & 0 & 1 & -1 \\ 1 & -5 & 3 & -3 \end{vmatrix}$； (5) $\begin{vmatrix} 1 & -2 & 0 & 0 \\ 3 & 4 & 0 & 0 \\ 0 & 0 & 5 & 6 \\ 0 & 0 & 7 & 8 \end{vmatrix}$；

(6) $\begin{vmatrix} a+b & a & a & a \\ a & a-b & a & a \\ a & a & a+c & a \\ a & a & a & a-c \end{vmatrix}$。

2. 计算下列 n 阶行列式。

(1) $\begin{vmatrix} 0 & 1 & 1 & \cdots & 1 \\ 1 & 0 & 1 & \cdots & 1 \\ 1 & 1 & 0 & \cdots & 1 \\ \vdots & \vdots & \vdots & & \vdots \\ 1 & 1 & 1 & \cdots & 0 \end{vmatrix}$； (2) $\begin{vmatrix} 1 & 2 & 2 & \cdots & 2 \\ 2 & 2 & 2 & \cdots & 2 \\ 2 & 2 & 3 & \cdots & 2 \\ \vdots & \vdots & \vdots & & \vdots \\ 2 & 2 & 2 & \cdots & n \end{vmatrix}$；

(3) $\begin{vmatrix} x & y & 0 & \cdots & 0 & 0 \\ 0 & x & y & \cdots & 0 & 0 \\ 0 & 0 & x & \cdots & 0 & 0 \\ \vdots & \vdots & \vdots & & \vdots & \vdots \\ 0 & 0 & 0 & \cdots & x & y \\ y & 0 & 0 & \cdots & 0 & x \end{vmatrix}$。

3. (1) 设矩阵 $\boldsymbol{A}=\begin{bmatrix} 1 & 1 & 1 \\ 1 & 1 & -1 \\ 1 & -1 & 1 \end{bmatrix}$， $\boldsymbol{B}=\begin{bmatrix} 1 & 2 & 0 \\ -1 & 3 & 4 \\ 8 & 2 & 1 \end{bmatrix}$，计算 $3\boldsymbol{AB}-2\boldsymbol{A}$，$\boldsymbol{B}^{\mathrm{T}}\boldsymbol{A}$；

(2)设矩阵　$A=\begin{bmatrix}1&2&3&4\\-1&0&2&5\end{bmatrix}$，　$B=\begin{bmatrix}1&3\\2&4\\-1&0\\5&1\end{bmatrix}$，计算 AB，BA。

4. (1)设矩阵　$A=\begin{bmatrix}1&1&1\\0&1&1\\0&0&1\end{bmatrix}$，计算 $A^n(n=2,3,\cdots)$；

(2)设矩阵　$\alpha=(1,\ 2,\ 3)$，　$\beta=\left(1,\ \frac{1}{2},\ \frac{1}{3}\right)$，　$A=\alpha^T\beta$，计算 $A^n(n=2,3,\cdots)$。

5. 计算下列矩阵的逆矩阵：

(1) $\begin{bmatrix}1&0&2\\2&-1&3\\4&1&8\end{bmatrix}$；　(2) $\begin{bmatrix}1&1&1\\1&2&1\\1&1&3\end{bmatrix}$。

6. 解下列矩阵方程：

(1)设矩阵　$A=\begin{bmatrix}1&2&3\\2&2&1\\3&7&11\end{bmatrix}$，　$B=\begin{bmatrix}1\\0\\2\end{bmatrix}$，满足 $AX=B$，计算 X；

(2)设矩阵　$A=\begin{bmatrix}0&1&1\\1&1&1\\1&1&2\end{bmatrix}$，　$B=\begin{bmatrix}3&1&1\\1&4&1\\1&1&5\end{bmatrix}$，满足 $XA=B$，计算 X。

7. 设矩阵　$A=\begin{bmatrix}1&1&1\\1&2&1\\1&1&3\end{bmatrix}$，计算 $(A^*)^{-1}$。

8. 设矩阵 A 满足 $A^2+2A+3I=O$，证明：A，$A+I$ 均可逆，并计算其逆矩阵。

9. 计算下列矩阵的秩：

(1) $\begin{bmatrix}1&-1&2&1&0\\2&-2&4&-2&0\\3&0&6&-1&1\\0&3&0&0&1\end{bmatrix}$；　(2) $\begin{bmatrix}0&1&1&-1&2\\0&2&-2&-2&0\\0&-1&-1&1&1\\1&1&0&1&-1\end{bmatrix}$；

(3) $\begin{bmatrix}1&0&-1\\a&0&b\\-1&0&1\end{bmatrix}$。

10. 判断下列向量组的线性相关性：

(1) $\boldsymbol{\alpha}_1=(6,\ 2,\ 4,\ -9)^T$，$\boldsymbol{\alpha}_2=(3,\ 1,\ 2,\ 3)^T$，$\boldsymbol{\alpha}_3=(15,\ 3,\ 2,\ 0)^T$；

(2) $\boldsymbol{\alpha}_1=(2,\ -1,\ 3,\ 2)^T$，$\boldsymbol{\alpha}_2=(-1,\ -2,\ 1,\ -1)^T$，

$\boldsymbol{\alpha}_3=(0,\ -1,\ 1,\ 0)^T$；

(3) $\boldsymbol{\alpha}_1=(1,\ -a,\ 1,\ 1)^T$，$\boldsymbol{\alpha}_2=(1,\ 1,\ -a,\ 1)^T$，$\boldsymbol{\alpha}_3=(1,\ 1,\ 1,\ -a)^T$。

11. 已知向量组 $\boldsymbol{\alpha}_1,\boldsymbol{\alpha}_2,\boldsymbol{\alpha}_3$ 线性无关，

(1) $\boldsymbol{\beta}_1=\boldsymbol{\alpha}_1+2\boldsymbol{\alpha}_2$，$\boldsymbol{\beta}_2=2\boldsymbol{\alpha}_2+3\boldsymbol{\alpha}_3$，$\boldsymbol{\beta}_3=4\boldsymbol{\alpha}_3-\boldsymbol{\alpha}_1$，证明：向量组 $\boldsymbol{\beta}_1,\boldsymbol{\beta}_2,\boldsymbol{\beta}_3$ 线性无关。

(2) $\boldsymbol{\beta}_1=\boldsymbol{\alpha}_1+\boldsymbol{\alpha}_2+\boldsymbol{\alpha}_3$，$\boldsymbol{\beta}_2=2\boldsymbol{\alpha}_1-3\boldsymbol{\alpha}_2+22\boldsymbol{\alpha}_3$，$\boldsymbol{\beta}_3=3\boldsymbol{\alpha}_1+5\boldsymbol{\alpha}_2-5\boldsymbol{\alpha}_3$，证明：向量组 $\boldsymbol{\beta}_1,\boldsymbol{\beta}_2,\boldsymbol{\beta}_3$ 线性相关。

12. 计算下列向量组的一个极大无关组及向量组的秩，并用极大无关组线性表示该组中其他向量：

(1) $\boldsymbol{\alpha}_1=(1,\ -1,\ 2,\ 4)^T$，$\boldsymbol{\alpha}_2=(0,\ 3,\ 1,\ 2)^T$，$\boldsymbol{\alpha}_3=(3,\ 0,\ 7,\ 14)^T$，$\boldsymbol{\alpha}_4=(1,\ -2,\ 2,\ 0)^T$，$\boldsymbol{\alpha}_5=(2,\ 1,\ 5,\ 10)^T$；

(2) $\boldsymbol{\alpha}_1=(1,\ 1,\ 1,\ 1)^T$，$\boldsymbol{\alpha}_2=(1,\ 2,\ 3,\ 4)^T$，$\boldsymbol{\alpha}_3=(1,\ 4,\ 9,\ 16)^T$，$\boldsymbol{\alpha}_4=(1,\ 3,\ 7,\ 13)^T$，$\boldsymbol{\alpha}_5=(1,\ 2,\ 5,\ 10)^T$。

13. 求齐次线性方程组 $\boldsymbol{AX}=\boldsymbol{0}$ 的基础解系和通解，其中系数矩阵 $\boldsymbol{A}$ 为：

(1) $\begin{bmatrix}3&2&1&3&5\\6&4&3&5&7\\3&2&0&4&8\end{bmatrix}$； (2) $\begin{bmatrix}1&1&-2&3\\2&1&-6&4\\3&2&-8&7\\1&-1&-6&-1\end{bmatrix}$。

14. 求下列线性方程组的通解：

(1) $\begin{cases}x_1-x_2-x_3+x_4=1\\x_1-x_2-2x_4=2\\x_1-x_2+x_3-5x_4=3\end{cases}$； (2) $\begin{cases}x_1+2x_2+x_3+x_4=6\\2x_1+4x_2-x_4=-4\\-x_1-2x_2+x_3+2x_4=10\\x_1+2x_2-3x_3+x_4=-2\end{cases}$。

15. 设 4 元非齐次线性方程组 $\boldsymbol{AX}=\boldsymbol{b}$ 有解 $\boldsymbol{\alpha}_1,\boldsymbol{\alpha}_2,\boldsymbol{\alpha}_3$，并且

$$r(\boldsymbol{A})=3,\boldsymbol{\alpha}_1=(1,\ 2,\ 3,\ 4)^T,$$

$\boldsymbol{\alpha}_2+\boldsymbol{\alpha}_3=(2,\ 3,\ 4,\ 5)^T$，求方程组 $\boldsymbol{AX}=\boldsymbol{b}$ 的通解。

16. a,b 取何值时，下列方程组有唯一解、无解、有无穷多解？并在有无穷多解时，求它的通解。

(1) $\begin{cases} x_1+x_2-2x_3+3x_4=0 \\ 2x_1+x_2-6x_3+4x_4=-1 \\ 3x_1+2x_2+ax_3+7x_4=-1 \\ x_1-x_2-6x_3-x_4=b \end{cases}$；　(2) $\begin{cases} x_1+x_2+x_3+x_4=0 \\ x_2+2x_3+2x_4=1 \\ -x_2+(a-3)x_3-2x_4=b \\ 3x_1+2x_2+x_3+ax_4=-1 \end{cases}$。

17. 计算下列矩阵的特征值和特征向量：

(1) $\begin{bmatrix} 2 & 1 & 1 \\ 1 & 2 & 1 \\ 1 & 1 & 2 \end{bmatrix}$；　(2) $\begin{bmatrix} -1 & 4 & -2 \\ -3 & 4 & 0 \\ -3 & 1 & 3 \end{bmatrix}$。

习题参考答案

习 题 1

1. (1)不相同;(2)不相同;(3)相同。

2. (1)$D=\left\{x \middle| x\leqslant\frac{1}{2}\right\}$;(2)$D=\{x|-1\leqslant x\leqslant 5\}$;

(3)$D=\{x|-\infty<x<+\infty, x\neq 0, x\neq\frac{2}{2k\pi+\pi}, k=0,\pm 1,\pm 2,\cdots\}$;

(4)$D=\{x|-1<x<1\}$。

3. $[-1,1]$,$[2k\pi,(2k+1)\pi]$($k=0,\pm 1,\cdots$),$[-3,-2]$。

4. (1)-2;(2)0;(3)$\frac{1}{3}$;(4)-1;(5)$3x^2$;(6)$\frac{4}{3}$。

5. (1)5;(2)$\frac{3}{4}$;(3)$\frac{1}{2}$;(4)-1;(5)2;(6)3;(7)$\frac{1}{2}$;(8)x。

6. (1)e^6;(2)e^{-15};(3)e^{-5};(4)$e^{\frac{3}{2}}$;(5)e^{-k}。

7. (1) $x=0$, $x=\frac{\pi}{2}$为可去间断点,$x=\pi$ 为第二类间断点;

(2)$x=0$ 为第二类间断点;

(3)$x=1$ 跳跃间断点。

8. 不存在。

9. (1)1;(2)0;(3)e^3;(4)e^{-2}。

10. $a=1$。

11. $x=0$ 跳跃间断点,$x=-1$ 可去间断点,$x=1$ 为第二类间断点。

12. (1)药量可达$\frac{q_0 e^{kT}}{e^{kT}-1}$;(2)$k=\frac{\ln 2}{6}$,药量为 2.67 mg。

习 题 2

1. $y-1=2(x-1)$,$y-1=-\frac{1}{2}(x-1)$;$y-4=-4(x+2)$,$y-4=\frac{1}{4}(x+2)$。

3. (1)(1,0);(2)$(\frac{1}{2},-\ln 2)$。

4. $a=6,b=-9$。

5. (1)$f'=\begin{cases}3x^2, & x\geqslant 0\\ -3x^2, & x<0\end{cases}$; (2)$f'=\begin{cases}1, & x>0\\ 0, & x<0\end{cases}$。

9. (1)$2x\sin x+x^2\cos x$; (2)$\cos x-x\sin x+6x$;

(3)$\tan x+x\sec^2 x-7$; (4)$y=e^x(\sin x+\cos x)+7\sin x+10x$;

(5)$\frac{2}{\sqrt{x}}-\frac{1}{x^2}-6x^2$; (6)$y=3+\frac{5}{2\sqrt{x}}-\frac{21}{x^4}$;

(7)$\frac{4x}{(1-x^2)^2}$; (8)$y=\frac{-2x-1}{(1+x+x^2)^2}$;

(9)$\frac{2-x^2}{(1-x)^2(2-x)^2}$; (10)$-\frac{1+x}{(1-x)^2\sqrt{x}}$;

(11)$3x^2\ln x+x^2-x^{n-1}$;

(12)$y=\frac{x\sin x\ln x-\cos x+4\cos x\ln x}{x^5}$;

(13)$y=(1-\frac{1}{x^2})\ln x+1+\frac{1}{x^2}$;

(14)$y=\frac{(\cos x-x\sin x-\frac{1}{x})(1+x)-x\cos x+\ln x}{(x+1)^2}$;

(15)$y=\frac{\sin x-1}{(x+\cos x)^2}$;

(16)$y=\frac{(e^x+xe^x)\sin x-(xe^x-1)\cos x}{\sin^2 x}$;

(17)$\sin x\ln x+x\cos x\ln x+\sin x$。

10. (1)$9x^2(x^3-4)^2$; (2)$\frac{a^2}{\sqrt{(a^2-x^2)^3}}$;

(3)$\frac{2x^2}{(1-x^3)^2}\sqrt[3]{\left(\frac{1-x^3}{1+x^3}\right)^2}$; (4)$\frac{1}{x\ln x}$;

(5)$\frac{1}{\sqrt{a^2+x^2}}$; (6)$\frac{1}{\sin x}$;

(7)$y=-3\cos^2 x\sin x+3\sin 3x$; (8)$\frac{-6x}{\sqrt{2\pi}}e^{-3x^2}$;

(9)$\frac{2}{1+x^2}$; (10)$(2-2x)e^{-x^2+2x}$。

11. (1)$x\sqrt{\frac{1-x}{1+x}}\left(\frac{1}{x}-\frac{1}{2(1-x)}-\frac{1}{1+x}\right)$；

(2)$\frac{x^2}{1-x}\sqrt{\frac{1+x}{1+x+x^2}}\left(\frac{2}{x}+\frac{1}{1-x}+\frac{1}{2(1+x)}-\frac{1+2x}{2(1+x+x^2)}\right)$；

(3)$x^x(\ln x+1)$；

(4)$2x^{\ln x-1}\ln x$。

12. (1)$2xf'(x^2)$； (2)$f(e^x)\ e^{f(x)+x}+f(e^x)\ e^{f(x)}f'(x)$。

14. (1)$dy=\frac{x^2+1}{(1-x^2)^2}dx$； (2)$dy=\ln x dx$；

(3)$dy=\left(\frac{1}{2\sqrt{x}}+\frac{1}{x}+\frac{1}{2\sqrt{x^3}}\right)dx$； (4)$dy=\frac{x}{|x|\sqrt{1-x^2}}dx$；

(5)$dy=2x\cos x^2\, e^{\sin x^2}\,dx$。

15. (1)$\frac{3x^2-y}{x-3y^2}$； (2)$\frac{2}{2-\cos y}$；

(3)$\frac{-\sin(x+y)}{1+\sin(x+y)}$； (4)$1+\frac{1}{y^2}$；

(5)$\frac{1}{(x+y)e^x-1-x-y}$； (6)$\frac{x+y}{x-y}$。

16. (1)$a^x\ln^n a$；(2)$(-1)^{n-1}(n-1)!\ x^{-n}$。

17. (1)$\frac{a}{b}$； (2) $\frac{1}{2}$； (3)1； (4)2； (5) $\frac{1}{2}$； (6)1； (7)1； (8) $\frac{1}{2}$； (9) 2； (10)$e^{\frac{1}{3}}$。

19. (1)$(-\infty,-\sqrt{2}]$与$[\sqrt{2},+\infty)$单调增，$[-\sqrt{2},\sqrt{2}]$单调减；

(2)$[0,1]$单调增，$[1,2]$单调减；

(3)$(0,\frac{1}{2}]$单调减，$[\frac{1}{2},+\infty)$单调增；

(4)$(-\infty,0)$与$(0,+\infty)$单调增。

20. (1)极小值 $y(0)=0$；(2)极大值 $y(-1)=-2$，极小值 $y(1)=2$；

(3)极大值 $y(\frac{3}{2})=\frac{27}{16}$。

21. (1)$(-\infty,1)$凹的，$(1,+\infty)$凸的，拐点$(1,2)$；

(2)$(-\infty,-1)\cup(1,+\infty)$凸的，$(-1,1)$凹的，拐点为$(-1,\ln 2)$与$(1,\ln 2)$。

22. (1)$\max f(3)=26$，$\min f(-1)=-10$

(2)$\max f(\frac{\pi}{4})=1$，无最小值。

习 题 3

1. (1) $-\frac{2}{\sqrt{x}}+C$；

(2) $2x^{\frac{1}{2}}-\frac{4}{3}x^{\frac{3}{2}}+\frac{2}{5}x^{\frac{5}{2}}+C$；

(3) $\arcsin x+C$；

(4) $\frac{1}{3}x^3-x+\arctan x+C$；

(5) $\frac{1}{2}x+\frac{1}{2}\sin x+C$；

(6) $\sin x+\cos x+C$；

(7) $\tan x-\cot x+C$；

(8) $\frac{\left(\frac{2}{e}\right)^x}{\ln 2-1}+\frac{\left(\frac{9}{e}\right)^x}{\ln 9-1}+C$；

(9) $\frac{1}{2}\tan x+C$；

(10) $\tan x-x+C$；

(11) $\tan x-\sec x+C$；

(12) $\frac{3^x e^x}{1+\ln 3}+C$。

2. (1) $\frac{1}{3}e^{3x}+C$；

(2) $-\frac{1}{30}(2-3x)^{10}+C$；

(3) $-\frac{1}{3}\ln|2-3x|+C$；

(4) $-\frac{1}{2}\sqrt{1-2x^2}+C$；

(5) $\ln|1+\ln x|+C$；

(6) $\cos\frac{1}{x}+C$；

(7) $\frac{1}{5}\cos^5 x-\frac{1}{3}\cos^3 x+C$；

(8) $\frac{x}{8}-\frac{1}{32}\sin(4x)+C$；

(9) $\arctan e^x+C$；

(10) $\frac{1}{2}\arcsin\sqrt{2}x+C$；

(11) $\frac{1}{\sqrt{2}}\arctan\frac{x}{\sqrt{2}}+C$；

(12) $\tan x-\sec x+C$；

(13) $x-\ln(1+e^x)+C$；

(14) $\frac{1}{3}\sec^3 x-\sec x+C$；

(15) $\sqrt{x^2-9}+3\arctan\frac{\sqrt{x^2-9}}{3}+C$；

(16) $\frac{1}{3}\tan^3 x+\tan x+C$；

(17) $\frac{2}{3}\sqrt{(\arctan x)^3}+C$；

(18) $\frac{1}{\sqrt{2}}\arctan(\sqrt{2}\tan x)+C$。

3. (1) $-\frac{1}{2}x\cos 2x+\frac{1}{4}\sin 2x+C$；

(2) $-\frac{x}{3}e^{-3x}-\frac{1}{9}e^{-3x}+C$；

(3) $\frac{1}{2}x^2\arctan x-\frac{1}{2}x+\frac{1}{2}\arctan x+C$；

(4) $\frac{1}{2}x^2\ln(1+2x)-\frac{1}{4}x^2+\frac{1}{4}x-\frac{1}{8}\ln(2x+1)+C$；

(5) $x^2\sin x+2x\cos x-2\sin x+C$；

(6) $x\tan x+\ln|\cos x|+C$；

(7) $\frac{1}{2}e^x(\sin x-\cos x)+C$；

(8) $-\frac{x}{1+e^x}+x-\ln(1+e^x)+C$。

4. (1) $2\sqrt{x}e^{\sqrt{x}}-2e^{\sqrt{x}}+C$；

(2) $\frac{x}{2}+\frac{1}{2}\ln|\sin x+\cos x|+C$；

(3) $\frac{e^x}{1+x}+C$；

(4) $(\arctan\sqrt{x})^2+C$；

(5) $\ln\left|\frac{\sqrt{1+e^x}-1}{\sqrt{1+e^x}+1}\right|+C$；

(6) $\frac{1}{2}\ln(1+x^2)+\frac{1}{2}(\arctan x)^2+C$。

5. (1) $2x\sec^2x\tan x-\sec^2x+C$；

(2) $x\tan^2x-\tan x+x+C$。

6. $-2x^2e^{-x^2}-e^{-x^2}+C$。

7. $f(x)=-x^2-\ln|1-x|+C$。

8. $\sin\sqrt{\arctan x+2}+C$。

9. $f(x)=e^x\sec^2x$。

习题 4

1. (1)$\geqslant$；(2)$\geqslant$。

3. (1)$2xf(x^2)$；(2)$-f(x)$；(3)$3x^2e^{x^6}-e^{x^2}$。

4. (1)1；(2)2。

6. (1)$\frac{\pi}{2}$；(2)$\frac{\pi a^2}{4}$；(3)2；(4)$\frac{\pi}{4}$；(5)$2-\frac{2}{e}$；(6)1；

(7) $2\arctan 3-\frac{\pi}{2}$；(8) $\frac{512}{15}$；(9) $\frac{\pi}{4}$；(10) 1；

(11) $\frac{\pi}{4}-\frac{1}{2}$；(12) $\frac{4\pi^3}{3}+\frac{1}{2}\pi$；(13) $\frac{1}{6}$；(14) $\frac{1}{2}\ln^2 2$。

7. (1) $\frac{2}{\pi}$；(2) $\ln 2$。

8. e。

9. (1) $\frac{14}{3}$；(2) 12π。

习　题　5

1. (1) $x^2-y^2=C$；(2) $y=e^{Cx}$；
   (3) $\arcsin y=\arcsin x+C$；(4) $2(x^3-y^3)+3(x^2-y^2)=-5$；
   (5) $2e^y-e^{2x}=1$；(6) $\cos x=\sqrt{2}\cos y$。
2. (1) $(x^2+y^2)^3=Cx^2$；(2) $y=xe^{Cx+1}$；
   (3) $x^3-2y^3=Cx$；(4) $y^2=2x^2(2+\ln x)$。
3. (1) $y=Ce^{2x}-\frac{x}{2}-\frac{5}{4}$；(2) $y=x^3(e^x+C)$；
   (3) $y=C\cos x-2\cos^2 x$；(4) $y=\frac{\sin x+C}{x^2-1}$；
   (5) $2x\ln y=\ln^2 y+C$；(6) $y=\sin x+2e^{-\sin x}-1$。
4. (1) $x=e^y(y+C)$；(2) $\tan(x-y+1)=x+C$；
   (3) $y^2=Ce^{2x}-x^2-x-\frac{1}{2}$；(4) $\ln y=\frac{y}{x}-1$；
   (5) $\frac{1}{y^4}=Ce^{-4x}-x+\frac{1}{4}$；(6) $y(2-x^2-Ce^{-\frac{1}{2}x^2})=C$。
5. (1) $y=x\arctan x-\frac{1}{2}\ln(1+x^2)+C_1x+C_2$；

   (2) $y=C_1(e^x+1)-\frac{x^2}{2}-x$；

   (3) $y=xe^x-3e^x+\frac{1}{2}C_1x^2+C_2x+C_3$；

   (4) $\arctan\frac{y}{\sqrt{C_1}}=x+C_2$；

   (5) $y=C_1\cos x+C_2\sin x$；

(6) $y=-\ln\cos(x+C_1)+C_2$。

6. (1) $y=C_1e^{-2x}+C_2e^x$；

(2) $y=(C_1+C_2x)e^{2x}$；

(3) $y=C_1+C_2e^{2x}$；

(4) $y=\frac{1}{2}e^{2x}$；

(5) $y=C_1\cos2x+C_2\sin2x$；

(6) $y=e^{-2x}(C_1\cos x+C_2\sin x)$。

7. (1) $y=\frac{1}{8}e^x+C_1e^{3x}+C_2e^{5x}$；

(2) $y=\frac{1}{6}x+\frac{17}{36}+C_1e^{3x}+C_2e^{2x}$；

(3) $y=\frac{1}{12}x^4e^x+(C_1+C_2x)e^x$；

(4) $y=e^x(2\cos x+\sin x)+C_1e^x+C_2e^{-2x}$。

8. 6400 个。

9. $x(t)=\frac{3080}{51}\left(4000+0.02t-4000\left(\frac{4000}{4000+0.0t}\right)^{50}\right)$，$x(8760)\approx223824$ kg

10. (1) $b=\frac{2}{3}$时，$V^{\frac{1}{3}}=\frac{1}{3}kt+V_0^{\frac{1}{3}}$；$b=1$时，$V=V_0e^{kt}$，倍增时间：$T_d=\frac{\ln2}{k}$。

11. $\frac{\ln2}{2}\approx0.3465$ h。

习　题　6

1. (图形略)

(1) $D(f)=\{(x,y)\mid x\geqslant0,-\infty<y<+\infty\}$；

(2) $D(f)=\{(x,y)\mid -1\leqslant x\leqslant1,-1\leqslant y\leqslant1\}$；

(3) $D(f)=\{(x,y)\mid x^2+y^2<1\}$

(4) $D(f)=\{(x,y)\mid r^2\leqslant x^2+y^2\leqslant R^2\}$。

2. $f(x,y)=xye^{\frac{x^2+y^2}{2}}$；$f(\sqrt{2},\sqrt{2})=2e^2$。

3. $t^2f(x,y)$。

4. (1) $z_x=2xy+y^2$，$z_y=2xy+x^2$；

(2) $z_x=\sin y+ye^x$，$z_y=x\cos y+e^x$；

(3) $z_x=\dfrac{y^2-2xy-x^2+1}{(x^2+y^2+1)^2}, z_x=\dfrac{x^2-2xy-y^2+1}{(x^2+y^2+1)^2}$；

(4) $z_x=yx^{y-1}, z_y=x^y\ln x$。

5. (1) $f_x(0,1)=1, f_y(0,1)=2$；

(2) $f_x(-2,0)=1, f_y(-2,0)=-2$。

6. (1) $z_{xx}=\dfrac{x+2y}{(x+y)^2}, z_{yy}=-\dfrac{x}{(x+y)^2}, z_{xy}=\dfrac{y}{(x+y)^2}$；

(2) $z_{xx}=\dfrac{2xy}{(x^2+y^2)^2}, z_{yy}=-\dfrac{2xy}{(x^2+y^2)^2}, z_{xy}=\dfrac{y^2-x^2}{(x^2+y^2)^2}$。

7. 略。

8. 略。

9. (1) $dz=\left(y+\dfrac{1}{y}\right)dx+\left(x-\dfrac{x}{y^2}\right)dy$；

(2) $du=2\cos(x^2+y^2+z^2)(x\,dx+ydy+zdz)$。

10. $dz|_{(1,2)}=\dfrac{1}{2}(dx+2dy)$。

11. $\Delta z=-\dfrac{5}{42}, dz=-\dfrac{1}{8}$。

12. (1) $z_x=2x^2y^3\ln(x+y)+\dfrac{x^2y^2}{x+y}, z_y=2x^3y^2\ln(x+y)+\dfrac{x^2y^2}{x+y}$；

(2) $\dfrac{dz}{dt}=-(e^t+e^{-t})$；

(3) $\dfrac{dy}{dx}=\dfrac{x^2-2x-1}{3(x-1)^2}$；

(4) $z_x=(x+2y)^{x-y}\left(\dfrac{x-y}{x+2y}+\ln(x+2y)\right)$，

$z_x=(x+2y)^{x-y}\left(\dfrac{2(x-y)}{x+2y}-\ln(x+2y)\right)$。

13. $z_y=xf_1-\dfrac{x}{y^2}f_2+\dfrac{1}{x}g'\left(\dfrac{y}{x}\right), z_{yx}=f_1-\dfrac{f_2}{y^2}+xyf_{11}-\dfrac{x}{y^3}f_{22}-\dfrac{1}{x^2}g'\left(\dfrac{y}{x}\right)-\dfrac{y}{x^3}g''\left(\dfrac{y}{x}\right)$。

14. 略。

15. $z_x=\dfrac{yz}{e^z-xy}, z_y=\dfrac{xz}{e^z-xy}$。

16. $z_x=\dfrac{z}{x+z}, z_{xx}=\dfrac{-z^2}{(x+z)^3}$。

17. 在(−4,1)处，取得极小值−1。

18. 在(1,1)处,取得极小值-1。

19. $a>0$ 时,有极大值 $z\left(\dfrac{a}{3},\dfrac{a}{3}\right)=\dfrac{a^3}{27}$;$a<0$ 时,有极小值 $z\left(\dfrac{a}{3},\dfrac{a}{3}\right)=\dfrac{a^3}{27}$。

20. 当三个数相等,即都为 4 时,乘积最大,最大值是 64。

21. $2\sqrt{10}$,$3\sqrt{10}$。

22. 长和宽都为 4 米,深为 2 米。

23. $y=2.0575x-5.6847$。

24. $C=5.8800e^{-0.0455t}$。

25. (1)$\dfrac{1}{6}$; (2)$\dfrac{9}{4}$; (3)$\dfrac{20}{3}$。

26. (1)$I=\int_0^1 dx\int_0^{x^2} f(x,y)dy+\int_1^2 dx\int_{x-1}^1 f(x,y)dy$;

(2)$I=\int_0^1 dx\int_x^1 f(x,y)\,dy$;

(3)$I=\int_{\frac{1}{2}}^1 dx\int_{x^2}^x f(x,y)dy$。

27. (1)$\pi(e^{b^2}-e^{a^2})$; (2)$\dfrac{4}{3}\pi-\dfrac{16}{9}$。

28. $\dfrac{32}{3}$。

29. $\dfrac{128}{3}$。

习　题　7

1. (1)$\Omega=\left\{\begin{matrix}(正,正,正),(正,正,反),(正,反,正),(反,正,正),\\(正,反,反),(反,正,反),(反,反,正),(反,反,反)\end{matrix}\right\}$;

(2)$\Omega=\{(1,1),(1,2),(1,3),\cdots,(6,6)\}$;

(3)$\Omega=\{$(男,男,男,男),(男,男,男,女),…,(女,女,女,女)$\}$;

(4)$\Omega=\{t\geqslant 0,t$ 为整数$\}$;

(5)$\Omega=\{t>0,t$ 为实数$\}$。

2. (1)$A\bar{B}\bar{C}$, (2)$AB\bar{C}$,(3)ABC,(4)$A+B+C$,(5)$\bar{A}\bar{B}\bar{C}$,

(6)$\bar{A}\bar{B}\bar{C}+A\bar{B}\bar{C}+\bar{A}B\bar{C}+\bar{A}\bar{B}C$,(7)$\overline{ABC}$,(8)$ABC+AB\bar{C}+A\bar{B}C+\bar{A}BC$。

3. (1)$A\subset B,A\subset C$, (2)$B\subset A,C\subset A$,(3)$AB=\varnothing$,(4)$\bar{A}\subset B$。

4. $\bar{A}$ 表示:甲产品滞销或乙产品畅销。

5. 0.5225。 6. $\frac{99}{392}$。 7. $\frac{1}{2}$。 8. $\frac{5}{36},\frac{7}{12},\frac{1}{6}$。 9. $\frac{7}{8}$。 10. $\frac{7}{15},\frac{14}{15},\frac{7}{30}$。

11. $p_1=\frac{n!}{N^n},p_2=\frac{C_N^n n!}{N^n},p_3=1-\frac{(N-1)^n}{N^n},p_4=\frac{C_n^k(N-1)^{n-k}}{N^n}$。

12. 当 $P(A+B)=1$ 时,$P(AB)=0.3$;当 $A\subset B$ 时,$P(AB)=0.6$。

13. 0.30,0.73,0.90,0.10。

14. $\frac{2}{9},\frac{2}{9}$。 15. 0.2304。 16. $\frac{1}{4}$。

17. 0.0315,0.222。 18. 0.323。

19. 0.0125,来自第二个厂家的可能性最大。

20. (1)0.0729;(2)0.00856;(3)0.99954。

21. $\frac{1}{2},\frac{1}{16}$。 22. 0.9885。

23.

X	1	2	3
p	$\frac{9}{19}$	$\frac{6}{19}$	$\frac{4}{19}$

24. (1)0;(2)0.125;(3)0.375;(4)0.375;(5)1。

25. $X\sim B(5,0.3351)$。

26. (1)0.0333;(2)0.259。 27. $A=\frac{1}{\pi}$, $F(x)=\frac{1}{\pi}\left(\arctan x+\frac{\pi}{2}\right)$。

28. (1)$a=\frac{1}{1-e}$,$b=\frac{1}{e-1}$;(2) 0.6225;(3)$f(x)=\begin{cases}\frac{e^x}{e-1}, & 0<x<1\\ 0, & \text{其他}\end{cases}$。

29. (1)$\frac{1}{2}$;(2)$F(x)=\begin{cases}0, & x<-\frac{\pi}{2}\\ \frac{1}{2}(1+\sin x), & -\frac{\pi}{2}\leqslant x<\frac{\pi}{2}\\ 1, & x\geqslant\frac{\pi}{2}\end{cases}$;(3)$\frac{\sqrt{2}}{4}$。

30. $\frac{1}{2}$。 31. $Y\sim B(5,e^{-2})$;$P\{Y\geqslant 1\}=0.5167$。

32. 0.97725;0.02275;0.8413;0.9545;0.1573。 33. 79。

34. (1)

Y	-2π	$-\pi$	0	π
p	0.25	0.2	0.3	0.25

(2)

Y	-1	0	1
p	0.25	0.55	0.2

35.

S	100π	121π	144π	169π
p	0.1	0.4	0.3	0.2

L	20π	22π	24π	26π
p	0.1	0.4	0.3	0.2

36. 1.201。 37. 1。 38. 0.2。 39. $1,\dfrac{1}{\sqrt{2}}$。 40. 2,16,4。 41. 2。 42. 0.5。

43. 0.8662。

44. (1)即此药通过检验的可能性是较大的；(2)即此药通过检验的可能性是较小的。

习　题　8

1. (1)-100； (2)$4abcdef$； (3)$-2(x^3+y^3)$；
(4)40； (5)-20； (6)b^2c^2。

2. (1)$(-1)^{n-1}(n-1)$； (2)$-2(n-2)!$； (3)$x^n+(-1)^{n+1}y^n$。

3. (1)$\begin{bmatrix} 22 & 19 & 13 \\ -26 & 7 & 11 \\ 28 & 5 & -11 \end{bmatrix}$, $\begin{bmatrix} 8 & -8 & 10 \\ 7 & 3 & 1 \\ 5 & 3 & -3 \end{bmatrix}$；

(2) $\begin{bmatrix}22 & 15\\22 & 2\end{bmatrix}$，$\begin{bmatrix}-2 & 2 & 9 & 19\\-2 & 4 & 14 & 28\\-1 & -2 & -3 & -4\\4 & 10 & 17 & 25\end{bmatrix}$。

4. (1) $\begin{bmatrix}1 & n & \frac{1}{2}n(n-1)\\0 & 1 & n\\0 & 0 & 1\end{bmatrix}$；　(2) $3^{n-1}\begin{bmatrix}1 & \frac{1}{2} & \frac{1}{3}\\2 & 1 & \frac{2}{3}\\2 & \frac{3}{2} & 1\end{bmatrix}$。

5. (1) $\begin{bmatrix}-11 & 2 & 2\\-4 & 0 & 1\\6 & -1 & -1\end{bmatrix}$；(2) $\begin{bmatrix}\frac{5}{2} & -1 & -\frac{1}{2}\\-1 & 1 & 0\\-\frac{1}{2} & 0 & \frac{1}{2}\end{bmatrix}$。

6. (1) $\begin{bmatrix}7\\-9\\4\end{bmatrix}$；(2) $\begin{bmatrix}-2 & 3 & 0\\3 & 4 & -3\\0 & 3 & -4\end{bmatrix}$。

7. $\frac{1}{2}\begin{bmatrix}1 & 1 & 1\\1 & 2 & 1\\1 & 1 & 3\end{bmatrix}$。

8. $\boldsymbol{A}^{-1}=-\frac{1}{3}(\boldsymbol{A}+2\boldsymbol{I})$　$(\boldsymbol{A}+\boldsymbol{I})^{-1}=-\frac{1}{2}(\boldsymbol{A}+\boldsymbol{I})$。

9. (1)3;(2)4;(3)当 $a+b=0$ 时为 1,当 $a+b\neq 0$ 时为 2。

10. (1)线性无关;(2)线性相关;(3)当 $a\neq -1$ 时线性无关,当 $a=-1$ 时线性相关。

12. (1)$\boldsymbol{\alpha}_1,\boldsymbol{\alpha}_2,\boldsymbol{\alpha}_4$;秩为 3;$\boldsymbol{\alpha}_3=3\boldsymbol{\alpha}_1+\boldsymbol{\alpha}_2,\boldsymbol{\alpha}_5=2\boldsymbol{\alpha}_1+\boldsymbol{\alpha}_2$。

(2)$\boldsymbol{\alpha}_1,\boldsymbol{\alpha}_2,\boldsymbol{\alpha}_3$;秩为 3;$\boldsymbol{\alpha}_4=\boldsymbol{\alpha}_1-\boldsymbol{\alpha}_2+\boldsymbol{\alpha}_3,\boldsymbol{\alpha}_5=2\boldsymbol{\alpha}_1-2\boldsymbol{\alpha}_2+\boldsymbol{\alpha}_3$。

13. (1)$\boldsymbol{\xi}_1=\begin{bmatrix}-2\\3\\0\\0\\0\end{bmatrix},\boldsymbol{\xi}_2=\begin{bmatrix}-4\\0\\3\\3\\0\end{bmatrix},\boldsymbol{\xi}_3=\begin{bmatrix}-8\\0\\9\\0\\3\end{bmatrix}$，$\boldsymbol{X}=c_1\boldsymbol{\xi}_1+c_2\boldsymbol{\xi}_2+c_3\boldsymbol{\xi}_3$；

(2)$\boldsymbol{\xi}_1=\begin{bmatrix}4\\-2\\1\\0\end{bmatrix},\boldsymbol{\xi}_2=\begin{bmatrix}-1\\-2\\0\\1\end{bmatrix}$，$\boldsymbol{X}=c_1\boldsymbol{\xi}_1+c_2\boldsymbol{\xi}_2$。

14. (1)$\boldsymbol{X}=\begin{bmatrix}2\\0\\1\\0\end{bmatrix}+c_1\begin{bmatrix}1\\1\\0\\0\end{bmatrix}+c_2\begin{bmatrix}2\\0\\3\\1\end{bmatrix}$；　(2)$\boldsymbol{X}=\begin{bmatrix}0\\0\\2\\4\end{bmatrix}+c\begin{bmatrix}-2\\1\\0\\0\end{bmatrix}$。

15. $\boldsymbol{X}=\boldsymbol{\alpha}_1+c(\boldsymbol{\alpha}_2+\boldsymbol{\alpha}_3-2\boldsymbol{\alpha}_1)$。

16. (1)$b\neq-2$ 时，无解

$b=-2,a\neq-8$ 时，方程组有无穷多解，通解为 $\boldsymbol{X}=\begin{bmatrix}-1\\1\\0\\0\end{bmatrix}+c\begin{bmatrix}-1\\-2\\0\\1\end{bmatrix}$；

$b=-2,a=-8$ 时，方程组有无穷多解，通解为 $\boldsymbol{X}=\begin{bmatrix}-1\\1\\0\\0\end{bmatrix}+c_1\begin{bmatrix}4\\-2\\1\\0\end{bmatrix}+c_2\begin{bmatrix}-1\\-2\\0\\1\end{bmatrix}$；

(2) $a=1,b\neq-1$ 时，无解；

$a\neq1$ 时，方程组有唯一解解；

$a=1,b=-1$ 时，方程组有无穷多解，通解为 $\boldsymbol{X}=\begin{bmatrix}-1\\1\\0\\0\end{bmatrix}+c_1\begin{bmatrix}1\\-2\\1\\0\end{bmatrix}+c_2\begin{bmatrix}1\\-2\\0\\1\end{bmatrix}$。

17. (1)特征值为 4，1(二重)；

$\lambda=4$ 时，特征向量为 $\boldsymbol{X}=c\begin{bmatrix}1\\1\\1\end{bmatrix}(c\neq0)$；

$\lambda=1$ 时，特征向量为 $\boldsymbol{X}=c_1\begin{bmatrix}-1\\1\\0\end{bmatrix}+c_2\begin{bmatrix}-1\\0\\1\end{bmatrix}$ (c_1,c_2 不同时为零)；

(2)特征值为 1,2,3；

$\lambda=1$ 时,特征向量为 $\boldsymbol{X}=c\begin{bmatrix}1\\1\\1\end{bmatrix}$ $(c\neq0)$；

$\lambda=2$ 时,特征向量为 $\boldsymbol{X}=c\begin{bmatrix}2\\3\\3\end{bmatrix}$ $(c\neq0)$；

$\lambda=3$ 时,特征向量为 $\boldsymbol{X}=c\begin{bmatrix}1\\3\\4\end{bmatrix}$ $(c\neq0)$。